中药多糖
提取技术及应用

PREPARATION AND
APPLICATION OF
POLYSACCHARIDE
FROM TRADITIONAL
CHINESE MEDICINE

许春平　陈芝飞　席高磊　张俊岭　刘　强
郑　凯　孙志涛　贾学伟　李天笑　王清福　著
赵　旭　许克静　程东旭

中国轻工业出版社

图书在版编目（CIP）数据

中药多糖提取技术及应用/许春平等著.—北京：
中国轻工业出版社，2021.11
ISBN 978-7-5184-3462-6

Ⅰ.① 中… Ⅱ.①许… Ⅲ.①多糖—中药化学
Ⅳ.①R284

中国版本图书馆 CIP 数据核字（2021）第 063966 号

责任编辑：张　靓　王宝瑶
策划编辑：张　靓　责任终审：白　洁　封面设计：锋尚设计
版式设计：霸　州　责任校对：吴大朋　责任监印：张　可

出版发行：中国轻工业出版社（北京东长安街 6 号，邮编：100740）
印　　刷：北京君升印刷有限公司
经　　销：各地新华书店
版　　次：2021 年 11 月第 1 版第 1 次印刷
开　　本：720×1000　1/16　印张：17
字　　数：340 千字
书　　号：ISBN 978-7-5184-3462-6　定价：88.00 元
邮购电话：010-65241695
发行电话：010-85119835　传真：85113293
网　　址：http://www.chlip.com.cn
E-mail：club@chlip.com.cn
如发现图书残缺请与我社邮购联系调换
210272K1X101ZBW

前言

中药多糖是从中草药中提取的一类由多个单糖分子通过糖苷键连接而成的复杂的高分子活性化合物，一般不包括淀粉和纤维素，通常作为生物活性物质维持或提升机体生理功能。中药多糖具有免疫调节、抗肿瘤、抗病毒、降血糖、抗衰老等多种生物活性，且安全无毒副作用，越来越引起国内外药理学家、生物学家和化学家的青睐，成为当前的研究热点。近年来，人们开始重视中药多糖的开发，已研制出一系列药品、化妆品、保健品和添加剂。香菇多糖、茯苓多糖、银耳多糖、虫草多糖和枸杞多糖等已经实现工业化生产。科研人员研究发现从各种中草药中提取多糖的化学结构、链构象和水溶性与其生物活性密切相关。

为了深入研究中药多糖的化学结构和生物活性，研究者对多种中药的胞外多糖（Exopolysaccharides，EPS）和胞内多糖进行了提取纯化，并对其进行化学结构和生物活性的分析，进而研究了中药多糖的衍生化对其分子结构和生物活性的影响。为了扩大中药多糖的应用范围，制备了中药多糖基纳米材料并研究了其生物活性，并利用中药多糖开发了一系列烟用保润剂、化妆品以及抗菌剂，为中药多糖在食品、化妆品、烟草等行业的应用奠定了理论依据，也为新工艺、新产品的开发提供技术支撑。

本书的具体写作分工如下：第一章（绪论）由郑州轻工业大学许春平和河南中烟工业有限责任公司陈芝飞共同完成（其中第1节、第2节、第3节和第5节由许春平完成，第4节由陈芝飞完成）；第二章由河南中烟工业有限责任公司席高磊完成；第三章和第十一章由郑州轻工业大学贾学伟完成；第四章、第五章、第六章和第十章由郑州轻工业大学李天笑完成；

第七章和第十六章由河南中烟工业有限责任公司王清福完成；第八章、第九章和第二十二章由河南中烟工业有限责任公司郑凯完成；第十二章、第十三章、第十四章和第十九章由河南中烟技术中心许克静完成；第十五章和第十七章由河南中烟工业有限责任公司赵旭完成；第十八章、第二十章和第二十一章由河南中烟工业有限责任公司程东旭完成；第二十三章由河南中烟工业有限责任公司张俊岭、刘强和孙志涛共同完成。

本书的出版得到了食品生产与安全河南省协同创新中心的出版基金资助，对此表示诚挚的谢意。姚延超、马兵杰、孙懿岩和吴双双等在实验和写作方面做了很多工作，在此表示感谢。

由于时间仓促和作者水平有限，疏漏和错误之处在所难免，敬请读者不吝指正。

著者

目录

1 绪论 ·· 1

  1.1 多糖化学结构表征方法 ·· 2

  1.2 多糖分子链构象表征方法 ·· 5

  1.3 多糖化学修饰概况 ·· 7

  1.4 多糖的应用 ·· 9

  1.5 多糖的构效关系 ·· 13

2 杨树桑黄多糖的提取 ·· 15

  2.1 液体深层发酵培养条件的优化及形态学研究 ··············· 16

  2.2 不同碳源发酵杨树桑黄产 EPS 的分离纯化 ················· 20

  2.3 不同碳源发酵杨树桑黄产 EPS 的分子特性分析 ············ 23

  2.4 不同碳源发酵杨树桑黄产 EPS 的抗氧化活性分析 ········· 35

  2.5 纯化胞外多糖的动物模型和肿瘤细胞的抗肿瘤活性实验 ·· 37

  2.6 小结 ·· 39

3 山药多糖的提取 ·· 40

  3.1 怀山药多糖的提取与纯化 ·· 42

  3.2 怀山药多糖的结构分析 ··· 42

  3.3 怀山药多糖的生物活性 ··· 51

  3.4 小结 ·· 54

4 黄芪多糖的提取 ·· 55

  4.1 黄芪多糖的提取与纯化 ··· 56

  4.2 黄芪多糖的成分分析 ·· 57

  4.3 小结 ·· 61

5 灵芝多糖的提取 ·· 63

  5.1 灵芝多糖的提取与纯化 ··· 64

  5.2 灵芝多糖的结构分析 ·· 65

  5.3 小结 ·· 68

6　短柄五加多糖的提取 ··· 69

　　6.1　短柄五加多糖的提取与纯化 ·································· 70

　　6.2　短柄五加多糖的结构分析 ······································ 71

　　6.3　小结 ··· 73

7　罗汉果多糖的提取 ··· 75

　　7.1　精制罗汉果多糖的制备 ··· 76

　　7.2　红外光谱分析 ··· 77

　　7.3　单糖组分分析 ··· 78

　　7.4　SEC-MALLS-RI 分析测定 ······································ 79

　　7.5　小结 ··· 80

8　枸杞多糖的提取与纯化 ··· 81

　　8.1　枸杞多糖的制备 ·· 82

　　8.2　红外光谱分析 ··· 83

　　8.3　单糖组成分析 ··· 83

　　8.4　SEC-MALLS-RI 分析 ··· 84

　　8.5　小结 ··· 86

9　无花果多糖的提取与纯化 ··· 87

　　9.1　精制无花果多糖的制备 ··· 88

　　9.2　红外光谱分析 ··· 89

　　9.3　单糖组分分析 ··· 89

　　9.4　SEC-MALLS-RI 分析 ··· 91

　　9.5　小结 ··· 92

10　怀山药多糖的硫酸酯化、氨基化和羧甲基化修饰 ············· 94

　　10.1　怀山药多糖的硫酸酯化 ··· 95

　　10.2　怀山药多糖的氨基化 ·· 101

　　10.3　怀山药多糖的羧甲基化 ··· 107

11　黄芪多糖、灵芝多糖和短柄五加多糖的羧甲基化修饰 ········ 115

　　11.1　羧甲基化多糖的制备 ·· 116

　　11.2　结构表征 ·· 118

11. 3 取代度和黏度的测定 ……………………………………………… 123

11. 4 植物多糖的羧甲基化接枝工艺优化 ……………………………… 125

11. 5 小结 ……………………………………………………………… 139

12 罗汉果多糖的羧甲基化修饰 ………………………………………… 141

12. 1 羧甲基化罗汉果多糖的制备及测定 ……………………………… 142

12. 2 测定结果 ………………………………………………………… 144

12. 3 小结 ……………………………………………………………… 146

13 枸杞多糖的羧甲基化修饰 …………………………………………… 148

13. 1 羧甲基化枸杞多糖的制备及测定 ………………………………… 149

13. 2 测定结果 ………………………………………………………… 150

13. 3 小结 ……………………………………………………………… 152

14 无花果多糖的羧甲基化修饰 ………………………………………… 153

14. 1 羧甲基化无花果多糖的制备与测定 ……………………………… 154

14. 2 测定结果 ………………………………………………………… 155

14. 3 小结 ……………………………………………………………… 157

15 羧甲基化多糖的保润性能评价 ……………………………………… 158

15. 1 仪器和材料 ……………………………………………………… 159

15. 2 物理保润性能测试 ……………………………………………… 160

15. 3 成品卷烟实验样品感官作用评价 ………………………………… 163

15. 4 小结 ……………………………………………………………… 172

16 多糖基保润剂复配及产品适用性研究 ……………………………… 174

16. 1 研究方法 ………………………………………………………… 175

16. 2 适宜用量的确定 ………………………………………………… 177

16. 3 烟丝物理保润性能测试 ………………………………………… 180

16. 4 成品卷烟实验样品感官作用评价 ………………………………… 182

16. 5 安全性评价 ……………………………………………………… 183

16. 6 小结 ……………………………………………………………… 193

17 不同碳源马勃状硬皮马勃胞外多糖抗氧化性能比较及卷烟应用评价 ……… 194

17.1　实验方法 ……………………………………………………… 195

17.2　结果与讨论 …………………………………………………… 198

17.3　小结 …………………………………………………………… 203

18　肉色迷孔菌发酵胞外多糖的结构分析及在烟草中的应用 …… 204

18.1　实验方法 ……………………………………………………… 205

18.2　结果与讨论 …………………………………………………… 207

18.3　小结 …………………………………………………………… 211

19　发酵产云芝胞外多糖的分析及其在卷烟中的应用 …………… 212

19.1　实验方法 ……………………………………………………… 213

19.2　结果与讨论 …………………………………………………… 215

19.3　小结 …………………………………………………………… 217

20　蕈菌多糖在鲜橙汁中的抗酸化性能及应用研究 ……………… 219

20.1　酸值和过氧化值测试 ………………………………………… 220

20.2　自由基强度测试 ……………………………………………… 222

20.3　口感适用性测试 ……………………………………………… 223

20.4　蕈菌多糖在橙汁产品中的复配应用研究 …………………… 225

20.5　小结 …………………………………………………………… 227

21　5种多孔菌发酵胞外多糖抗氧化性能研究 …………………… 228

21.1　实验方法 ……………………………………………………… 229

21.2　结果与讨论 …………………………………………………… 231

21.3　小结 …………………………………………………………… 235

22　多糖基纳米抗菌材料的制备及应用 …………………………… 236

22.1　银纳米粒子的制备 …………………………………………… 237

22.2　Ag-AuNPs/r-LNT 的形成 …………………………………… 240

22.3　Ag-AuNPs/r-LNT 的抗真菌活性 …………………………… 243

22.4　小结 …………………………………………………………… 247

23　蕈菌多糖基纳米氧化锌材料的合成与应用 …………………… 248

23.1　多糖基纳米氧化锌材料的制备及表征 ……………………… 249

23.2 多糖基纳米氧化锌材料的抗菌活性研究 ……………………………………… 252

23.3 多糖基纳米氧化锌材料的细胞毒性研究 ……………………………………… 253

23.4 小结 ……………………………………………………………………………… 254

参考文献 ………………………………………………………………………………… 255

1

绪论

1.1 多糖化学结构表征方法

1.2 多糖分子链构象表征方法

1.3 多糖化学修饰概况

1.4 多糖的应用

1.5 多糖的构效关系

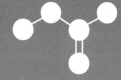

多糖（Polysaccharide）系单糖分子以糖苷键的形式连接而形成的天然大分子化合物，普遍存在于动物以及高等植物的细胞膜、微生物的细胞壁中，是机体内除核酸和蛋白质以外又一类主要的生物大分子物质。

按照溶解性的不同，多糖可分为水溶性多糖和水不溶性多糖；还可分为酸性多糖和碱性多糖。水溶性多糖可用热水浸提法进行提取，水不溶性多糖常用酸性或碱性溶液提取，其中稀盐酸溶液、三氯乙酸（TCA）、乙二酸铵、NaOH 溶液等试剂较为常用。进一步纯化提取粗多糖时，可采用 TCA 法、Sevag 法、鞣酸法、蛋白酶法等除去其中所含的蛋白质。

与蛋白质的结构组成类似，多糖的结构分为四级，其中一级结构称初级结构，包含糖基的组成及连接顺序、异头碳的构型、支链有无及分支的位置与分支长短等；多糖的二级、三级、四级结构称高级结构。多糖主链间以氢键作为主要次级键进而构成的规则构象为二级结构。在有序的空间中，糖单元之间通过非共价相互作用使多糖二级结构构成的规则构象则是多糖的三级结构与四级结构。多糖的空间构象是其生物活性的基础，影响多糖生物学活性的结构要素包含多糖的初级结构（分为主链性质和支链性质）和高级结构，其中多糖的主链性质（糖单元组成、连接次序以及连接方式）直接决定了多糖的活性，多糖的支链性质（支链有无、位置以及取代度大小）决定了多糖活性大小，多糖分子的高级结构（主链的柔韧性以及空间构象）与多糖的生物活性密切相关。与此同时，多糖的分子质量、溶解性和黏性等理化性质在一定程度上也影响着多糖活性的发挥。

近年来，随着分子生物学、细胞生物学、免疫物质研究以及新型药物的大量试验研究发现，多糖具有多种重要的生物活性和功能，可以激活巨噬细胞（M_ϕ）、淋巴细胞、自然杀伤细胞（NK）等诸多免疫细胞，还能增进细胞因子中干扰素（IFN）以及白细胞介素（IL）的生成，诱生肿瘤坏死因子（TNF），从而广泛参与生物的多种生命活动。这些功能使多糖成为当前药物研究的热点。

1.1　多糖化学结构表征方法

多糖的化学结构即多糖的一级结构，是决定其生物活性的基础。多糖一级结构的测定方法通常可分为以下三大类：化学分析方法、物理分析方法、生物分析方法。由于多糖结构的复杂性，往往需要综合运用这些方法才能确定其一级结构。

1.1.1　化学分析方法

　　多糖的化学分析方法包括甲基化法、水解法、高碘酸氧化法、Smith 降解法等。

　　甲基化法可以用于鉴定多糖中单糖的组成、键接方式、重复结构中各种单糖的数目、支化度等。 它是将多糖中各种糖残基上的自由羟基全部甲基化产生甲醚，通过酸水解得到甲基化单糖，再经 NaBH₄ 还原成相应的糖醇，乙酰化得到部分甲基化的糖醇乙酰化衍生物，最后通过气相色谱或高效液相色谱分析确定单糖种类和比例。 但是，甲基化法无法确定异头碳构型和糖基的连接顺序。 目前比较常用的甲基化法是采用加入 NaOH 粉末和碘甲烷的方法。

　　水解法包括完全酸水解、部分酸水解、乙酰解和甲醇解。 完全酸水解法是鉴别单糖组分最常用的方法。 用于水解多糖的酸类主要有硫酸、三氟乙酸、甲酸等。 通常多糖水解后再进行衍生化处理，采用气相或液相色谱进行单糖组分分析。

　　高碘酸氧化法是利用高碘酸盐作为氧化剂，能选择性地断开糖环中联二羟基或联三羟基的 C 键，生成相应的醛或甲酸，每断开一个 C—C 键就消耗一分子的高碘酸。 因此通过测定高碘酸消耗量及甲酸的释放量，可以推测糖苷键的位置、多糖的聚合度以及分支数目等。

　　Smith 降解是在高碘酸氧化的基础上进行的，它是利用硼氢化物将高碘酸氧化产物还原成多羟基化合物，再用稀酸在室温下对其进行酸水解或部分酸水解，得到赤藓醇糖苷或丙三醇糖苷等水解产物。 最后通过气相色谱或高效液相色谱研究单糖苷、二糖苷和寡糖苷等水解产物的结构，可以推测多糖中单糖的连接顺序和糖苷键类型。

1.1.2　物理分析方法

　　物理分析方法即仪器分析法，与化学分析法相比，它具有操作简单、测定快速准确、灵敏度高等优点，是多糖结构分析中不可缺少的技术手段。 物理分析法主要包括红外光谱、核磁共振、气相色谱、高效液相色谱、电泳、质谱、X-射线衍射等。

　　（1）红外光谱（IR）　红外光谱不仅可以提供糖环上异头碳为 α-或 β-构型的信息，对于单糖组成较单一的多糖，还可以定性地确定单糖的种类。 如在 890cm⁻¹ 处的吸收峰为 β-吡喃环糖苷键的特征吸收峰，920cm⁻¹ 和 850cm⁻¹ 处是 α-吡喃环糖苷键的特征峰，此外 810cm⁻¹ 和 870cm⁻¹ 处是甘露糖的特征吸收峰。 红外光谱还可以识别糖链上的取代基，在 1250cm⁻¹ 处为磺酸基的 S═O 伸缩振动，羧酸离子在

1600cm⁻¹ 和 1400cm⁻¹ 处有吸收峰，酰胺基在 1650cm⁻¹ 和 1550cm⁻¹ 处有吸收峰，在 1250cm⁻¹ 处左右有磷酸基的 P＝O 伸缩振动。

（2）核磁共振（NMR）　一维 NMR 包括¹H NMR 和¹³C NMR。在多糖结构分析中，它们的¹H NMR 谱峰重叠现象严重，加上溶剂峰的干扰，难于解析。¹³C NMR 化学位移较¹H NMR 使用更为广泛，分辨率高，在多糖结构分析中可用于确定异头碳的构型、分子构象，判断糖残基的种类和比例及其键接方式。特别是脉冲傅立叶变换技术在¹³C NMR 上的应用，能够对共振信号进行有效累加，使¹³C 丰度很低的多糖得到清晰的光谱。此外，³¹P、¹⁵N 的 NMR 光谱对多糖一级结构及其在溶液中的构象分析也发挥了重要作用。

（3）气相色谱（GC）　气相色谱可以分析单糖组分的种类和比例，但其前处理较为麻烦，在分析前需将多糖酸水解为结构单糖或寡糖，再用三氟乙酸将其衍生化为易挥发、热稳定性较好的物质，然后将样品的气相色谱图与标准品的气相色谱图进行比对，分析其单糖组分。

（4）高效液相色谱（HPLC）　在多糖结构分析中，HPLC 不仅可以分析单糖组分，还可以测定样品分子质量。该法与气相色谱法相比操作简便，不需要衍生化便可直接进样，且具有较高的分辨率，常用的方法有两种：一是使用化学键合固定相，以乙腈-甲醇-水或乙腈-水为流动相，采用示差折光检测器；另一种是以凝胶或离子交换树脂做固定相，以水或盐溶液为流动相，用示差检测器或柱后衍生化法，用紫外检测器或荧光检测器检测，以提高检测灵敏度。

（5）电泳　在多糖结构分析中，电泳主要用来测定多糖的相对分子质量（不同分子质量、不同电荷的分子电泳迁移性能不同）和多糖的纯度、组成、结构以及单糖差向异构体的分离。常用的电泳方法有：柱电泳、薄层电泳和毛细管电泳。毛细管电泳是后期发展起来的高效、快速、微量的仪器化电泳技术，与 HPLC 相比，基柱效更高、速度更快，而且样品用量仅为 HPLC 的 1%。多糖经酸水解衍生化后，以硼砂溶液为缓冲液，各种单糖组分均能被检出，尤其是在 HPLC 上不易分开的葡萄糖和甘露糖在毛细管电泳中能得到较好的分离。

（6）质谱（MS）　质谱在多糖结构分析中，可以确定糖残基的连接次序，测定糖链的相对分子质量等信息，具有灵敏度高、样品用量少、信息直观等优点，得到越来越广泛的应用。由于多糖不易挥发、热稳定性差，在质谱分析前需要将其转化为挥发性衍生物。MS 可以与 GC、HPLC 等技术联用，大大提高工作效率、灵敏度和精确度。

（7）X-射线衍射　在多糖结构分析中，X-射线衍射结合计算机模拟，加上键角、键长、构型等立体化学方面的信息，可以准确确定多糖的立体构型。 Bluhm 等利用 X-射线纤维衍射对香菇 β - （1→3）-D-葡聚糖的结构进行了研究，他们用计算机模拟并结合构象理论，分析得出三螺旋结构是香菇葡聚糖最可能的构象。

1.1.3　生物分析方法

近些年来，随着生物技术的迅猛发展，生物分析法在多糖结构分析中应用越来越多。 生物分析法主要是酶学分析法和免疫学法。 酶学分析法是利用特异性糖苷酶水解多糖得到寡糖，再与其他定性、定量方法联用推测多糖的结构。 目前已分离出的糖苷酶有数十种，它们对不同的糖基、连接方式和异头碳具有专一性，将成为多糖复杂分子结构研究中最有效的手段。 而免疫学法利用一定结构的多糖会抑制抗体与抗原相互结合的原理测定多糖的结构，也具有很好的专一性和准确性。

1.2　多糖分子链构象表征方法

多糖分子由于糖苷键键接方式及单糖单元的差异等原因，在溶液中存在不同的形态。 多糖分子在溶液中可能的构象如图 1.1 所示，有无规则卷曲、单螺旋、双螺旋、三螺旋、蠕虫状、棒状、聚集体等。 近年来，研究者发现多糖的相对分子质量和构象对其生物活性有很大影响，因此多糖二级结构的研究已引起广泛关注。 研究多糖相对分子质量和链构象（统称二级结构）的方法，主要包括静态和动态光散射、尺寸排阻色谱、黏度法和原子力显微镜等。

（1）静态光散射（LLS）　静态光散射是测定多糖等高聚物重均分子质量（M_w）的绝对方法，假定高分子稀溶液为静止不动的不均匀介质，当光通过它时，入射光的电磁波诱导高聚物分子成为振荡偶极子，产生强迫振动并作为二次光源发出散射光。高分子溶液的散射光强度远远高于纯溶剂，并且依赖于高分子的重均分子质量、链形态、浓度、散射角度和折射率增量（dn/dc）。 因此利用静态光散射可检测高分子的重均分子质量、链构象等。

（2）动态光散射（DLS）　动态光散射可用于检测高分子尺寸或粒子的直径分布，其原理与静态光散射基本相同，但考虑到高分子溶液的不规则布朗运动，使各个方向的散射光在一定距离相互干涉或叠加，导致检测器检测到的散射光强或频率 ω 随

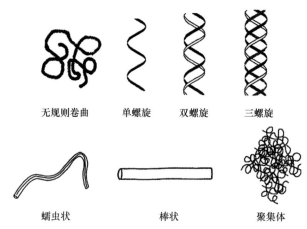

无规则卷曲　　单螺旋　　双螺旋　　三螺旋

蠕虫状　　　　　棒状　　　　聚集体

图 1.1　多糖分子链在溶液中的可能构象

时间改变，并产生多普勒效应。

（3）尺寸排阻色谱（SEC）　尺寸排阻色谱又称凝胶渗透色谱（GPC），其基本原理是分子尺寸较大的高分子保留时间较短而先被淋洗出来，尺寸较小的高分子保留时间长从而较后被淋洗出来，由此得出高分子尺寸大小随保留时间（或保留体积）变化的曲线，即相对分子质量分布色谱图。它是测定相对分子质量的相对方法，需要一系列窄分布的标样制定标线进行校正才能得到较为准确的相对分子质量。将尺寸排阻色谱和光散射联用（SEC-LLS）则成为不需要校正的绝对方法，可直接测定重均分子质量、多分散系数和均方旋转半径。

（4）黏度法　黏度法是测量多糖相对分子质量的相对方法。通常高分子溶液的流体力学体积由其特性黏数（$[\eta]$）表达，高分子溶液的黏度可以反映其相对分子质量、分子链构象、支化度、高分子与溶剂分子间的相互作用等特性。将 $[\eta]$ 代入相同高分子在同一溶剂和温度下建立的马克·霍温克方程：$[\eta] = KM_\eta^\alpha$，可得到其粘均分子质量（M_η），K 和 α 为马克·霍温克常数，通过方程中的指数 α 可初步判断高分子在溶液中的链构象。通常，α 值为 0.3，0.5，0.5~0.8，1~2 时分别表示高分子在溶液中呈现球形、无规则卷曲、柔顺链、半刚性链和刚性链构象。$[\eta]$ 可用乌氏黏度计在 25℃ ±0.1℃ 的水浴中进行测定。选择溶剂流出毛细管时间大于120s 的黏度计，因此可忽略动能校正。用逐步稀释法按以下的 Huggins 方程和 Kraemer 方程，将浓度外推至零计算 $[\eta]$：

$$\eta_{sp}/c = [\eta] + k'[\eta]c$$

$$(\ln \eta_r)/c = [\eta] - \beta[\eta]^2 c$$

式中　k' 和 β ——多糖在某温度下某溶剂中的常数

η_{sp}/c——比浓黏度

$(\ln \eta_r)/c$——比浓对数黏度

（5）原子力显微镜（AFM）　近几十年发展起来的原子力显微镜可以研究生物大分子的构象。 它突破了光和电子波长对显微镜分辨率的制约，能在三维结构上观察分子链的构象和尺寸，得到探针与分子链相互作用的信息。 由于多糖结构复杂，利用原子力显微镜对多糖构象的研究较蛋白质和核酸起步晚，但目前已成功地应用原子力显微镜观测到多糖的构象。 McIntire 和 Stokke 等利用原子力显微镜观察到菌核多糖、裂褶菌多糖和香菇多糖的三螺旋构象，观察的结果与溶液理论计算的结果一致，而且观察到经加热处理后三螺旋链结构变为无规则卷曲的构象转变。 Zhang 等也运用高分子构象参数和原子力显微镜验证了香菇多糖在水溶液中为卷曲的三螺旋构象，而不是伸展的刚性直链。

1.3　多糖化学修饰概况

自然界中存在的多糖其实并不都具有活性，如未经结构修饰的裂褶菌多糖由于其黏度太大而无法应用、未经修饰的茯苓多糖也没有任何生物活性。 因此，选择合适的方法对多糖的结构进行分子修饰，引入某些特定的化学基团，通过改变多糖的理化性质，增加其生物活性，不但能够更好地深入探究多糖结构和功能间的关系，而且能为临床药物的筛选提供多种不同结构类型的候选化合物。 近年来，有关多糖化学修饰方面的研究已经取得了相当大的进展，可采用化学方法将多糖残基中的羟基（—OH）、羧基（—COOH）、氨基（—NH$_2$）等基团衍生化，以期提高多糖的生物活性。

1.3.1　硫酸化修饰

多糖硫酸酯（Polysaccharides sulfated）也可以称为硫酸化多糖或硫酸酯化多糖（Sulfated polysaccharides），是一类糖羟基上带有硫酸根基团的多糖，囊括从生物中提取的各类硫酸化多糖、肝素、天然多糖的硫酸化衍生物以及人工合成的各类硫酸多糖衍生物，拥有抗氧化、抗凝血、增强免疫力等生物活性功能。 近年来科学研究人员开始通过对多糖分子进行硫酸化修饰改性，获得较多的多糖硫酸酯。

实验室制备多糖硫酸酯主要采用氯磺酸-吡啶法、三氧化硫-吡啶法、氯磺酸-二甲基甲酰胺法、浓硫酸法等方法。 由于三氧化硫-吡啶法以及浓硫酸法得到的产物酯化程度和回收率均不太高，所以目前这两种方法的使用较少；氯磺酸-吡啶法得到的产物回收较为简易、回收率较高，故此方法应用较多。 多糖硫酸酯化改性方法的原理是：在一定反应条件下，多糖溶于一定溶剂体系中，与硫酸酯化试剂发生化学反应，从而使多糖残基上的某些特定羟基连接上硫酸基团。 以氯磺酸-吡啶方法为例，多糖硫酸酯化反应系在路易斯碱溶液中由磺酸基（—SO_3H）取代多糖羟基中的—H，经中和反应后获得多糖硫酸酯盐。

1.3.2　羧甲基化修饰

羧甲基化是在多糖支链上引入羧甲基基团，从而提高多糖溶解性和电负性，增强多糖的水溶性，能加强多糖的生物活性或产生新的生物活性，因此羧酸或者羧酸衍生物与多糖的衍生化反应是当前应用较为广泛的多糖化学修饰方法之一。 目前实验室常用的多糖羧甲基化方法是将多糖在 NaOH 溶液中充分溶解进行碱化，然后加入一定量溶有氯乙酸的异丙醇溶液进行化学反应，将反应液用冰醋酸调至中性后透析，溶液经浓缩，醇沉，真空干燥后获得多糖的羧甲基衍生物。

1.3.3　乙酰化修饰

乙酰基的引入使多糖分子的支链发生拉伸变化，改变多糖分子构象的定向性和横向次序，进而改变糖链的空间排布，最后致使多糖的羟基暴露在外，增强多糖在水中的溶解性，更有利于生物活性的发挥。 多糖衍生物中乙酰基的取代位置对其生物活性有着明显的影响：乙酰基位于 O-3 位时，多糖衍生物抗肿瘤的生物活性最强；乙酰基位于 O-5 位时，其抗肿瘤活性明显降低；O 位全部乙酰化后，其抗肿瘤活性消失。

多糖乙酰化采用的主要酯化试剂是乙酸和乙酸酐。 通常是将多糖充分溶解于一定量的有机溶剂（如吡啶、甲醇、甲酰胺等），而后加入一定比例的乙酰化试剂启动化学反应，乙酰基取代的位置可以发生在羟基氧和氨基氮上。

1.3.4　磷酸化修饰

通过磷酸酯化化学改性后，磷酸根基团取代多糖支链上的羟基，进而提高多糖的抗肿瘤以及抗凝血等生物活性，因此磷酸酯多糖亦是一类较为重要的糖类衍生物。

多糖磷酸酯化的试剂主要有磷酸酐、磷酰氯、磷酸或磷酸盐。人们最先使用的磷酸酯化试剂是磷酸、磷酸酐以及二者的混合物，但多糖的糖苷键在酸性条件下通常极易水解，磷酸酯化产物的回收率和取代度均不太高，很大程度上限制了该方法的应用；磷酰氯作为磷酸酯化试剂可以获得较高取代度的磷酸酯化产物，但因其反应条件剧烈、回收率低且副产物较多，限制了它的广泛应用；磷酸盐廉价且来源丰富，通常不会引起多糖分子的降解，因而磷酸盐是多糖磷酸化修饰采用最多的反应试剂。多糖磷酸酯化经常使用的磷酸盐有 Na_2HPO_4、NaH_2PO_4、$NaPO_3$ 以及它们的混合物。

当前有关多糖磷酸酯化修饰方面的探究报导相对较少，同时对于多糖磷酸酯衍生物的活性以及磷酸基团在多糖磷酸酯生物活性中的作用机理还不是十分明确，有待进一步研究。

对于多糖分子的其他化学修饰方法如有烷基化、硬脂酰化、硝酸酯化、氨化和碘化等多种方法，在对多糖分子的化学修饰中也都有一定的应用空间。

1.4　多糖的应用

1.4.1　多糖的抗氧化活性

在生物体内的有氧代谢过程中，生物体会不断地产生自由基，机体内的抗氧化体系可以及时清除多余的自由基以维持代谢均衡。然而当某些病毒、外源性药物以及有毒物质侵入机体后，生物体内的抗氧化系统可能会发生紊乱，继而机体内的自由基代谢会失去平衡。机体内自由基过量聚积并超过机体防护体系的清除能力时，就会直接或间接地引发生物膜结构损伤以及生物大分子物质发生脂质过氧化损伤甚至生物机体病变、死亡。

近年来，国内外科研人员通过试验发现很多多糖酯可以清除自由基、降低大分子物质脂质过氧化及增强抗氧化酶活性，维持机体抗氧化体系的代谢平衡。徐静静等从大型蕈菌长裙竹荪 [*Dictyophora indusiata* （Vent. Pers. ）Fisch.] 中分离提取出的水不溶性多糖，采用氯磺酸-吡啶法对其进行化学修饰后得到硫酸酯竹荪多糖，试验结果表明在质量浓度 0.025～1.0mg/mL，竹荪多糖硫酸酯与未经硫酸化修饰的竹荪多糖相比有较强的还原能力，对清除羟基自由基（·OH）和 1, 1-二苯基-2-三硝基苯肼自由基（·DPPH）损伤有着极显著性差异（$P<0.01$），竹荪多糖硫酸酯比未经修饰的竹荪多糖的抗氧化活性高，清除自由基的能力与其质量浓度成正相关关系。

生物体内主要的活性氧自由基是羟基自由基（·OH）和超氧阴离子自由基（O_2^-·），可以引起机体内脂质过氧化反应，这是人类衰老以及疾病发生的重要原因之一。用浓硫酸法对鸡油菌（*Cantharellus cibarius* Fr.）的胞外多糖进行硫酸化修饰后得到鸡油菌多糖硫酸酯，靳文娟等研究发现其对 O_2^-·和·OH 均有较好的清除作用，且与其质量浓度呈现正相关性，且鸡油菌多糖硫酸酯的抗氧化能力比未经修饰的鸡油菌多糖强。另有试验表明，选用氯磺酸-吡啶法对药用蕈菌冬虫夏草[*Cordyceps sinensis*（Berk.）Sacc.]的胞外多糖进行硫酸化修饰，冬虫夏草多糖硫酸化衍生物清除·OH 和 2,2-联氮-双-（3-乙基苯并噻唑啉-6-磺酸）二铵盐自由基（$ABTS^+$·）的抗氧化活性随着取代度的增加和相对分子质量的减小而显著增加，硫酸化修饰有效提高了多糖的理化性质和生物活性。

1.4.2　多糖的抗肿瘤活性

恶性肿瘤是人类健康三大杀手之一，严重威胁到人类的身心健康，死亡率仅次于心脑血管疾病，并且呈现患病率逐年升高的态势。传统的治疗方式对恶性肿瘤是有一定效果的，但是在放疗、化疗的治疗过程中，放射线和化学药物杀伤肿瘤细胞的同时，也会无选择性的杀伤人体正常生长的组织细胞，尤其是增殖较快的组织细胞；传统的手术治疗方式则仅能除去人体内可见的病灶，手术后肿瘤细胞容易从原发部位发生转移侵入人体的其他部位，治疗效果不尽如人意。

作为一种生物免疫调节剂，多糖酯成为抗肿瘤制剂的最大的益处是其毒副作用较小，协同联用传统化疗治疗方式，可以对抗化学药物引起的不良反应，因此多糖酯应用于肿瘤治疗将是一个全新的研究领域。多糖酯因在肿瘤预防和治疗领域的特殊作用而受到人们的广泛重视，相关的科学研究也越来越深入。试验表明，从灰树花（*Grifola frondosa*）发酵菌丝体中，采用碱提酸沉淀法分离提取出水不溶性多糖，经硫酸化修饰后得到的水溶性硫酸化灰树花多糖在体外对 S-180 肿瘤（*Sarcoma* 180）细胞无直接杀伤作用，但对胃癌细胞 SGC-7901 的抑制率随其质量浓度及作用时间呈量效关系。另有研究证明，茯苓[*Poria cocos*（Schwein.）F. A. Wolf]经液体深层发酵后，分离提纯茯苓多糖，分别制备硫酸化茯苓多糖和羧甲基化茯苓多糖，在小鼠体内，硫酸化茯苓多糖可以明显抑制 S-180 肿瘤细胞生长，同时可以促进小鼠周围淋巴器官和中枢淋巴器官的生长发育；羧甲基化茯苓多糖强化了荷瘤小鼠腹腔内巨噬细胞的噬菌功能，增强了自然杀伤细胞释放杀伤介质的能力，提高了 T 淋巴细胞转化效率，是一种抗肿瘤免疫增强剂，且其功效与作用剂量间有一定的关系。

1.4.3　多糖的抗病毒活性

病毒是一类无细胞结构的微生物，生命形式极为单一，具有严格的寄生性，通过完全依赖宿主细胞以获取自身生存所需要的物质和能量。自然界中病毒分布广泛，可以感染细菌、蕈菌、动植物等。由于病毒在宿主细胞内寄生生长，不能完全被常规药物清除，科研人员就开始把研究方向放在多糖硫酸酯上面。试验表明，从榆黄蘑的子实体中分离提取得到半乳甘露聚糖，与 Con A（伴刀豆凝集素 A）相互结合可产生沉淀，并对柯萨奇病毒 CB5 侵染细胞有一定的抑制作用；半乳甘露聚糖经硫酸化修饰后，的多糖硫酸酯与 Con A 无法结合形成多糖-蛋白质复合物，却明显增强了人羊膜细胞（Human Amniotic Cells，HACs）抑制和杀伤柯萨奇病毒 CB5 的活性。另有试验选用病变抑制法探讨硫酸酯化以及羧甲基化虎奶菇多糖抑制病毒感染的效果，二者均可以明显抑制囊膜病毒 HSV-2（单纯疱疹病毒 2 型）引起的细胞病变，却对无囊膜病毒 CVB3（柯萨奇病毒 B 组 3 型）没有显著的抑制作用，可能是虎奶菇多糖衍生物抗病毒的作用机理在于破坏病毒体的囊膜。

1.4.4　多糖的保润性

保润剂按来源可分为天然保润剂和合成保润剂。目前，从植物和蕈菌中提取获得的天然植物保润剂具有营养和保润双重性能，符合未来保润剂的发展趋势。其中植物多糖在保润剂应用方面报道较多，真菌或大型蕈菌的相关研究目前较少。

1964 年，Bartkowicz 等在用 Borgwaldt 密度仪测定加料对卷烟烟丝的物理性质和燃吸品质的影响时发现，马铃薯糖浆具有改善烟丝的物理性质和吃味的作用，但在高于 80℃的温度下干燥时，改善烟丝物理性质的能力下降。

1973 年，Yakunkina 等用 20％焦糖色水溶液处理烟丝，用量为烟丝质量的 0.6％；结果表明，与未处理的烟丝相比，处理的烟丝比较柔软，从而减少了卷制过程中烟丝的造碎，节省了 2％～3％的烟丝。

1994 年，Stoilova 等以甘油、二甘醇和丙二醇为对照，用干的苹果渣和橘子皮的水溶性果胶提取物作为 Rodopb 卷烟的保润剂，对多元醇及水果提取物对烟草理化性质的影响进行研究。研究发现，水果果胶提取物可以作为卷烟的保润剂，提取物中的果胶含量越高，保湿能力就越强，在提取物中加入酶水解产物可达到类似的效果。提取时所用酸的类型也有一定的影响，硝酸提取物处理的烟丝具有较好的吸湿性。此外，与甘油、二甘醇和丙二醇相比，提取物还降低了烟气焦油和 CO 的含量。 他们认为，就烟丝的保湿性和烟气组成而言，果胶提取物的效果比纯果胶溶液的好。

2011 年，程艳以魔芋葡甘聚糖（KGM）、丙二醇和甘油作对照，进行了魔芋葡甘聚糖接枝化衍生物（KSAP）在烟丝中的应用效果对比试验，结果表明 KSAP 在卷烟中的保润效果和防潮功能均优于丙二醇和甘油。

2010 年，刘珊等对龙须菜粗多糖进行了提取并加入烟丝中，在一定程度上改善了卷烟保润性能差、烟气干燥、舒适度较差的品质缺陷。

2010 年，王明峰等利用苹果和枸杞为原料，经过一系列加工处理后得到两种组分，将这两种组分按一定的比例调配后得到一种多糖类新型保润剂 BR-22，结果表明，此种多糖保润剂具有较好的保润和防潮作用；同时，BR-22 的裂解产物与烟草致香成分具有较好的配伍性。

另外，氨基酸保润剂是一种两性离子型的高效保湿剂，天然存在于枸杞、海带中，为白色晶体，略带甜味，对人体无毒无害，是一种吸收快，活性高的新型保润剂。 氨基酸保润剂对卷烟的香气及口感余味有较好的效果，可改善烟丝的柔软性、降低单箱烟丝的损耗量，在不同的温度、湿度下保润性能远优于甘油、丙二醇和山梨醇。

2006 年，阮晓明等以玉米等天然植物为原料，通过提取其中的吡咯烷酮羧酸类组分，制得一种含有多种天然保湿因子的新型保润剂 PDS，并以丙二醇和甘油作对照，进行了 PDS 在卷烟中的应用效果对比试验。 结果表明，PDS 是一种可替代传统保润剂的理想保湿剂，与添加丙二醇和甘油的效果相比，添加 PDS 样品的保湿能力和防潮效果优于对照；PDS 的裂解产物中含有多种与烟草致香物质相近的成分，同等条件下其改善烟气的作用优于丙二醇。

2011 年，张玲等通过对不同种类的天然多糖和烟草中特有成分进行综合配方设计，获得一种新型保润剂 CPL-NR。 与丙二醇相比，CPL-NR 自身保湿率有一定程度的提高，并可有效减缓烟丝水分散失，并且可以在改善香气丰满度和透发性、降低刺激、增加津润感、提高喉部舒适性等方面均有较好效果，对卷烟烟气和常规化学成分指标无负面影响。

壳聚糖具有良好的保湿性能，但由于难溶于水，因此在化妆品中难以应用。 虽然它能溶于酸溶液，但会发生降解所以不稳定。 2004 年，李鹏飞等通过将壳聚糖与生物有机酸反应制得壳聚糖 N-酰化的衍生物，2% 的此类衍生物保湿性明显优于 10%

的甘油水溶液，而且其黏度稳定，无降解发生。

刘洋等对仙人掌中多糖物质进行提取并应用于卷烟，发现仙人掌多糖具有较好的保润效果，能够在低湿条件下降低烟丝的失水率，并且具有增加香气量、提高烟气细腻度、增强回甜感以及减轻杂气等作用。 刘绍华等以姬松茸为原料，经乙醇提取并作为增香保润添加剂施于烟丝，取得了较满意的效果。

由上所述，国际烟草公司在卷烟保润技术方面已十分成熟，其目前研究重点已转向烟草保润剂安全性评价研究，但由于烟草保润剂为卷烟的核心技术之一，其对烟草保润剂的开发很少披露。 而我国烟草行业在烟草保润剂开发方面虽然也开展了一些技术工作，但研究仍不够深入，卷烟的保润性能问题仍然是困扰烟草工业企业发展的突出问题之一。

1.5　多糖的构效关系

多糖结构的复杂性，使其结构与活性之间的关系还不是很明确，但部分多糖的结构和活性研究也取得了一些进展。 多糖的糖苷键类型，主链、支链的类型和分支度，分子质量，溶解度及在溶液中的链构象等都对其活性产生重要影响。 研究表明，主链为 β-（1→3）-D-葡聚糖并带有一定的（1→6）葡萄糖短支链的多糖都具有较高的生物活性，而主链为 β-（1→6）-D-葡聚糖结构的多糖几乎没有生物活性。 多糖支链的长度、分支度和位置等对其生物活性也有影响，如茯苓多糖因为有过长的支链而不具有抗肿瘤活性，经过选择性氧化水解或其他手段降低支链长度后才具有活性；分支度最佳时，多糖具有良好的生物活性，一般以葡萄糖为分支的各种葡聚糖在分支度为 0.20~0.33 时抗肿瘤活性最强，而经硫酸化修饰后，分支度在 1.5 左右时，产生最佳的抗病毒活性。 多糖活性与分子质量有很大关系：多糖分子质量越大，体积就越大，跨越细胞膜进入生物体内发挥其活性就越困难；若分子质量太小，就无法形成具有生物活性的结构聚合体。 所以，多糖的分子质量要控制在一定的范围内，才能保证多糖的生物活性。 Chiliara 等研究发现香菇多糖的分子质量大小对其抗肿瘤活性有一定影响，只有分子质量大于 16ku 的香菇多糖才具有抗肿瘤活性。 裂褶菌多糖的分子质量大于 100ku 时，为三螺旋构象，具有良好的生物活性，当其分子质量小于 50ku 时，三螺旋结构和抗肿瘤活性均消失。 通常大分子的多糖具有较强的免疫活性，但水溶性一般较差，研究发现，分子质量在 10~50ku 的多糖仍然属于大分子质多糖，呈现出较强的免疫活性。 三螺旋构象的多糖往往表现出良好的生物活性，如具有 β -（1→3）-D-葡聚糖结构的香菇多糖为三螺旋构象，当向其水溶液中加入 DMSO 等试剂改变其构象时，其活性随之减小或丧失；裂褶菌多糖的三螺旋构象对其抗肿瘤活性也有重要影响，当三螺旋构象转变为无规则卷曲时，其抗肿瘤活性也随之消失。 大部分经硫酸化修饰后的多糖的抗氧化、抗肿瘤等活性显著增强，如秀珍菇多糖经硫酸化修饰后的抗氧化活性较原多糖高，抑菌作用显著提高；从灰树花中提取的多糖经硫酸化修饰后，得到灰树花多糖硫酸酯，在体外其对 S-180 肿瘤细胞无明显抑制作用，但对人的胃癌细胞 SGC-7901 有明显杀伤作用。 多糖的溶解度对生物活性也有重要影响，其发挥生物学活性的首要条件是容易溶于水，如从茯苓中提取得到的多糖组分中水溶性组分具有显著的抗肿瘤活性，而难溶于水的组分则不具备生物活性。

2

杨树桑黄多糖的提取

2.1 液体深层发酵培养条件的优化及形态学研究

2.2 不同碳源发酵杨树桑黄产 EPS 的分离纯化

2.3 不同碳源发酵杨树桑黄产 EPS 的分子特性分析

2.4 不同碳源发酵杨树桑黄产 EPS 的抗氧化活性分析

2.5 纯化胞外多糖的动物模型和肿瘤细胞的抗肿瘤活性实验

2.6 小结

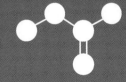

选用杨树桑黄（*Phellinus vaninii* Ljup.）为研究对象，用不同种类碳源和浓度进行液体发酵，考察不同碳源对其菌丝体、多糖产量和发酵动力学的影响，研究了最佳培养条件下的菌丝形态学特征；选取五种较佳碳源，以发酵罐培养制备桑黄胞外多糖（EPS），经脱除蛋白质和色素及凝胶柱层析后制备获得精制 EPS；利用凝胶过滤色谱法测定其分子质量，并分别采用红外光谱、气相色谱-质谱联用（GC-MS）、尺寸排阻色谱-多角度激光光散射检测器-示差折光联用仪及黏度法表征其分子结构和分子形态；在生物活性方面对比了不同胞外纯化多糖组分对·OH 和·DPPH 的清除效果以及不同胞外纯化多糖组分对多株肿瘤细胞增殖和小鼠移植性肿瘤的抑制效果并进行了构效关系分析。

2.1 液体深层发酵培养条件的优化及形态学研究

利用摇床发酵培养两种真菌，以 EPS 产量为指标，对其培养基（碳源、氮源、无机盐）和培养条件（温度、pH）进行优化，并在最佳培养条件下研究其形态学特征，为后期的发酵罐培养奠定基础。

2.1.1 最适生长周期的确定

在发酵培养期间，每 2 天取一次样，测量杨树桑黄菌丝体和 EPS 产量，用 Sigma-Plot 软件做图，结果如图 2.1 所示。随着培养时间的增加，杨树桑黄的菌丝体和 EPS 产量均显著增加，但 8d 以后菌丝体产量仍在增加，EPS 产量却明显下降。出现这种现象的原因可能是菌丝体达到一定生长高峰期后，碳源不足，产生的多糖逐渐作为养分供应菌丝增长而被消耗。本实验以 EPS 产量为观测指标，因此确定杨树桑黄的生长周期为 8d。

2.1.2 单因素实验

单因素实验结果见图 2.2。从图 2.2 可知，碳源、氮源和无机盐对杨树桑黄（杨黄）的菌丝体和 EPS 产量均有显著影响。由图 2.2（1）可知，杨黄对葡萄糖、蔗糖、果糖、麦芽糖、乳糖的利用率较高，以葡萄糖为碳源时菌丝体产量最高，但 EPS 产量

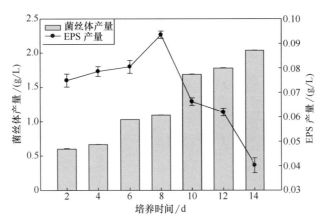

图 2.1　培养时间对杨树桑黄菌丝体和 EPS 产量的影响

低于以蔗糖为碳源时,因此确定杨树桑黄摇瓶发酵的最佳碳源为蔗糖。 由图 2.2
(2)可知,以玉米粉为氮源时,杨黄的菌丝体和 EPS 产量均达到最大值。 有研究表
明无机氮源不利于菌株的生长,有机氮源利于菌株的生长和胞外多糖的积累,本实验
结果与其一致。 因此杨树桑黄发酵的最佳氮源为玉米粉。 在培养基中添加适量的无
机盐,可以增加菌丝体和 EPS 产量。 从图 2.2(3)可以看出,添加无机盐较没有添
加无机盐的 EPS 产量高。 当添加 $MgSO_4$ 时杨黄的菌丝生物量达到最大,但添加
KH_2PO_4 时,EPS 产量显著增加,故选择 KH_2PO_4 作为辅助其生长的无机盐添加剂。

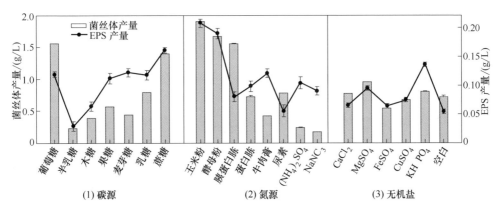

图 2.2　碳源、氮源和无机盐对杨树桑黄菌丝体及 EPS 产量的影响

　　培养基中 pH 的变化对真菌营养物质的吸收与利用、细胞的生长、EPS 产量都有
着很大的影响。 以液体种子培养基为基础培养基,其他条件保持不变,调节培养基
pH 分别为 3,4,5,6,7,8,进行发酵培养,确定最适 pH,结果如图 2.3(1)所示。
可以得出,当培养基 pH 为 7.0 时,杨树桑黄产胞外多糖的产量最高。 选取 5 个温度梯度，24，26，28，30，32℃对杨树桑黄进行发酵培养，测定其菌丝体和EPS产量。由图2.3（2）可以看出，26℃时杨树桑黄的菌丝体产量最高，随着温度的升高，菌丝体产量没有明显变化；EPS产量在28℃时增加至最大值，然后随着温度的升高EPS产量降低，因此选取28℃为最佳培养温度。

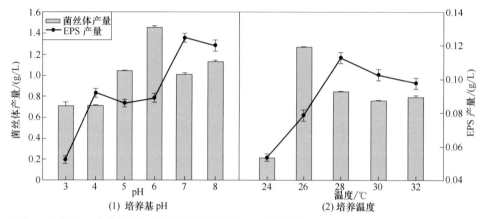

图2.3　培养基pH和培养温度对杨树桑黄菌丝体及EPS产量的影响

2.1.3　正交实验

根据上述单因素实验结果，碳源选择蔗糖，氮源选择玉米粉，无机盐选择KH$_2$PO$_4$，设计L9（3^4）正交表进行正交实验优化杨树桑黄产EPS的最佳培养基组合。各因素和水平详见表2.1，正交实验结果如表2.2所示。

表2.1　杨树桑黄正交实验的因素和水平

水平	实验因素		
	A(蔗糖)/(g/L)	B(玉米粉)/(g/L)	C(KH$_2$PO$_4$)/(mmoL/L)
1	20	2	4
2	30	3	5
3	40	4	6

由表2.2可知，以菌丝体和EPS产量为指标，影响因素的主次顺序均为A＞C＞B，通过模拟计算出的理论最优组合为A$_3$C$_1$B$_3$，但表2.2的9组实验组合中没有此最优组合（A$_3$C$_1$B$_3$），因此选择此组合进行追加实验，获得其最佳条件下的胞外多糖产量为0.352g/L，高于表2.2中各组实验数据，可验证此组合的理论结果的正确性。杨树桑黄的最优培养基组合为40g/L蔗糖，4g/L玉米粉，4mmol/L KH$_2$PO$_4$，获得的胞外多糖产量为0.352g/L。

表 2.2 杨树桑黄正交实验结果

实验号		因素			实验结果	
		A	B	C	菌丝体产量/(g/L)	EPS 产量/(g/L)
1		1	1	1	1.454	0.296
2		1	2	2	1.136	0.199
3		1	3	3	1.110	0.247
4		2	1	2	1.400	0.245
5		2	2	3	1.788	0.258
6		2	3	1	1.708	0.203
7		3	1	3	2.154	0.183
8		3	2	1	2.230	0.337
9		3	3	2	2.462	0.346
菌丝体产量	K_1	3.700	5.008	5.392	—	—
	K_2	4.896	5.154	4.998	—	—
	K_3	6.846	5.280	5.052	—	—
		1.233	1.669	1.797	—	—
		1.632	1.718	1.666	—	—
		2.282	1.760	1.684	—	—
R		1.049	0.091	0.131	—	—
EPS 产量	K_1	0.742	0.724	0.837	—	—
	K_2	0.706	0.794	0.790	—	—
	K_3	0.866	0.796	0.688	—	—
		0.247	0.241	0.279	—	—
		0.235	0.265	0.263	—	—
		0.289	0.265	0.229	—	—
R		0.053	0.024	0.049	—	—

　　通过 Monod 动力学模型以及 Luedeking-Piret 方程计算得出其比生长速度 μ_m = 0.3649（1/h），多糖合成生长关联系数 a = 0.1423，维持系数 m_s = 0.04372g/（g·d）。

2.1.4 杨树桑黄发酵形态学

　　在优化培养基中，不同发酵时间的杨黄菌丝球形态变化和菌丝球平均直径、圆度、紧密度和粗糙度的变化分别如图 2.4 和图 2.5 所示。由图 2.4 可以看到，随着培养时间的增加，菌丝球逐渐增大，第 2 天已有明显的菌核，外围菌丝持续生长。到第 6d 菌丝生长最旺盛，发酵后期菌核较为紧密，菌丝逐渐减少，这可能是由于发酵后期，菌丝生长到了稳定期。菌丝球的直径和紧密度随着时间的延长均逐渐增加

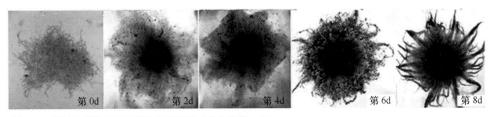

第 0d　　　　第 2d　　　　第 4d　　　　第 6d　　　　第 8d

图 2.4 杨树桑黄随发酵时间的形态变化（放大倍数：40）

［图2.5（1）和图2.5（3）］，圆度呈先增加后减小的趋势，初期圆度小可能与发酵初期菌丝球为丝状体有关，随着发酵时间的增加，外围菌丝增加、圆度急剧下降［图2.5（2）］。由图2.5（4）可知，菌丝球的粗糙度先减小后增加，与圆度呈负相关。

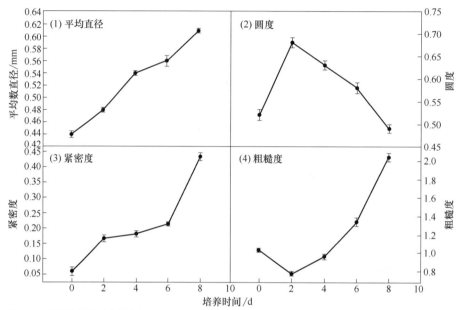

图2.5 杨树桑黄的形态学指标

2.2 不同碳源发酵杨树桑黄产 EPS 的分离纯化

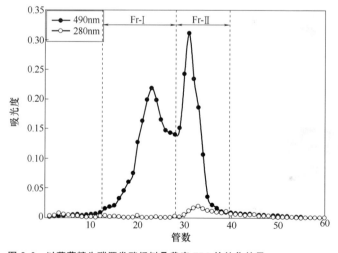

图2.6 以葡萄糖为碳源发酵杨树桑黄产 EPS 的纯化结果

　　五种碳源发酵杨树桑黄产 EPS 的纯化结果如图 2.6~图 2.10 所示,通过分析可知,以葡萄糖、蔗糖、果糖、麦芽糖为碳源制得的粗多糖纯化时均有两个峰,即两个组分(用 Fr-I 和 Fr-II 表示)。 并且以葡萄糖、果糖、麦芽糖为碳源发酵得 EPS 的蛋白质吸收峰出在多糖吸收峰的第二个峰处,说明精制多糖的第二个组分可能含有部分糖蛋白;而以蔗糖为碳源时,蛋白质吸收峰在两个多糖吸收峰中都有,说明其精制多糖的两个组分均含有糖蛋白;以乳糖为碳源发酵得粗多糖的纯化仅有一个峰,说明为单一组分,且可能含有一定量的糖蛋白。 以麦芽糖为碳源时,发酵得 EPS 纯化出来

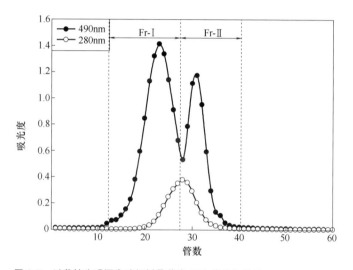

图 2.7　以蔗糖为碳源发酵杨树桑黄产 EPS 的纯化结果

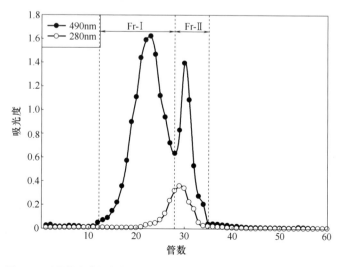

图 2.8　以果糖为碳源发酵杨树桑黄产 EPS 的纯化结果

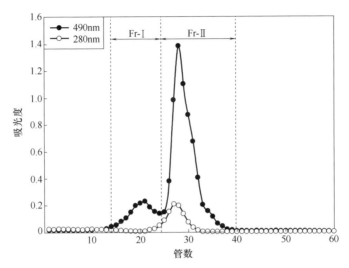

图 2.9　以麦芽糖为碳源发酵杨树桑黄产 EPS 的纯化结果

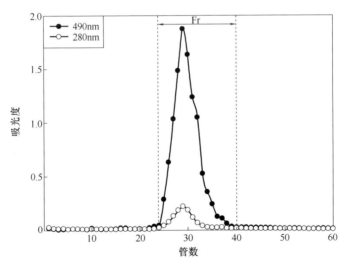

图 2.10　以乳糖为碳源发酵杨树桑黄产 EPS 的纯化结果

的第一个组分的吸收峰较其他碳源发酵得 EPS 纯化的第一个组分的吸收峰相比明显小很多，说明其第一个组分的多糖含量比较少。不同碳源发酵杨树桑黄制得的粗多糖精制组分的收集管数大致相同，分别以葡萄糖、蔗糖、果糖、麦芽糖和乳糖为碳源时，精制多糖组分的收集管数分别为：Fr-Ⅰ 13～28 管，Fr-Ⅱ 29～40 管；Fr-Ⅰ 12～28 管，Fr-Ⅱ 29～40 管；Fr-Ⅰ 12～28 管，Fr-Ⅱ 29～35 管；Fr-Ⅰ 14～24 管，Fr-Ⅱ 25～40 管；单一组分 25～40 管。其中以麦芽糖为碳源时，发酵得 EPS 的第一个组分吸收峰比较靠前，说明其分子质量较大，较先被洗脱出来。

2.3　不同碳源发酵杨树桑黄产 EPS 的分子特性分析

2.3.1　不同碳源发酵杨树桑黄产 EPS 的分子质量

以有效分配系数 Kav 为横坐标，标准葡聚糖分子质量的对数值为纵坐标，绘制分子质量标准曲线，所得回归方程为 $y = -5.4858x + 6.5379$，相关性系数为 $R^2 = 0.9993$。由标准曲线推算得五种碳源发酵杨树桑黄产 EPS 的分子质量，结果如图2.11 所示。实验测得以葡萄糖、蔗糖和果糖为碳源发酵 EPS Fr-Ⅰ 的流出体积（V_e）均为 115mL，根据标准曲线推算得它们的分子质量为 627.5ku；以麦芽糖为碳源发酵得 EPS Fr-Ⅰ 的 V_e 为 105mL，其分子质量为 1153.5ku。以葡萄糖和蔗糖为碳源发酵得 EPS Fr-Ⅱ 的 V_e 均为 155mL，根据标准曲线推算得它们的分子质量为 55.0ku；以果糖为碳源发酵得 EPS Fr-Ⅱ 的 V_e 为 150mL，其分子质量为 74.5ku；以麦芽糖为碳源发酵得 EPS Fr-Ⅱ 的 V_e 为 140mL，其分子质量为 137.0ku。以乳糖为碳源发酵制得的 EPS 仅有一个组分，实验测得其 V_e 为 145mL，根据标准曲线推算得其分子质量为 101.0ku。通过比较可知五种碳源发酵杨树桑黄产 EPS Fr-Ⅰ 的分子质量大小为：麦芽糖＞葡萄糖＝蔗糖＝果糖＞乳糖，五种碳源发酵杨树桑黄产 EPS Fr-Ⅱ 的分子质量大小为：麦芽糖＞乳糖＞果糖＞葡萄糖＝蔗糖，说明不同碳源发酵杨树桑黄产 EPS 的分子质量有一

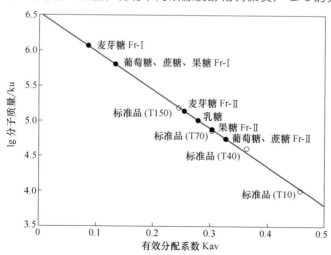

图 2.11　不同碳源发酵杨树桑黄产 EPS 的分子质量

定的差异。

2.3.2　不同碳源发酵杨树桑黄产 EPS 的红外光谱分析

以葡萄糖为碳源发酵杨树桑黄产 EPS Fr-Ⅰ 和 Fr-Ⅱ 的红外光谱图如图 2.12 所示，通过分析可以推断其结构。 以葡萄糖为碳源发酵杨树桑黄产 EPS Fr-Ⅰ 的图谱，在 3287.8cm^{-1} 处有宽展圆滑的强吸收峰，为 O—H 伸缩振动，在 3400cm^{-1} 以下，为说明分子中存在的氢键以分子间氢键为主；2924.0cm^{-1} 处有较强吸收峰是由甲基—CH$_3$ 或次甲基—CH$_2$ 的 C—H 的伸缩振动引起的，具有典型的多糖特征；在 1728.3cm^{-1} 和 1258.7cm^{-1} 左右有吸收峰，说明有酯基或 O—乙酰基的存在，为 C═O 伸缩振动；在 1640.4cm^{-1} 处出现红外吸收峰，为 N—H 的变角振动，为氨基或酰胺基的结构；1542.2cm^{-1} 处为 C═O 伸缩振动；1378.8cm^{-1} 处的红外吸收峰为磺酰基—O—SO$_2$—R 的 S═O 非对称伸缩振动；1024.9cm^{-1} 处的红外吸收峰为—OH 的 O—H 变角振动；889.9cm^{-1} 处的红外吸收峰为端基差向异构 C—H 以外的赤道键的 C—H 变角振动，为 β-吡喃糖的吸收峰。 由此推测杨树桑黄 Fr-Ⅰ 可能为 β-吡喃型酸性杂多糖。 以葡萄糖为碳源发酵杨树桑黄产 EPS Fr-Ⅱ 的图谱与 Fr-Ⅰ 不同的是，在 916.0cm^{-1} 处出现红外吸收峰，为 α-吡喃糖的特征吸收峰；807.0cm^{-1} 处的红外吸收峰为甘露糖特征吸收峰。 由此推测杨树桑黄 Fr-Ⅱ 可能为 α-甘露吡喃型酸性杂多糖。

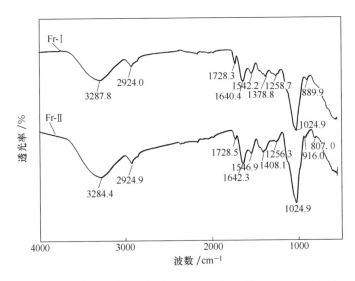

图 2.12　以葡萄糖为碳源发酵杨树桑黄产 EPS Fr-Ⅰ 和 Fr-Ⅱ 的红外光谱图

　　以蔗糖为碳源发酵杨树桑黄产 EPS Fr-I 和 Fr-II 的红外光谱图如图 2.13 所示。以蔗糖为碳源发酵杨树桑黄产 EPS Fr-I 的图谱，在 3289.3cm^{-1} 处有宽展圆滑强吸收峰，为 O—H 伸缩振动，说明此糖的分子存在的氢键以分子间氢键为主；2927.4cm^{-1} 处有较强吸收峰是由多糖中甲基—CH$_3$ 或次甲基—CH$_2$ 的 C—H 的伸缩振动引起的，具有典型的多糖特征；在 1736.5cm^{-1} 处有吸收峰，说明有酯基或 O—乙酰基的存在；在 1642.9cm^{-1} 处出现红外吸收峰，为 N—H 的变角振动，为氨基或酰胺基的结构；1554.7cm^{-1} 处为 C═O 伸缩振动；1382.8cm^{-1} 处的红外吸收峰为磺酰基—O—SO$_2$—R 的 S═O 非对称伸缩振动；1129.8cm^{-1} 处有红外吸收峰，为 C—O—C 环内醚的 C—O 伸缩振动；1025.8cm^{-1} 处的红外吸收峰为—OH 的 O—H 变角振动；在 974.0cm^{-1} 处出现红外吸收峰，此处为吡喃环末端次甲基的横摇振动；912.1cm^{-1} 处的红外吸收峰为 α-吡喃糖的吸收峰；887.4cm^{-1} 处的红外吸收峰为 β-吡喃糖的吸收峰；810.5cm^{-1} 处的红外吸收峰为甘露糖特征吸收峰。由此推测以蔗糖为碳源发酵杨树桑黄产 EPS Fr-I 为 α-和 β-构型共存的甘露吡喃型酸性杂多糖。以蔗糖为碳源发酵杨树桑黄产 EPS Fr-II 的图谱与 Fr-I 不同的是没有 C—O—C 环内醚的 C—O 伸缩振动；917.0cm^{-1} 处的红外吸收峰为 α-吡喃糖的吸收峰；在 810.3cm^{-1} 处的红外吸收峰为甘露糖特征吸收峰，说明杨树桑黄 Fr-II 为 α-甘露吡喃型酸性杂多糖。

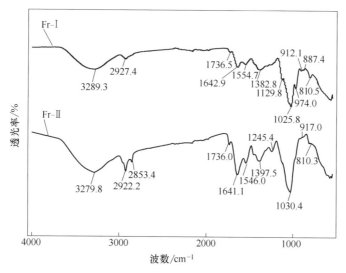

图 2.13　以蔗糖为碳源发酵杨树桑黄产 EPS Fr-I 和 Fr-II 的红外光谱图

　　以果糖为碳源发酵杨树桑黄产 EPS Fr-I 和 Fr-II 的红外光谱图如图 2.14 所示。以果糖为碳源发酵杨树桑黄产 EPS Fr-I 的图谱，在 3297.6cm^{-1} 有宽展圆滑强吸收峰，为 O—H 伸缩振动，说明此糖的分子存在的氢键以分子间氢键为主；2930.4cm^{-1} 处有较

强吸收峰是由多糖中甲基—CH₃ 或次甲基—CH₂ 的 C—H 的伸缩振动引起的，具有典型
的多糖特征；在 1724.4cm⁻¹ 处有吸收峰，说明有酯基或 O—乙酰基的存在；在
1644.2cm⁻¹ 处出现红外吸收峰，为 N—H 的变角振动，为氨基或酰胺基的结构；
1548.1cm⁻¹ 处为 C═O 伸缩振动；1406.6cm⁻¹ 处的红外吸收峰为磺酰基—O—SO₂—R
的 S═O 非对称伸缩振动；1127.6cm⁻¹ 处有红外吸收峰，为 C—O—C 环内醚的 C—O
伸缩振动；1024.4cm⁻¹ 处的红外吸收峰为—OH 的 O—H 变角振动；在 973.8cm⁻¹ 处
出现红外吸收峰，此处为吡喃环末端次甲基的横摇振动；911.7cm⁻¹ 处出现红外吸收
峰，为 α-吡喃糖的特征吸收峰；810.6cm⁻¹ 处的红外吸收峰为甘露糖特征吸收峰。
因此可以推测以果糖为碳源发酵杨树桑黄产 EPS 的 Fr-Ⅰ 为 α-甘露吡喃型酸性杂多
糖。 以果糖为碳源发酵杨树桑黄产 EPS Fr-Ⅱ 的图谱不同于 Fr-Ⅰ，在 867.3cm⁻¹ 处也
存在甘露糖的特征吸收峰；经分析可以推测 Fr-Ⅱ 也可能为 α-甘露吡喃型酸性杂
多糖。

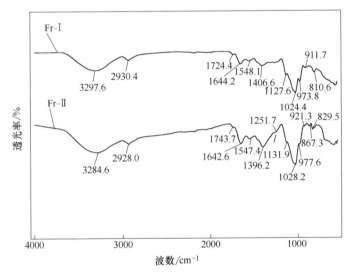

图 2.14　以果糖为碳源发酵杨树桑黄产 EPS Fr-Ⅰ 和 Fr-Ⅱ 的红外光谱图

　　以麦芽糖为碳源发酵杨树桑黄产 EPS Fr-Ⅰ 和 Fr-Ⅱ 的红外光谱图如图 2.15 所示。
以麦芽糖为碳源发酵杨树桑黄产 EPS Fr-Ⅰ 的图谱，在 3283.2cm⁻¹ 有宽展圆滑强吸收
峰，为 O—H 伸缩振动，说明此糖的分子存在的氢键以分子间氢键为主；2924.5cm⁻¹
和 2859.7cm⁻¹ 处有较强吸收峰是由多糖中甲基—CH₃ 或次甲基—CH₂ 的 C—H 的伸缩
振动引起的，具有典型的多糖特征；在 1729.6cm⁻¹ 和 1259.3cm⁻¹ 处有吸收峰，说明
有酯基或 O—乙酰基的存在；在 1642.3cm⁻¹ 处出现红外吸收峰，为 N—H 的变角振
动，为氨基或酰胺基的结构；1542.4cm⁻¹ 处为 C═O 伸缩振动；1382.1cm⁻¹ 处的红

外吸收峰为磺酰基—O—SO$_2$—R 的 S ==O 非对称伸缩振动； 1123.2cm^{-1} 处有红外吸收峰，为 C—O—C 环内醚的 C—O 伸缩振动； 1049.5cm^{-1} 处的红外吸收峰为—OH 的 O—H 变角振动； 在 970.6cm^{-1} 处出现红外吸收峰，此处为吡喃环末端次甲基的横摇振动； 917.0cm^{-1} 处的红外吸收峰为 α-吡喃糖的特征吸收峰； 809.2cm^{-1} 处的红外吸收峰为甘露糖特征吸收峰。 因此以麦芽糖为碳源发酵杨树桑黄产 EPS Fr-Ⅰ 可能是 α-甘露吡喃型酸性杂多糖。 以麦芽糖为碳源发酵杨树桑黄产 EPS Fr-Ⅱ 的红外光谱与 Fr-Ⅰ 不同的是没有 C—O—C 环内醚的 C—O 伸缩振动，在 890.3cm^{-1} 处存在 β-吡喃糖的特征吸收峰； 867.5cm^{-1} 处存在甘露糖的特征吸收峰。 经分析可知其 Fr-Ⅱ 可能为 β-甘露吡喃型酸性杂多糖。

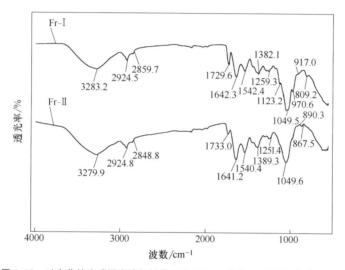

图 2.15 以麦芽糖为碳源发酵杨树桑黄产 EPS Fr-Ⅰ 和 Fr-Ⅱ 的红外光谱图

以乳糖为碳源发酵杨树桑黄产 EPS 的红外光谱图如图 2.16 所示。 在 3277.8cm^{-1} 有宽展圆滑强吸收峰，为 O—H 伸缩振动，在 3400cm^{-1} 以下，说明此糖的分子存在的氢键以分子间氢键为主； 2923.9cm^{-1} 和 2849.5cm^{-1} 处有较强吸收峰是由多糖中甲基—CH$_3$ 或次甲基—CH$_2$ 的 C—H 的伸缩振动引起的，具有典型的多糖特征； 在 1733.5cm^{-1} 和 1249.8cm^{-1} 左右有吸收峰，说明有酯基或 O—乙酰基的存在； 在 1641.3cm^{-1} 处出现红外吸收峰，为 N—H 的变角振动，为氨基或酰胺基的结构； 1540.3cm^{-1} 处为 C ==O 伸缩振动； 1397.4cm^{-1} 处的红外吸收峰为磺酰基—O—SO$_2$—R 的 S ==O 非对称伸缩振动； 1041.6cm^{-1} 处的红外吸收峰为—OH 的 O—H 变角振动； 在 872.2cm^{-1} 和 819.6cm^{-1} 处的红外吸收峰为甘露糖特征吸收峰。 经分析可知，以乳糖为碳源发酵杨树桑黄产 EPS 为酸性甘露聚糖。

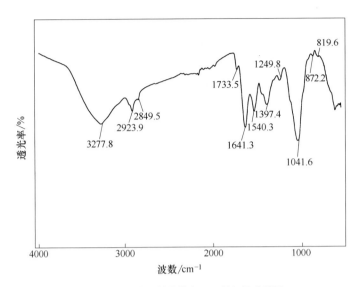

图 2.16 以乳糖为碳源发酵杨树桑黄产 EPS 的红外光谱图

不同碳源发酵杨树桑黄产 EPS Fr-Ⅰ的红外光谱图如图 2.17 所示，通过分析可知，以不同碳源发酵杨树桑黄获得的胞外多糖 Fr-Ⅰ的结构存在相似性，如这些胞外多糖的分子氢键均以分子间氢键为主，均有—COOH、磺酰基—O—SO₂—R、氨基或酰胺基。 但是，分子结构的差异性也很明显，它们含有的部分官能团、分子连接方式以及

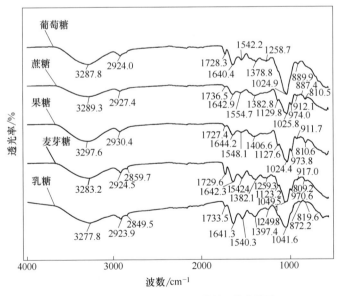

图 2.17 不同碳源发酵杨树桑黄产 EPS Fr-Ⅰ的红外光谱图

分子构型各不相同。 如以蔗糖、果糖和麦芽糖为碳源发酵获得的胞外多糖有 C—O—C 环内醚结构，而以葡萄糖和乳糖为碳源发酵获得的胞外多糖没有此官能团。 以葡萄糖为碳源发酵获得的 EPS Fr-Ⅰ 为 β-吡喃型的酸性杂多糖，以果糖和麦芽糖为碳源发酵获得的 EPS Fr-Ⅰ 为 α-甘露吡喃型的酸性杂多糖，以蔗糖为碳源发酵获得的 EPS Fr-Ⅰ 为 α-和 β-两种构型共存的甘露吡喃型酸性杂多糖，以乳糖为碳源发酵获得的 EPS 为酸性甘露聚糖。 因此，我们可以得出，在相同条件下，使用不同碳源发酵培养杨树桑黄，获得的 EPS Fr-Ⅰ 的结构和糖的构型是不同的。

不同碳源发酵杨树桑黄产 EPS Fr-Ⅱ 的红外光谱图如图 2.18 所示，通过分析可知，以不同碳源发酵杨树桑黄获得的 EPS Fr-Ⅱ 的分子结构存在相似性，如它们都含有氨基或酰胺基说明发酵获得的多糖可能含有糖蛋白；其分子氢键均以分子间氢键为主，均有磺酰基—O—SO$_2$—R 以及—COOH 官能团。 但是，分子机构的差异性也很明显，它们含有的部分官能团、分子连接方式以及分子构型各不相同。 如以果糖为碳源发酵获得的 EPS Fr-Ⅱ 有 C—O—C 环内醚结构，而其他四种碳源发酵获得的 EPS Fr-Ⅱ 没有此官能团。 以麦芽糖为碳源发酵获得的 EPS Fr-Ⅱ 为 β-甘露吡喃型的酸性杂多糖，以葡萄糖、蔗糖和果糖为碳源发酵获得的 EPS Fr-Ⅱ 为 α-甘露吡喃型的酸性杂多糖，以乳糖为碳源发酵获得的 EPS 为酸性甘露聚糖。 通过分析可知，在相同条件下使用不同碳源发酵培养杨树桑黄，获得的胞外多糖 Fr-Ⅱ 的结构和糖的构型是不同的。

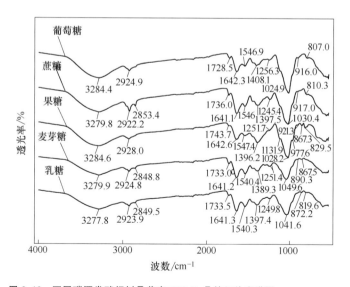

图 2.18 不同碳源发酵杨树桑黄产 EPS Fr-Ⅱ 的红外光谱图

2.3.3   不同碳源发酵杨树桑黄产 EPS 的 GC-MS 分析

将以葡萄糖、蔗糖、果糖、麦芽糖和乳糖为碳源发酵杨树桑黄制得的 EPS 精制组分分别进行 GC-MS 检测，把各个组分的气相色谱图中每个峰的保留时间与标准单糖的保留时间进行比对。 分别对五种碳源发酵杨树桑黄产 EPS 精制组分的气相色谱图进行分析，采用面积归一化法对不同碳源发酵杨树桑黄产 EPS 精制组分进行分析，分析结果如表 2.3 所示。 以葡萄糖为碳源发酵杨树桑黄产 EPS Fr-Ⅰ含有的单糖组分及其含量为：鼠李糖 0.71%、核糖 0.57%、木糖 1.73%、葡萄糖醛酸 12.66%、半乳糖14.32%、葡萄糖 17.2%、甘露糖 35.48%和半乳糖醛酸 17.34%，所产 Fr-Ⅱ不含鼠李糖和核糖，所含单糖组分及其含量为木糖 1.52%、葡萄糖醛酸 19.53%、半乳糖3.03%、葡萄糖 24.28%、甘露糖 30.68%和半乳糖醛酸 20.96%；以蔗糖为碳源发酵杨树桑黄产 EPS Fr-Ⅰ和 Fr-Ⅱ均不含鼠李糖，其 Fr-Ⅰ和 Fr-Ⅱ所含单糖组分及其含量分别为：核糖 1.45%和 1.92%、木糖 2.52%和 3.86%、葡萄糖醛酸 40.31%和 20.89%、半乳糖1.68%和 7.09%、葡萄糖 1.90%和 14.79%、甘露糖 50.24%和 36.15%、半乳糖醛酸1.89%和 15.32%；以果糖为碳源发酵杨树桑黄产 EPS Fr-Ⅰ不含鼠李糖，其 Fr-Ⅰ和 Fr-Ⅱ所含单糖组分及其含量分别为：鼠李糖 0%和 1.42%、核糖 0.99%和 1.22%、木糖2.53%和 2.05%、葡萄糖醛酸 43.15%和 35.87%、半乳糖 1.94%和 2.77%、葡萄糖2.68%和 7.77%、甘露糖 46.07%和 42.27%和半乳糖醛酸 2.63%和 6.63%；以麦芽糖为碳源发酵杨树桑黄产 EPS Fr-Ⅰ不含鼠李糖和核糖，其 Fr-Ⅰ和 Fr-Ⅱ所含单糖组分及其含量分别为：鼠李糖 0%和 3.00%、核糖 0%和 2.03%、木糖 1.63%和 5.21%、葡萄糖醛酸 32.37%和 20.92%、半乳糖 3.87%和 9.25%、葡萄糖 7.05%和 14.99%、甘露糖48.22%和 29.4%和半乳糖醛酸 6.86%和 15.20%；以乳糖为碳源发酵杨树桑黄产 EPS所含单糖组分及其含量分别为：鼠李糖 2.68%、核糖 1.55%、木糖 2.04%、葡萄糖醛酸 26.60%、半乳糖 5.11%、葡萄糖 11.59%、甘露糖 39.88%和半乳糖醛酸 10.54%。五种碳源发酵得 EPS 精制组分都含有大量葡萄糖醛酸和半乳糖醛酸，说明发酵所得的EPS 可能为酸性多糖，与其红外光谱分析结果一致；其单糖组分中含量最多的是甘露糖，其次是葡萄糖，与红外光谱中出现 810cm^{-1} 和 870cm^{-1} 处甘露糖的特征吸收峰一致；其单糖组分中鼠李糖和核糖所占的比例最少。 五种碳源发酵杨树桑黄产 EPS 所含单糖组分的种类和含量有显著的差别，尤其是鼠李糖和核糖的含量。 同一碳源发酵多糖两种组分的单糖组分含量均不相同，说明碳源对液体发酵产 EPS 的单糖组分有一定的影响。

表 2.3　不同碳源发酵杨树桑黄产 EPSFr- Ⅰ 和 Fr- Ⅱ 单糖组分

单糖组分/%	碳源								
	葡萄糖		蔗糖		果糖		麦芽糖		乳糖
	Fr- Ⅰ	Fr- Ⅱ	Fr- Ⅰ	Fr- Ⅱ	Fr- Ⅰ	Fr- Ⅱ	Fr- Ⅰ	Fr- Ⅱ	EPS
鼠李糖	0.71	0	0	0	0	1.42	0	3.00	2.68
核糖	0.57	0	1.45	1.92	0.99	1.22	0	2.03	1.55
木糖	1.73	1.52	2.52	3.86	2.53	2.05	1.63	5.21	2.04
葡萄糖醛酸	12.66	19.53	40.31	20.89	43.15	35.87	32.37	20.92	26.60
半乳糖	14.32	3.03	1.68	7.09	1.94	2.77	3.87	9.25	5.11
葡萄糖	17.2	24.28	1.90	14.79	2.68	7.77	7.05	14.99	11.59
甘露糖	35.48	30.68	50.24	36.15	46.07	42.27	48.22	29.4	39.88
半乳糖醛酸	17.34	20.96	1.89	15.32	2.63	6.63	6.86	15.20	10.54

2.3.4　不同碳源发酵杨树桑黄产 EPS 的 SEC-MALLS-RI 分析

利用尺寸排阻色谱、多角度激光光散射检测器及示差折光检测器连用技术（SEC-MALLS-RI），可检测不同碳源发酵杨树桑黄产 EPS 精制组分的分子质量，及其在水溶液中的分布情况，结果如表 2.4 所示。

表 2.4　不同碳源发酵杨树桑黄产 EPS 精制组分 SEC-MALLS-RI 相关参数表

碳源		相关参数							
		M_n /(g/mol)	M_w /(g/mol)	M_z /(g/mol)	M_w/M_n	R_n /nm	R_w /nm	R_z /nm	均方根半径对摩尔质量的双对数曲线斜率
葡萄糖	Fr- Ⅰ	9.188×10^4	7.285×10^5	1.282×10^7	7.929	28.4	28.2	51.6	0.11
	Fr- Ⅱ	7.868×10^4	6.255×10^5	6.878×10^6	7.950	34.4	32.8	54.4	0.16
蔗糖	Fr- Ⅰ	3.087×10^6	4.746×10^6	6.748×10^6	1.537	40.5	46.0	53.6	0.10
	Fr- Ⅱ	5.236×10^4	2.469×10^5	4.160×10^6	4.715	31.9	27.8	51.5	0.16
果糖	Fr- Ⅰ	8.012×10^4	7.618×10^5	6.002×10^6	9.509	37.6	35.4	50.3	0.04
	Fr- Ⅱ	6.002×10^4	3.132×10^5	6.128×10^6	5.217	22.1	19.6	41.1	0.25
麦芽糖	Fr- Ⅰ	3.263×10^6	9.874×10^6	4.559×10^7	3.026	52.4	49.4	53.3	0.25
	Fr- Ⅱ	2.096×10^5	1.576×10^6	1.759×10^7	7.519	51.9	49.5	51.7	0.05
乳糖	EPS	3.534×10^6	9.875×10^6	2.699×10^7	2.795	43.7	42.1	47.9	0.23

注：M_n、M_w 和 M_z 分别指数均分子质量、重均分子质量和平均分子质量；M_w/M_n 指多分散系数；R_n、R_w 和 R_z 分别指数学均方旋转半径、质量均方旋转半径和均方旋转半径的均值。

通过表 2.4 可知，以葡萄糖为碳源发酵杨树桑黄得精制 EPS 两个组分的重均分子质量分别为 7.285×10^5 g/mol 和 6.255×10^5 g/mol，M_w/M_n 即多分散系数分别为 7.929 和 7.950，表明两个组分的分散性均很低，即在水溶液中很容易形成大量的聚集体，溶解度很小。以葡萄糖为碳源发酵杨树桑黄产 EPS 精制 Fr-Ⅰ和 Fr-Ⅱ的均方根半径分别为 28.4nm 和 34.4nm。Fr-Ⅰ和 Fr-Ⅱ的均方根半径对摩尔质量的双对数曲线的斜率分别为 0.11 和 0.16（图 2.19），说明其在水溶液中以标准的球形构象存在，是一种高度紧密而且具有分支结构的多糖聚合体。通过 SEC-MALLS-RI 测得不同碳源发酵杨树桑黄产 EPS 各精制组分的分子质量均大于第 3 章中凝胶过滤法测得的分子质量，这可能是因为精制多糖经过透析后发生了聚集，溶解度降低所致。以蔗糖、果糖、麦芽糖和乳糖为碳源发酵得 EPS 的多分散性也很低，溶解度很小，其均方根半径对摩尔质量的双对数曲线的斜率均小于 0.3，可知其在水溶液中均以标准的球形构象存在，是一种高度紧密而且具有分支结构的多糖聚合体。出现这种现象，可能是因为在透析时多糖分子发生聚集所致。不同碳源发酵杨树桑黄产 EPS 精制组分 Fr-Ⅰ（左）和 Fr-Ⅱ（右）的均方根半径对摩尔质量的双对数曲线如图 2.19～图 2.23 所示。

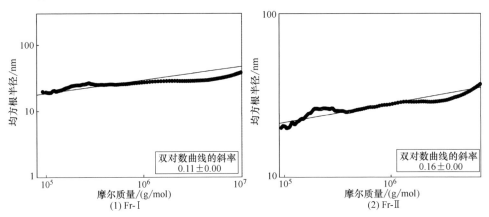

图 2.19　以葡萄糖为碳源发酵杨树桑黄产 EPS Fr-Ⅰ和 Fr-Ⅱ的均方根半径对摩尔质量的双对数曲线

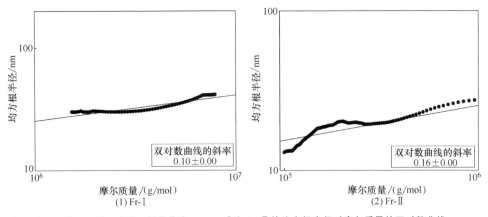

图 2.20　以蔗糖为碳源发酵杨树桑黄产 EPS Fr-Ⅰ和 Fr-Ⅱ的均方根半径对摩尔质量的双对数曲线

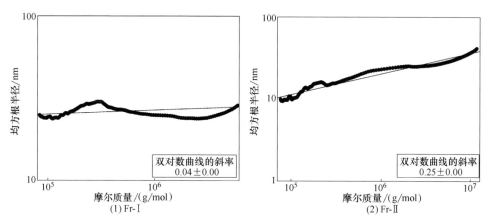

图 2.21　以果糖为碳源发酵杨树桑黄产 EPS Fr-Ⅰ和 Fr-Ⅱ的均方根半径对摩尔质量的双对数曲线

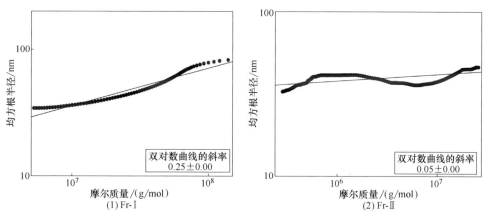

图 2.22　以麦芽糖为碳源发酵杨树桑黄产 EPS Fr-Ⅰ和 Fr-Ⅱ的均方根半径对摩尔质量的双对数曲线

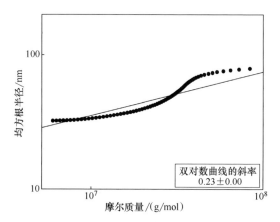

图 2.23　以乳糖为碳源发酵杨树桑黄产 EPS 的均方根半

径对摩尔质量的双对数曲线

2.3.5　不同碳源发酵杨树桑黄产 EPS 的分子构象分析

　　不同碳源发酵杨树桑黄产 EPS 分子构象的参数如表 2.5 所示，其中重均分子质量 M_w 和均方根旋转半径 R_g 值通过 SEC-MALLS-RI 法测得，而分子的流体力学半径 R_h 通过黏度法，根据 Einstein 理论公式推算获得。黏度 $[\eta]$ 由乌氏黏度计测定，它反映了在稀溶液中多糖所占的水力体积。通常认为，黏度越小，多糖往往具有比较紧密的构象。由表 2.5 可知，不同碳源发酵杨树桑黄产 EPS 的黏度有一定差异，其中以乳糖为碳源时发酵所得 EPS 黏度最小，其分子构象最为紧密。而且分子质量相对较大的 EPS 精制组分测得的黏度值相对较小，这可能是因为 EPS 发生了聚集，在水溶液中的溶解度不高，其构象呈高支化的多糖聚合体，该结果与 SEC-MALLS-RI 中均方根旋转半径对摩尔量的双对数曲线斜率（K'）的分析结果一致。

　　k' 值在 0.3～0.5 时，表明该溶液对聚合物是良溶剂。由表 2.5 可知，不同碳源发酵杨树桑黄产 EPS 各精制组分的 k' 均大于 0.5，说明其在水溶液中的溶解性不高。R_g 和 R_h 的比值为 ρ，ρ 值可以用来描述多糖分子在水溶液中的链构象，ρ 约为 0.8 时，为均一紧密的球形构象；ρ 约为 1.0 时，为一个松散连接的超支化链或聚合物；ρ 约为 1.5 时，为无规则卷曲的链团；ρ 约为 1.5 时，为扩展的刚性链。分析结果可知，以乳糖为碳源发酵杨树桑黄产 EPS 的 ρ 值接近 0.8，说明其可能为均一紧密的球形构象；以葡萄糖、蔗糖、果糖和麦芽糖发酵得 EPS 各精制组分的 ρ 值均接近于 1，说明 EPS 各精制组分在水溶液中可能为高度分支的多糖聚集体。

表 2.5　不同碳源发酵杨树桑黄产 EPS 的分子构象参数

碳源		$M_w/\times10^5$ (g/mol)	R_g/nm	$[\eta]$/(mL/g)	k'	R_h/nm	ρ
葡萄糖	Fr-Ⅰ	7.285	28.2	246	0.56	30.5	0.92
	Fr-Ⅱ	6.255	32.8	396	0.52	34.0	0.96
蔗糖	Fr-Ⅰ	47.46	46.0	169	0.59	50.3	0.91
	Fr-Ⅱ	2.469	27.8	603	0.58	28.7	0.97
果糖	Fr-Ⅰ	7.618	35.4	425	0.59	37.2	0.95
	Fr-Ⅱ	3.132	19.6	204	0.53	21.6	0.91
麦芽糖	Fr-Ⅰ	98.74	49.4	109	0.60	55.5	0.89
	Fr-Ⅱ	15.76	49.5	531	0.57	51.0	0.97
乳糖	EPS	98.75	42.1	86.4	0.56	51.3	0.82

2.4 不同碳源发酵杨树桑黄产 EPS 的抗氧化活性分析

2.4.1 不同碳源发酵杨黄桑黄产 EPS 对·OH 的清除率

不同碳源发酵杨黄桑黄产 EPS 对·OH 的清除率结果如图 2.24 所示，可以明显看出碳源对其抗氧化活性有显著影响。 不同碳源发酵得粗 EPS 对·OH 的清除能力大小为蔗糖＞果糖＞乳糖＞葡萄糖＞麦芽糖，以蔗糖为碳源发酵得粗 EPS 浓度为 10mg/mL 时，其对·OH 的清除能力已经达到 38.58%，果糖、乳糖、葡萄糖、麦芽糖为碳源发酵得粗 EPS 浓度为 10mg/mL 时，对·OH 的清除能力分别为 34.50%，30.18%，26.60%，20.68%。 通过前面分析可知，以乳糖和麦芽糖为碳源发酵得 EPS 的相对分子质量较大，而它们对·OH 的清除能力在浓度低于 8mg/mL 时表现为最低，说明相对分子质量大小与 EPS 的抗氧化能力之间可能存在一定关系，这与张佳佳等的研究结果一致。 其原因可能是多糖相对分子质量较大时，不利于跨越多重细胞膜阻碍进入生物体内发挥生物学活性，而相对分子质量小的多糖因其良好的溶解性，更容易结合活性位点发挥其生物活性，但相对分子质量过小的多糖因无法形成聚合结构而无法产生生物活性。 因此，相对分子质量适中的多糖活性最高。 以乳糖为碳源发酵得 EPS 为甘露聚糖型，在浓度为 10mg/mL 时，其对·OH 的清除能力明显高于以葡萄糖和麦芽糖为碳源发酵得的 EPS，说明甘露聚糖可能对抗氧化活性有一定

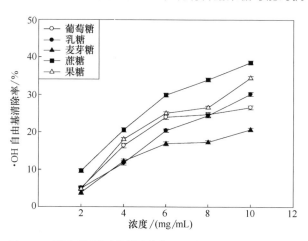

图 2.24 不同碳源发酵杨树桑黄产 EPS 对·OH 的清除率

影响。 不同碳源发酵得 EPS 所含甘露糖基含量的大小为: 蔗糖> 果糖> 乳糖> 麦芽糖> 葡萄糖,该结果与对·OH 的清除能力大小基本一致,说明甘露糖基也可能与 EPS 抗氧化活性有密切联系。

2.4.2　不同碳源发酵杨黄桑黄产 EPS 对·DPPH 的清除率

不同碳源发酵杨树桑黄产 EPS 对·DPPH 清除率的结果如图 2.25 所示,其对·DPPH 的清除能力大于其对·OH 的清除能力,清除能力大小顺序为蔗糖> 果糖> 乳糖> 麦芽糖> 葡萄糖,该顺序与对·OH 清除率的大小基本一致。 其中以蔗糖为碳源发酵得 EPS 浓度为 5mg/mL 时,其对·DPPH 的清除能力已经高达 59.17%,以果糖、乳糖、麦芽糖、葡萄糖为碳源发酵得 EPS 浓度为 5mg/mL 时,对·DPPH 的清除能力分别为 44.38%,34.32%,33.43%,22.78%。 在粗 EPS 浓度高于 4mg/mL 时,以蔗糖为碳源发酵得 EPS 对·DPPH 的清除率显著增加,这可能跟以蔗糖为碳源发酵得 EPS 的甘露糖基含量最高有关。 以蔗糖为碳源发酵得 EPS 为 α-和 β-两种构型共存的甘露吡喃型杂多糖,以果糖为碳源发酵得 EPS 为 α-构型的甘露吡喃型杂多糖,因此在粗 EPS 浓度高于 4mg/mL 时,前者对·DPPH 的清除能力显著大于后者,可能是因为含有 β-构型的多糖抗氧化能力更强,研究发现 α-构型的多糖一般没有活性,而具有抗氧化活性的多糖大多数都具有 β-(1→3)-D-葡聚糖的主链结构,食药用菌中的活性多糖,如香菇多糖、猪苓多糖等,其活性成分是具有分支的 β-(1→3)-D-葡聚糖。

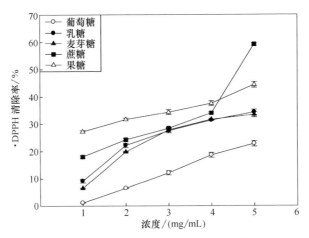

图 2.25　不同碳源发酵杨树桑黄产 EPS 对·DPPH 的清除率

2.5 纯化胞外多糖的动物模型和肿瘤细胞的抗肿瘤活性实验

如图 2.26 所示，不同碳源发酵杨树桑黄产 EPS 对几株肿瘤细胞的抑制效果，不同碳源发酵杨树桑黄产 EPS 对 HepG2 细胞增殖抑制作用较显著。 结果表明，其对 HepG2 细胞增殖抑制作用能力大小为蔗糖>果糖>乳糖>麦芽糖>葡萄糖。 其中以蔗糖为碳源发酵得 EPS 浓度为 0.1mg/mL 时，其对 HepG2 细胞的抑制率已经高达 53.25%，以果糖、乳糖、麦芽糖、葡萄糖为碳源发酵得 EPS 浓度为 0.1mg/mL 时，对 HepG2 细胞的抑制率分别为 39.94%，30.89%，30.09%，20.50%。 不同碳源发酵的杨树桑黄产 EPS 对 A549 细胞增殖抑制作用也比较显著，对 A549 细胞增殖抑制作用能力大小也基本为蔗糖和果糖大于乳糖、麦芽糖、葡萄糖。

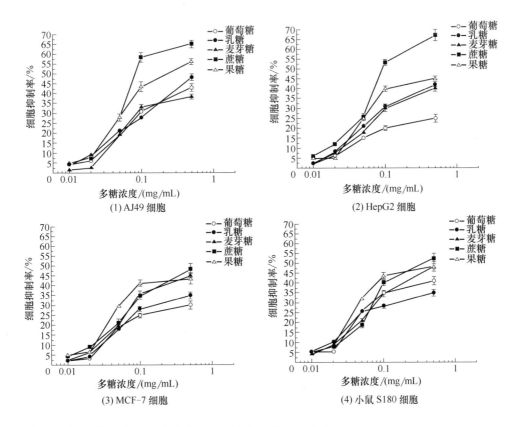

图 2.26　不同碳源发酵杨树桑黄产 EPS 对四株肿瘤细胞增殖的抑制率

如图 2.27 所示为不同碳源发酵杨树桑黄产 EPS 对两种荷瘤小鼠的抑瘤率，不同碳源发酵杨黄桑黄产 EPS 对肝癌 H22 小鼠移植性肿瘤的抑瘤率实验最为显著，结果表明：碳源对其抗氧化活性有显著影响。 不同碳源发酵得 EPS 的抑瘤率能力大小为蔗糖>果糖>乳糖>葡萄糖>麦芽糖。 以蔗糖为碳源发酵得粗 EPS 剂量为 100mg/kg 时，对肝癌 H22 小鼠移植性肿瘤的抑瘤率已经达到 34.72%，果糖、乳糖、葡萄糖、麦芽糖为碳源发酵得粗 EPS 剂量为 100mg/kg 时，对 H22 小鼠移植性肿瘤的抑瘤率分别为 31.05%，27.16%，23.94%，18.61%；对 Lewis 肺癌小鼠的抑瘤率稍低，但整体也符合蔗糖和果糖发酵制得的 EPS 抑瘤率较好的规律。 这与体外细胞实验结果整体符合，说明蔗糖和果糖发酵制备的 EPS 对肿瘤细胞的增殖有较好的抑制效果。 动物体内实验结果中，在高剂量喂养的情况下，出现了抑瘤率稍下降的趋势，可能是由于过量的多糖可以作为营养物质存在而导致其本身对肿瘤组织的影响降低。通过前面分析可知，以乳糖和麦芽糖为碳源发酵得 EPS 的相对分子质量较大，而它们对肿瘤细胞或肿瘤组织的抑制能力较差，说明相对分子质量大小与 EPS 的抗肿瘤能力之间存在一定关系。 其原因可能是多糖相对分子质量较大时，不利于跨越多重细胞膜阻碍进入生物体内发挥其生物学活性，而相对分子质量小的多糖更容易进入细胞内部并发挥其生物活性；多糖的水溶性也有一定的影响，以蔗糖和果糖为碳源发酵得 EPS 的水溶性明显高于另外三种，这也是这两种 EPS 具有较好的生物活性的重要原因，多糖的水溶性越好，亲水性越高，在细胞培养体系或者小鼠体内生理条件下其糖链结构就会更为舒展，更有利于和细胞的各种膜结构发生结合，发挥其生物活性。另外多糖的单糖结果组成可能也会影响其抗肿瘤活性，本书将对此进行进一步的讨论研究。

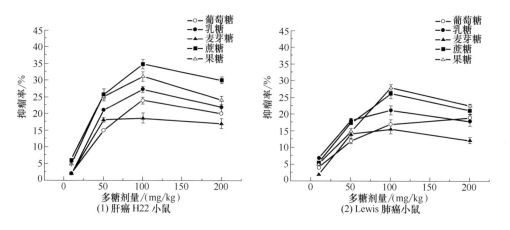

图 2.27　不同碳源发酵杨树桑黄产 EPS 对两种荷瘤小鼠的抑瘤率

2.6　小结

（1）本实验以 EPS 产量为观测指标，因此确定杨树桑黄的生长周期为 8d，此时 EPS 产量达到最高。

（2）通过红外光谱分析对以葡萄糖为碳源发酵杨树桑黄产 EPS 进行结构分析。

（3）通过抗氧化性分析，不同碳源发酵得粗 EPS 对·OH 的清除能力大小顺序为蔗糖＞果糖＞乳糖＞葡萄糖＞麦芽糖。

（4）通过纯化胞外多糖的动物模型和肿瘤细胞的抗肿瘤活性实验，表明其对 HepG2 细胞增殖抑制作用能力大小顺序为蔗糖＞果糖＞乳糖＞麦芽糖＞葡萄糖。

3

山药多糖的提取

3.1　怀山药多糖的提取与纯化

3.2　怀山药多糖的结构分析

3.3　怀山药多糖的生物活性

3.4　小结

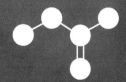

薯蓣（即山药，Yam）为薯蓣科薯蓣属植物地下块茎，由于富含尿囊素、山药多糖、黏蛋白、各种维生素、皂苷和微量元素，它可以降脂降压，延缓衰老的速度，强健脾胃，抑制肿瘤等，可药食两用，也是中国重要的出口特色蔬菜和保健品配料之一。 山药种植范围广、营养均衡、高产、蛋白质的含量十分丰富。 其有效成分和药理学的研究吸引了制药和食品行业研究人员的广泛关注。 山药多糖是当前普遍认可的从山药中提取得到的重要成分，占山药功能成分的比例为 2.15%～2.92%。 山药的结构复杂且具有多种成分，因此虽然已经分离出各种山药多糖，但是由于它们的相对分子质量不同，糖基的类型和多糖的含量也不同。

山药中含有的多糖种类丰富，可以促进免疫系统作用。 因此，山药经常用作健康治疗以提高免疫力。 研究证明，山药多糖增强免疫力的主要作用机制包括：①抑制小鼠脾指数（代表免疫活性）上升，加快免疫器官的生长速度；②促进淋巴细胞增殖，促进抗体的产生，提高细胞的免疫水平。

因为山药能够让使人加速衰老的相关酶的活性显著降低，而具有优异的抗氧化特性，可延缓衰老。 舒媛等提取山药粗多糖，测定其还原能力和清除 $O_2^- \cdot$、H_2O_2 和 $\cdot OH$ 的能力，通过对加入蛋白酶处理、未经除去蛋白质的处理和用 Savage 法处理脱除蛋白质的 3 种山药多糖进行抗氧化性分析，得出用 Savage 法处理脱除蛋白质的山药多糖抗氧化能力最强，其清除 $O_2^- \cdot$、H_2O_2 和 $\cdot OH$ 的能力分别为 95.04%，65.31%，53.73%。 詹彤等人通过对 D-半乳糖衰老的大鼠药物治疗研究表明，山药多糖可以促进生物合成或活化，从而提高身体的抗氧化能力减慢细胞损伤的速度，延迟衰老的时间，因此表明山药有明显的抗衰老能力。

山药可以健脾强肺。 周燕平通过 DEAE-52 柱层析对山药多糖进行分离以后，用得到的多糖 MY 喂养健康的小鼠，通过检测发现小鼠的血糖明显下降，从而说明多糖 MY 具有降低血糖的功效。 李倩用山药多糖建立地塞米松诱导胰岛素抵抗糖或者脂代谢紊乱的糖尿病小鼠模型，得到了山药多糖有降低血糖的作用。 山药多糖的抗突变作用主要通过抑制突变体对菌株的诱变作用来实现。 赵国华等选用小鼠作为实验对象研究从山药块茎中提取的山药多糖的抗肿瘤作用，实验结果表明其可以明显地抑制小鼠的黑色素瘤和肺癌的产生。 他们还进一步利用实验对山药多糖进行研究，发现山药活性多糖可以促进人体的免疫力，还可以抑制肿瘤的形成速度。 同时，当山药多糖剂量为 50mg/kg 时可以明显抑制肺癌的产生，当山药多糖剂量超过 50mg/kg 时可抑制黑色素瘤和乳腺癌的产生，而且适量的山药多糖剂量影响最大。 但是山药多糖只有在体内才有抗癌的作用，其机制是山药多糖可提高 NK 细胞活性，增加机体免疫功能。

3.1 ▶ 怀山药多糖的提取与纯化

用粉碎机将一定质量的怀山药片（河南焦作产）打粉，取适量山药粉放入索氏提取器中，加入 500mL 乙酸乙酯浸提，重复操作 3～4 次，至提取液颜色无明显变化，取出山药粉，放入烘箱中烘干。称取 200g 脱脂山药粉，加入 4000mL0.9%（质量分数，下同）的 NaCl 溶液，同时加热（60～70℃），机械搅拌 12h，静置 12h，移去上清液，保留沉淀；向沉淀内再加入 0.25% α-淀粉酶和 0.05% 纤维素酶的混合溶液4000mL，同时加热（40～50℃），机械搅拌 12h，静置 12h，离心分离上清液和沉淀。将上述沉淀加入 2000mL 0.03%NaBH$_4$ 和 3% NaOH 的混合水溶液，机械搅拌12h，用 36% 乙酸调 pH=7，离心，留上清液；再在沉淀中加入 2000mL0.05%NaBH$_4$ 和 5% NaOH 的混合水溶液，机械搅拌 12h，用 36%乙酸调反应液 pH=7，离心保留上清液，合并两次上清液。用氯仿与正丁醇配制混合液，体积比为 4∶1，再向最后所得上清液中加入 1/4 上清液体积的 sevag 混合液，机械搅拌 30min，静置30min，离心保留最上层溶液；再次加入V$_{氯仿}$∶V$_{正丁醇}$= 4∶1 的混合液，且加入体积为 1/4 上清液体积，重复进行 2 次，静置 12h，离心，浴温 60℃下对所得上清液旋转蒸发，浓缩至 500mL 以下，加入 4 倍溶液体积的无水乙醇沉降过夜，离心，保留沉淀，并将其溶于适量的纯水中。最后所得上清液分别于浴温 60℃ 旋转蒸发浓缩至20mL 左右，将浓缩液转移至透析袋中透析 5d；透析之后旋转蒸发浓缩至 5mL 以下，设置浴温 60℃，放入培养皿，冷冻干燥，得到精制多糖。以苯酚-硫酸法测定多糖纯度，通过对 200g 山药粉热水浸提，冷冻干燥制得山药多糖 8.39g，经计算可得山药多糖的提取率为 4.2%，纯度为 95.7%。

3.2 ▶ 怀山药多糖的结构分析

3.2.1 怀山药多糖的红外分析

称取 2mg 的怀山药多糖样品，溴化钾压片，放入傅立叶变换红外光谱仪中，在红外波长区间为 4000~400cm⁻¹ 处扫描山药多糖的红外吸收值。 如图 3.1 所示为怀山药多糖的红外光谱图，3350cm⁻¹ 处为 O—H 的伸缩振动吸收峰，2820cm⁻¹ 为 C—H 的伸缩振动吸收峰，1610cm⁻¹ 为 C＝O 的伸缩振动吸收峰，1505cm⁻¹ 为 C—H 弯曲振动吸收峰，1098cm⁻¹ 为糖环上 C—O—C 醚键不对称伸缩振动吸收峰，这些峰都说明怀山药多糖具有多糖类的红外特征吸收峰。 在 1050cm⁻¹ 处出现强吸收峰，是典型的吡喃糖苷的吸收峰。 845cm⁻¹ 处具有 α-构型多糖的特征吸收峰。 因此，推测出怀山药多糖为 α-吡喃糖。

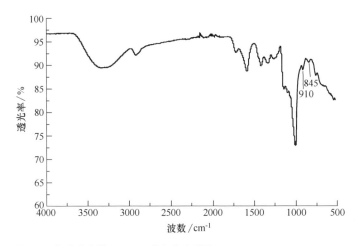

图 3.1　怀山药多糖（HY-B）的红外光谱图

3.2.2　怀山药多糖的单糖组分分析

甲基化是一种可以测量多糖结构的化学分析方法，可以用于确定多糖中单糖残基之间的连接位置。 根据先前的报道，稍作修改，简言之是在 N₂ 保护下，将 2.5gNaH 加入到 25mLDMSO 中以获得甲基化试剂（SMSM），通过在 SMSM 中使用 CH₃I 将 10mg 多糖甲基化三次，然后在蒸馏水中透析并冷冻干燥。 通过 FT-ⅠR 检测甲基化多糖是否成功，然后用 2mol/L 三氟乙酸（120℃，6h）水解。 用 NaBH₄ 还原部分甲基化的单糖，并用乙酸中和，然后在 120℃ 下用乙酸酐乙酰化 3h。 将样品用氮气吹干并溶解在 CHCl₃ 中，最后通过 0.22μm 膜过滤。

GC-MS 条件为：色谱柱为 HP-5MS 型弹性石英毛细管柱（30.0m×250μm×0.25μm），进样量为 1μL，采用程序升温，初始温度为 80℃，保持 2min，以 5℃/min 的速度升温至 240℃，分流比 1∶1。 氦气流速为 1mL/min，EI 离子源（70eV），接口温度和离子源温度分别为 200℃ 和 240℃ 。

对提取出的山药多糖 HY-B 单糖组分和键合进行甲基化分析，保留时间、键类型及其物质的量的比汇总在表 3.1 中（HY-B 的总离子电流色谱图）。 甲基化用于分析单糖组分及其键接方式，我们发现 HY-B 主要由葡萄糖（90.33%）和少量甘露糖（7.06%）和半乳糖（2.61%）组成。 通过与 NIST 标准库的比较，HY-B 含有的单糖残基主要有 Glcp-（1→，→4）-Glcp-（1→和→4）-6-Glcp-（1→。 其中，35.6min 处的峰值确定为 1，5-脱水-2，3，6-三-O-甲基-d-葡萄糖醇，其匹配度大于 90%；根据文献报道，它是→4）-Glcp-（1→的还原裂解过程中形成的主要产物。 另外 HY-B 含有少量的 Galp-（1→，→3）-Manp-（1→和→4）-6-Manp-（1→），其含量小于 5%。 HY-B 的主链应为 1，4-键接葡聚糖（73.03%），并有支链 1，6-键接葡聚糖（10.05%）。 HY-B 的单糖组分与 Ju 等的研究结果（热水提取，单糖组分物质的量的比为甘露糖：葡萄糖：半乳糖：葡萄糖醛酸= 0.5：1.2：0.3：0.3）有很大不同。 Yang 等（热水提取，单糖组分物质的量的比为葡萄糖：半乳糖= 1.52：1）用超滤辅助法提取的山药多糖中含有葡萄糖（50.8%）、甘露糖（24.2%）和半乳糖（11.8%）。 可见碱法提取的 HY-B 单糖组分相对简单，葡萄糖含量接近 90%，可能是由于提取方法的不同而造成的。

表 3.1 山药多糖甲基化分析结果

保留时间/min	甲基化单糖组分	键接方式	物质的量的比
35.60	1，5-Anhydro-5-O-acetyl-2，3，6-tri-O-methyl-d-glucitol	→4）-Glcp-（1→	9.91
37.11	2，3，4，5-tetra-O-methyl-Galp	Galp-（1→	2.61
42.14	2，3-di-O-methyl-Manp	→4）-6-Manp-（1→	3.49
42.80	2，3，4，6-tetra-O-methyl-Glcp	Glcp-（1→	7.25
43.34	2，3-di-O-methyl-Glcp	→4）-6-Glcp-（1→	10.05
44.36	2，3，6-tri-O-methyl-Glcp*	→4）-Glcp-（1→	3.47
47.00	2，3，6-tri-O-methyl-Glcp	→4）-Glcp-（1→	59.65
50.47	2，4，6-tri-O-methyl-Manp	→3）-Manp-（1→	3.57

＊ ：匹配度＜ 90% 。

3.2.3 怀山药多糖的核磁共振波谱分析

用天平称量 20mg 冷冻干燥过的怀山药多糖样品加入 0.5mL 的 DMSO-d$_6$，配制成 40mg/mL 溶液，在 80℃条件下机械搅拌至溶解，静置后进行 ^{1}HNMR，^{13}CNMR，LOSY HSQC 和 HMBC 测定。 核磁共振技术在研究糖链结构中起着重要作用。 它可以提供诸如单糖构型、糖苷键和糖残基的连接序列之类的信息，为分析多糖结构提供最重要的数据。 图 3.2（1）～图 3.2（5）显示了 HY-B 在重水中的一维（1D）（^{13}C，^{1}H）和二维（2D）NMR（COSY，HSQC，HMBC）光谱。 如图 3.2（1）和图 3.2（2）所示，^{13}C NMR 显示出更好的分辨力。 在异头碳区，发现了三个主要的异头碳信号，其化学位移 δ 分别为 99.57×10^{-6}，99.71×10^{-6}，95.74×10^{-6}，分别标记为残基 A、B 和 C 的 C-1。 但是，根据甲基化分析 GC-MS 的结果，含量较少的组分例如 Galp-1、1，3-Manp 和 1，4，6-Manp 及检测到的其他残基（小于 5%）的信号未能通过 NMR 光谱检测到（在图 3.2（2）的 ^{13}C NMR 光谱中只有 91.8×10^{-6} 和 98.5×10^{-6} 左右的弱峰，很难看到任何其他相关的二维核磁共振波谱峰）。 一般来说，多糖 H-1 的位移大于 5 为 α 构型，小于 5 的为 β 构型；根据 HY-B 的 ^{1}H-NMR 谱 [图 3.2（1）]，5.32（H-1）和 4.58（H-1）处的化学位移应分别为 α-键接残基（残基 A 和 B）和 β-键接残基（残基 C）。 根据 2D-NMR COSY 谱 [图 3.2（3）]，在 5.32×10^{-6}，3.56×10^{-6}，3.88×10^{-6}，3.58×10^{-6}，3.75×10^{-6}，3.77×10^{-6} 处依次为残基 A 的 H-1、H-2、H-3、H-4、H-5、H-6。 然后对碳氢相关二维谱 HSQC [图 3.2（4）] 在 δ 99.57/5.32，71.50/3.56，73.31/3.88，76.67/3.58，71.13/3.75，60.38/3.77 处信号做出归属，分别标记于图 3.2（4）中。 同样的，根据 COSY 和 HSQC 谱，在 5.32×10^{-6}，3.75×10^{-6}，3.67×10^{-6}，3.77×10^{-6}，3.59×10^{-6}，3.34×10^{-6} 处依次鉴定出残基 B 的 H-2、H-3、H-4、H-5 和 H-6；残基 B 的 C-1、C-2、C-3、C-4、C-5 和 C-6 分别在 H-1 的 99.71×10^{-6}，71.50×10^{-6}，72.67×10^{-6}，76.67×10^{-6}，72.81×10^{-6}，69.28×10^{-6}。 根据 GC-MS 结果和相关文献分析，残基 A 和残基 B 分别为 →4)-α-D-Glcp-(1→ 和 →4)-6-α-D-Glcp-(1→。 对于残留物 C，仅在 4.58 和 95.74 处鉴定出 H1、C1 及 H1-C1 位移。 GC-MS 分析结果表明，Glcp-(1 是 HY-B 中的第三组分，根据 H-1 的化学位移（$< 5 \times 10^{-6}$，β 连接），残基 C 应为 β-D-Glcp-(1→。

表 3.2 中汇总了所有确定的氢和碳的位移信号。 不同残基的键接方式可以通过 HMBC 光谱证实 [图 3.2（5）]。 除了残基 A（H1-C5，H1-C3，H4-C6）等常规信号峰外，A（H1）-B（C4）和 A（H4）-B（C1）间信号的存在证明了残基 A 和残基 B 通过 1，4 位发生键接，也就是 HY-B 的主链结构主要由 →4)-α-D-Glcp-(1→ 组成，β-D-Glcp-(1→ 附着在 →4)-6-Glcp-(1→ 的 O-6 位置。

表 3.2 多糖 HY-B 不同残基的 ^{1}H 和 ^{13}C 谱位移

残基			糖环化学位移					
			1	2	3	4	5	6
A	→4)-α-D-Glcp-(1→	H	5.32	3.56	3.88	3.58	3.75	3.77
		C	99.57	71.50	73.31	76.67	71.13	60.39
B	→4)-6-α-D-Glcp-(1→	H	5.32	3.75	3.67	3.77	3.59	3.34
		C	99.71	71.50	72.67	76.67	72.81	69.28
C	β-D-Glcp-(1→	H	4.58					
		C	95.74					

3.2.4 山药多糖的化学结构

此外，在 180×10^{-6} 左右没有出现峰值（—CONH 的吸收峰，证明含有蛋白质），证明 HY-B 是一种纯度较高的 α-1,4-葡聚糖，具有 β-1,4-葡萄糖支链，其化学结构如图 3.3 所示，其化学结构主链与淀粉类似，支链略有不同。 由于部分残基含量较低，核磁未出峰，虚框的结构只是基于 GC-MS 的预测值，其中 m 值（图 3.3）小于 0.5。 根据 Hawker 公式计算支化度（DB）：

$$DB = \frac{NT + NB}{NT + NB + NL}$$

式中 NT、NB、NL——末端、支链、主链线性残基的数目

根据所提出的结构，计算出 HY-B 的 DB 值为 26.9%。

各种植物淀粉中贮存了能量和营养，山药块茎含有大量淀粉。 淀粉中有两种主要的支链淀粉和直链淀粉，它们都是葡萄糖的聚合物。 这两种淀粉的主要结构是 α-1,4-葡聚糖，其中含有部分 α-1,6-葡萄糖支链。 一般来说，直链淀粉在碘中呈蓝色，支链淀粉在碘中呈紫红色，这是由淀粉的空间结构引起的。 碘分子可以聚集在淀粉的螺旋腔中形成蓝色络合物。 为了验证拟制山药多糖 HY-B 是否为淀粉，本实验采用 I2-KI 溶液，结果如图 3.4 所示。 将山药多糖（HY-B）、山药残余物和提取多糖的标准淀粉以相同浓度（0.2mg/mL）溶于水中。 加入碘溶液后，标准淀粉变蓝，同样的山药渣变蓝，颜色稍淡，说明山药渣中含有淀粉，而我们所提山药多糖（HY-B）仍保持无色透明，说明其主链一级化学结构类似淀粉，但是其侧链和空间结构与淀粉不同。

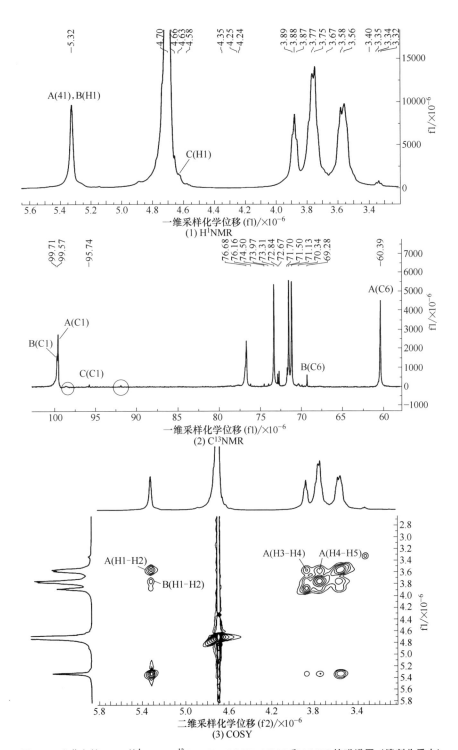

图 3.2 山药多糖 HY-B 的 ^{1}H NMR，^{13}C NMR，COSY，HSQC 和 HMBC 核磁谱图（溶剂为重水）

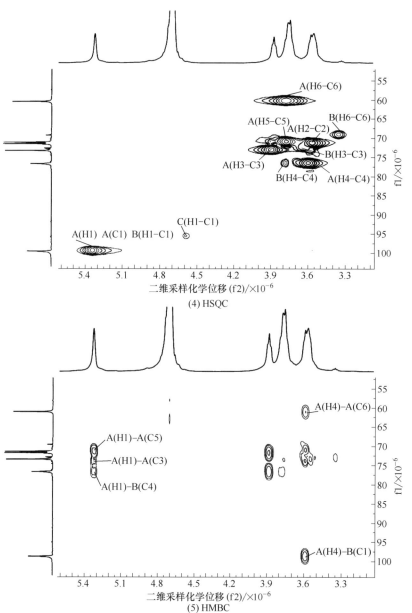

图 3.2   山药多糖 HY-B 的^{1}H NMR，^{13}C NMR，COSY，HSQC 和 HMBC 核磁谱图（溶剂为重水）（续）

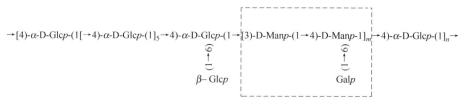

图 3.3   山药多糖 HT-B 分子示意图

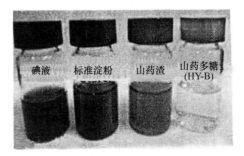

图 3.4　碘液和标准淀粉、山药渣、山药多糖（HY-B）

三种溶液的淀粉-碘显色实验结果

3.2.5　怀山药多糖的分子质量及分子构象

配制 50mmol/LNaNO$_3$ 和 3mmol/L NaN$_3$ 的混合溶液，过膜除气泡，将山药多糖溶于混合溶液中，配制成浓度为 1mg/mL 多糖样品溶液，过 0.45μm 聚醚砜滤膜。采用 SEC-MALLS-RI 测定山药多糖的分子质量大小及分子构象。

通过与多角度激光散射（MALLS）系统（DAWN HELLEOS）的尺寸排阻色谱（SEC）柱（Wyatt Technology，USA）测量多糖的分子质量和均方根旋转半径。Ne 激光（λ = 663.7nm，）和折射率（RI）检测器（Optilab T-rEX，λ = 658.0nm）。将多糖样品在 25℃ 下溶解在 0.9%NaCl 水溶液中，然后通过 0.25μmMillipore 过滤器过滤，注入 SEC-MALLS-RI 系统。 SEC 系统由脱气机，高性能泵，配有 100μL回路的进样阀和两个串联的 SEC 柱组成。 流速设定为 0.5mL/min，注射体积和浓度分别为 100μL 和 1mg/mL。 使用折射率（RI）检测器（Optilab T-rEX，Wyatt Technology Co.，USA）在 658.0nm 和 25℃ 下测定 dn/dc 的值。 Astra 软件（版本6.17，Wyatt Technology Co.，USA）用于数据采集和分析。 山药多糖的链构象采用尺寸排阻色谱（SEC）-多角度光散射（MALLS）-示差检测（RI）分析，结果如图3.5 所示为山药多糖经 SEC 色谱柱后不同流出时间的示差和光散射信号图，我们把图分为三个区域，1 可能为聚集体，2 为多糖峰，3 为溶剂峰。 根据示差信号统计，聚集体所占质量分数为 0.58%，含量较少，但是其粒径较大，因此光散射信号较强。采用 Zimm 图拟合方法处理，得到不同组分的分子质量和均方根旋转半径，相关结果列于表 3.3 中。 由表中可知，组分 1 分子质量超过千万，与示差检测器结果结合可知，组分 1 应为少量的山药多糖聚集体。 由于多糖具有多羟基结构，分子链又较大，因此极易发生分子链直接相互缠结，出现聚集体，因此多糖溶液常出现单体和聚集体共存的情况。 另外 M_w/M_n，称为多分散指数，用于阐明聚合物的（如多糖）分子质量分布宽度。 M_w/M_n 的值越大，分子质量分布越宽。 山药多糖多分散指数接近 2，说明其分散程度较低，分子质量较为均一。

通过测定不同分子质量级的 M_w 与 R_w 连续实验数据点，并建立二者的函数关系，即 $R_w = K_M w^\alpha$，其指数 α 与在指定溶剂中大分子的形状

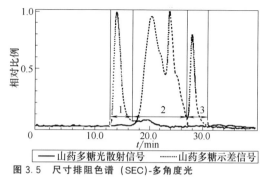

图 3.5　尺寸排阻色谱（SEC)-多角度光
光散射（MALLS)-示差检测（RI）分析
1—聚集体（可能）　2—多糖峰　3—溶剂峰

和构象相关，可用于判断高分子在相应溶液中的链构象，其中 $\lg K$ 为 y 轴上截距，α 为直线斜率，通过计算得出 K 值为 -1.34，α 值为 0.66，接近 $0.5 \sim 0.6$ 证明高分子在溶液中呈现无规则卷曲链构象。

表 3.3 ▶ 排阻色谱-多角度光散射-示差折光仪分析仪对 HY-B 在 25℃ 的水溶液的实验结果

成分	M_n/(g/mol)	M_w/(g/mol)	M_w/M_n	$\langle s^2 \rangle z^{(1/2)}$/nm	质量分数/%
HY-B	3.22×10^4	1.87×10^5	1.72	107.8	97.5

表 3.4 ▶ SEC-MALLS-RI 测定的山药多糖相关分子参数

测定成分	M_n/(g/mol)	M_w/(g/mol)	多分散系数 M_w/M_n	均方根旋转半径 (R_w)/nm
山药多糖聚集体（组分 1）	1.147×10^7	1.994×10^7	1.738	51.0
山药多糖（组分 2）	8.620×10^4	1.747×10^5	2.027	119.5

3.2.6　高分辨率透射电子显微镜(TEM)分析

称取一定量的山药多糖，配制成 0.4mg/mL 的水溶液，加热搅拌至完全溶解，过 0.22μm 滤膜。

将一滴山药多糖水溶液置于铜载网网格上，干燥后，将样品进行喷碳处理，以改善多糖链的相对低的对比度。

使用 TEM 以进一步表征其分子形态，结果显示在图 3.6 中。 可以看出多糖基本上是聚集的（不是标准球形结构），并且粒度略小于 100nm。 它低于光散射检测结果。 这是因为光散射检测水溶液中多糖的水合半径，水溶液中多糖的水合半径相对

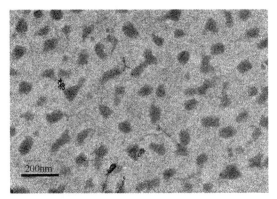

图 3.6　山药多糖在水中的典型 TEM 图像

拉伸，且比透射电镜的水合半径稍大。

3.3　怀山药多糖的生物活性

3.3.1　细胞培养和 MTT 测定

将 RAW264.7 细胞在含有 10% 胎牛血清（FBS），100U/mL 青霉素和 100U/mL 链霉素的 DMEM 培养基中在 37℃ 下在潮湿的 5%CO_2 气氛中培养。通过 MTT 测定评估山药多糖的细胞毒性，即将 RAW264.7 细胞以每孔 6000 个细胞的密度接种在 96 孔板中，并与含有 10%FBS 的 200μL 高糖培养基（DMEM）预温育 24h。然后，将细胞与连续浓度的山药多糖（1，10，50，100，200μg/mL）一起孵育 48h，用新鲜培养基替换，并向每个孔中加入 20μLMTT 试剂（5mg/mL）。进一步温育 4h后，用 150μL 二甲基亚砜（DMSO）替换培养基。使用酶标仪在 570nm 的波长下测量吸光度以确定细胞活力。

3.3.2　NO 和细胞因子测定

通过 Griess 反应，基于条件培养基中存在的亚硝酸盐的量来确定 NO 产生，所述条件培养基是 NO 的稳定终产物。简而言之，将 RAW264.7 细胞（1×10^6/mL）接种在 24 孔培养板（1mL/孔）中并预温育 24h。将细胞用 0 或 100ng/mL 大肠杆菌脂多糖（LPS）和连续浓度的山药多糖（0，10，50，100μg/mL）一起温育 24h。刺激所需时间后，将每种上清液（100μL）与等体积的 Griess 试剂混合，收集培养基，并使用 Griess 试剂通过测量 540nm 处的吸光度来检测其 NO 水平，酶标仪对照 $NaNO_2$ 产生标准曲线。 根据制造商的说明书，使用 ELISA 试剂盒在细胞培养上清液中检测炎性细胞因子 TNF-α 的水平，在酶标仪上测量 450nm 处的吸光度。

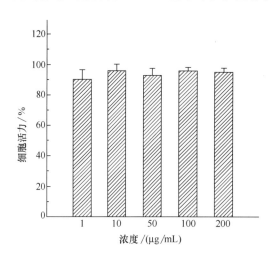

图 3.7　山药多糖对 RAW264.7 细胞活力的影响

使用 MTT 方法检测山药多糖对体外 RAW264.7 的细胞毒性。用浓度为 1～200μg/mL 的山药多糖处理所有测试的细胞，并分别温育48h。 如图 3.7 所示，可以看出山药多糖对 RAW264.7 细胞基本上没有细胞毒性，即使在如此高的浓度（200μg/mL）下，也没有对细胞活力产生抑制。

在体外细胞培养的炎症反应期间，巨噬细胞可诱导促炎基因如诱导型一氧化氮合酶（iNOS）的表达，随后，iNOS 从 L-精氨酸产生

NO。 因此，NO 被认为是炎症中的一个关键分子，其对多种与免疫调节或炎症过程相关的正常细胞显示出有益的生物学效应。 如图 3.8 所示山药多糖对脂多糖（LPS）刺激的巨噬细胞 RAW264.7 细胞中 NO 产生的影响，可以看出，LPS 诱导一定量的NO 分泌作为阳性对照；山药多糖没有带来这种效果，当用 LPS 和不同浓度的山药多糖共同刺激细胞时，山药多糖显示出对 NO 产生的显著抑制（下调约 40%），并且这种抑制具有显著的剂量依赖性。

在众多炎症细胞因子中，TNF-α，IL-1β，IL-6，IL-8 等起主要作用。 TNF-α是炎症反应过程中最早和最重要的炎症介质。 它可以激活中性粒细胞和淋巴细胞，增加血管内皮细胞的通透性，调节其他组织的代谢活动，促进其他细胞因子的合成和释放。 这里，山药多糖明显影响 RAW264.7 细胞中 LPS 诱导的 TNF-α 表达量。如图 3.9 中可见，与空白对照组（添加 PBS）相比，LPS 刺激后 LPS 模型组中的TNF-α 水平显著增加，结果表示为平均值±标准偏差。 空白对照组 TNF-α 浓度为89pg/mL±7.9pg/mL，LPS 模型组为 572.9pg/mL±11.3pg/mL，差异有统计学意义（$P< 0.05$）。 与 LPS 模型组相比，山药多糖显著抑制 LPS 诱导的 TNF-α 水平。

随着山药多糖浓度的增加，TNF-α 含量呈浓度依赖性降低，且差异有统计学意义。

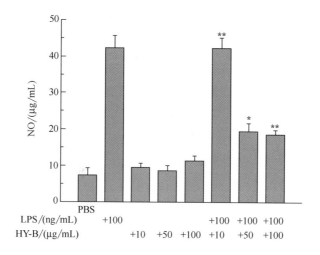

图 3.8　山药多糖对 LPS 刺激的巨噬细胞 RAW264.7 细胞中 NO 表达量的影响

注：* 为与 PBS 对照组相比，　$P < 0.05$；
　　* * 为与 PBS 对照组相比，　$P < 0.01$。

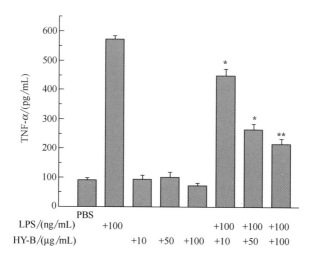

图 3.9　山药多糖对 RAW264.7 细胞中 LPS 诱导的 TNF-α 产生的影响

注：* 为与 PBS 对照组相比，　$P < 0.05$；
　　* * 为与 PBS 对照组相比，　$P < 0.01$。

3.4　小结

（1）200g 脱脂山药粉通过浸提法得到的山药多糖为 8.39g，可计算山药多糖的提取率为 4.2%。

（2）山药多糖是一种杂多糖，主要由葡萄糖（90.33%）和少量甘露糖（7.06%）及半乳糖（2.61%）组成。

（3）通过山药多糖的红外光谱图分析，怀山药多糖为 α-吡喃糖。

（4）用 SEC-MALLS-RI 分析山药多糖的分子质量及分子构象，结果表明山药多糖的 M_w 为 1.747×10^5 g/mol，多分散系数 M_w/M_n 为 2.027，均方根旋转半径 R_w 为 119.5nm，表明高分子在溶液中呈现无规则卷曲链构象。

（5）应用透射电镜，对山药多糖分子形态进行分析，观察到山药多糖为无规则卷曲链聚集体，这一结果与光散射分析结果一致。

（6）通过核磁共振波谱分析，山药多糖主键主要为 α-1,4-葡聚糖。

（7）MTT 实验表明，山药多糖在体外对 RAW264.7 细胞无毒性。 与 LPS 模型组相比，山药多糖显著抑制 LPS 诱导的 NO 和 TNF-α 水平。 山药多糖具有用于抗炎的潜力。

4

黄芪多糖的提取

4.1 黄芪多糖的提取与纯化
4.2 黄芪多糖的成分分析
4.3 小结

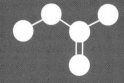

4.1　黄芪多糖的提取与纯化

4.1.1　黄芪粗多糖的提取步骤

（1）提取工艺路线

黄芪→ 烘干 → 粉碎 → 过筛 → 称量 → 热水浸提 → 抽滤 → 滤渣热水复提 → 滤液浓缩 → 醇沉 → 离心 → 真空干燥 → 脱除蛋白质 → 透析 → 冷冻干燥 →黄芪粗多糖

（2）提取方法

① 提取：将黄芪在 80℃ 条件下烘 4.0h，粉碎过 50 目筛，称取 250g 加入 10L 圆底烧瓶中，加入 6000mL 蒸馏水，升温至 90℃ 浸提 2.5h，冷却抽滤，重复提取 2 次，将滤液合并后浓缩至 100mL 左右。

② 醇沉：将浓缩液置于 1000mL 烧杯中，加入 5 倍体积 95% 乙醇，搅拌，在 4℃条件下，静置 3.0h，6000r/min 离心 15min，收集沉淀，在 60℃ 条件下真空干燥，得到黄芪多糖粗提物。

③ 脱除蛋白质：将黄芪多糖粗提物配制成 5% 水溶液，加入 2% 木瓜蛋白酶，55℃ 水浴 2.5h，然后与 1/4 体积 Sevag 试剂（$V_{氯仿}:V_{正丁醇}=4:1$）混合后，剧烈振荡 20min，8000r/min 离心 15min，反复数次至无沉淀产生，上清液流水透析 48h，冷冻干燥，得到黄芪粗多糖。

4.1.2　黄芪粗多糖的纯化

用去离子水充分溶胀 Sepharose CL-6B 凝胶，水洗多次后用 0.2mol/L NaCl 溶液冲洗直至无气泡，装柱（3.5cm×50cm）后用 4 倍柱体积 0.2mol/L NaCl 溶液平衡后备用。

称取黄芪粗多糖 100mg，用 10mL 0.2mol/L NaCl 溶液溶解，离心，取上清液经 0.45μm 水相滤膜过滤，沿管壁向凝胶色谱柱中缓慢加入多糖溶液，用 0.2mol/L NaCl 溶液洗脱，流速设定为 0.6mL/min，馏分自动收集器收集，150 滴/管。每管取

1mL 用苯酚-硫酸法检测多糖（490nm），用 Folin-酚法检测蛋白质含量（750nm）。对收集的主要馏分进行透析及冷冻干燥，得 35.6mg 白色黄芪多糖（AMP）。

4.2 黄芪多糖的成分分析

4.2.1 多糖含量的测定

采用苯酚-硫酸法，测定黄芪粗多糖以及经凝胶色谱分离纯化后的黄芪多糖（AMP）中的多糖含量，黄芪多糖含量达到 95.6%，与黄芪粗多糖相比，提高了 36.3%，多糖含量显著提升。鉴于其纯度超过 95%，可满足单糖组成分析和结构表征。

4.2.2 蛋白质含量的测定

Folin-酚法测定蛋白质含量有较高的灵敏度，因此采用此方法测定黄芪多糖（AMP）中蛋白质含量。Folin-酚法包括两步反应：第一步是在碱性条件下蛋白质与 Cu^{2+} 作用生成络合物，第二步是此络合物还原 Folin 试剂（磷钨酸和磷钼酸试剂），生成深蓝色化合物，且颜色深浅与蛋白质的含量成正比关系。

Folin-酚试剂甲（试剂甲）的配制：①将 10g 碳酸钠、2g 氢氧化钠和 0.25g 酒石酸钾钠溶解于 500mL 蒸馏水中；②将 0.5g 硫酸铜（$CuSO_4 \cdot 5H_2O$）溶解于 100mL 蒸馏水中，每次使用前，将 50 份①试剂与 1 份②试剂混合，即成。

Folin-酚试剂乙（试剂乙）的配制：在 2L 磨口回流瓶中，加入 100g 钨酸钠（$Na_2WO_4 \cdot 2H_2O$），25g 钼酸钠（$Na_2MoO_4 \cdot 2H_2O$）及 700mL 蒸馏水，再加 50mL 85% 磷酸，100mL 浓盐酸，充分混合，接上回流管，以小火回流 10h，回流结束时，加入 150g 硫酸锂（Li_2SO_4），50mL 蒸馏水及数滴液体溴，开口继续沸腾 15min 去除过量的溴，冷却后溶液呈黄色，稀释至 1000mL，过滤，滤液置于棕色试剂瓶中保存，使用时用标准 NaOH 滴定，以酚酞作指示剂，适当稀释，约加 1 倍体积水，使最终的酸浓度为 1mol/L 左右。

对照品溶液的制备：精密称取干燥至恒重的标准牛血清清蛋白适量，配制成 0.5mg/mL 牛血清清蛋白水溶液。

多糖实验样品溶液的制备：取 3 种多糖样品适量，精密称定，制成 0.5mg/mL 水溶液。

准确称取干燥至恒重的标准牛血清清蛋白 50mg，置于 100mL 容量瓶中，加水定容至刻度，分别吸取 0.05，0.1，0.2，0.3，0.4，0.5mL，加蒸馏水至 1.0mL，以 1.0mL 蒸馏水为空白，各加入 2.5mL 试剂甲，摇匀，室温放置 10min，再各加入 0.25mL 试剂乙，立即摇匀，室温放置 1.0h，于 750nm 处测定吸光度。以牛血清清蛋白的浓度（μg/mL）对吸光度(750nm)进行回归处理制作标准曲线，结果如图 4.1 所示。

结果表明，标准曲线回归方程为 $y = 0.001x + 0.082$，$R^2 = 0.995$，牛血清清蛋白在 50～500μg/mL 呈良好的线性关系。

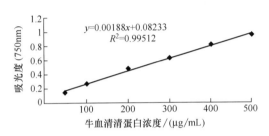

图 4.1　Folin-酚法测定牛血清清蛋白的标准曲线

按照以上方法，测定多糖实验样品溶液的吸光度，并根据标准曲线计算蛋白质含量。粗多糖及纯化后多糖中的蛋白质分别为 3.66% 和 1.04%，进行分离纯化后，产品蛋白质含量明显下降，分离纯化效果较好。

4.2.3　黄芪多糖的单糖组成

（1）多糖的水解及衍生化　分别称取 10mg 多糖样品，放入长试管中，加入 2mL 2mol/L 三氟乙酸，封管后置于 110℃ 干燥箱中水解 5.0h，减压蒸干反应液，加甲醇重复洗涤 3 次，蒸干，重复操作 3 次，以完全除去三氟乙酸，得到水解产物。将水解产物加水溶解，定容至 10mL，准确移取 0.2mL 于具塞玻璃离心管中，分别加入 0.2mL 0.5mol/L 1-苯基-3-甲基-5-吡唑啉酮（PMP）甲醇溶液和 0.2mL 0.3mol/L NaOH 溶液，于 70℃ 水浴加热 60min，冷却后加入 0.2mL 0.3mol/L 的盐酸溶液中和，再加入 1mL 氯仿萃取，离心，取上清液重复操作 3 次，用水稀释，定容至 5mL，备用。

（2）分析方法　将上述 PMP 衍生化后的样品处理液，经 0.22μm 水相滤膜过滤，按下述 HPLC 条件分析：

色谱柱：Phenomenex Gemini C₁₈（250mm×4.60mm，5μm）；

流动相：A 相乙腈，B 相水；

梯度洗脱：80% A+ 20% B（0min），75% A+ 25% B（10min），70% A+ 30%

B（11min），65% A+ 35% B（15min），80% A+ 20% B（20min），80% A+ 20% B（25min）；

　　流速：0. 8mL/min；

　　进样量：10μL；

　　柱温：30℃；

　　ELSD漂移管温度：80℃；

　　氮气流速：2. 2L/min。

　　（3）工作曲线和检出限　分别准确称取木糖、阿拉伯糖、果糖、甘露糖、半乳糖和葡萄糖各0. 1000g，按同样方法进行衍生化处理，用超纯水定容至10mL，得到6种单糖衍生物的混合标准贮备液，分别移取混合标准液10，25，100，250，1000，2500μL至10mL容量瓶中，用超纯水定容至刻度，浓度分别为10，25，100，250，1000，2500μg/mL，进行HPLC分析后，以峰面积y的对数与相应浓度x（μg/mL）的对数进行线性回归分析，对最低浓度标准溶液连续进样6次，计算其标准偏差（SD），分别以3SD和10SD为方法的检出限和定量限，结果见表4. 1。

表 4. 1　六种单糖标准样品线性回归方程

样品	标准曲线	线性范围/(μg/mL)	R^2	检出限/(μg/mL)	定量限/(μg/mL)
木糖	$\ln y= 1. 47\ln x+ 9. 84$	0. 050~1. 002	0. 9997	6. 78	22. 60
阿拉伯糖	$\ln y= 1. 24\ln x+ 9. 95$	0. 050~1. 006	0. 9994	2. 74	9. 13
果糖	$\ln y= 1. 40\ln x+ 9. 55$	0. 050~1. 007	0. 9991	5. 23	17. 43
甘露糖	$\ln y= 1. 49\ln x+ 8. 31$	0. 050~1. 003	0. 9992	3. 89	12. 97
半乳糖	$\ln y= 1. 52\ln x+ 6. 33$	0. 025~0. 798	0. 9995	1. 66	5. 54
葡萄糖	$\ln y= 1. 14\ln x+ 11. 90$	0. 050~1. 008	0. 9992	2. 38	7. 93

　　由表4. 1可以看出，各目标化合物的回归方程线性良好，适合进行定量分析。

　　（4）单糖组成的测定结果　在以上研究基础上，对多糖水解产物进行HPLC分析，获得黄芪多糖的单糖组成HPLC色谱图。

　　如图4. 2所示，黄芪多糖水解产物中含有4种单糖，分别为阿拉伯糖、果糖、半乳糖和葡萄糖，根据峰面积判断，葡萄糖含量最高，阿拉伯糖含量相对较低，表明黄芪多糖由以上4种单糖组成，其中葡萄糖为主要单糖。

　　根据表4. 1中单糖标准样品的线性回归方程，对黄芪多糖中组成单糖的含量进行分析，获得各单糖组分的物质的量的比例，结果如表4. 2所示。

表 4. 2　三种植物多糖单糖组分的物质的量的比例

样品	木糖	阿拉伯糖	果糖	甘露糖	半乳糖	葡萄糖
黄芪多糖	—	1. 1	4. 3	—	6. 7	8. 2

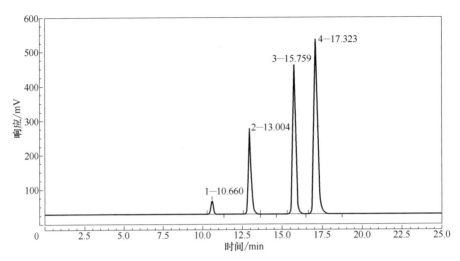

图 4.2 黄芪多糖单糖组成 HPLC 色谱图

1—阿拉伯糖   2—果糖   3—半乳糖   4—葡萄糖

4.2.4 红外光谱分析

采用 KBr 压片法对黄芪多糖进行红外光谱分析，结果见图 4.3。 从图 4.3 可以看出，3417.88cm^{-1} 为 O—H 的伸缩振动吸收峰，2925.97cm^{-1} 为 C—H 伸缩振动吸

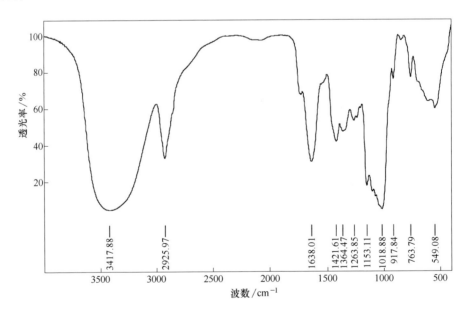

图 4.3 黄芪多糖的红外光谱图

收峰，1153.11cm^{-1} 和 1018.88cm^{-1} 为 C—O—C 特征骨架振动，表明糖环的存在。以上分析表明，该红外光谱具有多糖类的红外特征吸收峰，与黄芪多糖的结构吻合。

4.2.5　核磁共振碳谱

以重水（D$_2$O）为溶液，采用美国 Bruker 公司 Bruker Avance AMX-400 型核磁共振谱仪对黄芪多糖进行结构表征，得到其 ^{13}C-NMR 图谱，结果见图 4.4。

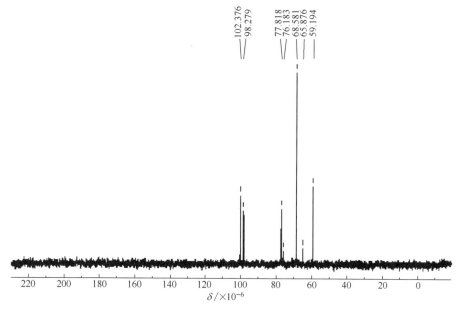

图 4.4　黄芪多糖的核磁共振碳谱

根据图 4.4 中碳原子所处化学位移，可大致将其进行归属：（98.279～102.376）× 10^{-6} 为构成黄芪多糖的单糖上异头碳，（59.194～77.818）× 10^{-6} 为糖环上其他碳原子，其他位置无明显吸收峰，表明该 ^{13}C-NMR 与黄芪多糖的结构吻合。

4.3　小结

（1）利用凝胶色谱分离技术，对筛选出的黄芪粗多糖进行分离纯化，制备了精制多糖，利用 HPLC-ELSD 技术分析了其单糖组成，利用红外光谱和核磁共振波谱技术对其进行了结构表征。

（2）黄芪多糖（AMP）由阿拉伯糖、果糖、半乳糖和葡萄糖等 4 种单糖组成，单糖物质的质的比例为 1.1：4.3：6.7：8.2。

（3）红外光谱和核磁共振碳谱分析结果与多糖的结构吻合。

5

灵芝多糖的提取

5.1 灵芝多糖的提取与纯化
5.2 灵芝多糖的结构分析
5.3 小结

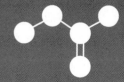

5.1 灵芝多糖的提取与纯化

5.1.1 灵芝多糖的提取

（1）提取工艺路线

灵芝子实体 → 烘干 → 粉碎 → 过筛 → 称量 → 热水浸提 → 抽滤 →

滤渣热水复提 → 滤液浓缩 → 醇沉 → 离心 → 真空干燥 → 脱除蛋白质 → 透析 →

冷冻干燥 → 灵芝粗多糖

（2）提取方法

① 提取：将灵芝子实体在 80℃ 条件下烘 3.0h，粉碎过 50 目筛，称取 200g 加入 10L 圆底烧瓶中，加入 6000mL 蒸馏水，升温至 85℃ 浸提 3.0h，冷却抽滤，重复提取 2 次，将滤液合并后浓缩至 100mL 左右。

② 醇沉：将浓缩液置于 1000mL 烧杯中，加入 5 倍体积 95% 乙醇，搅拌，在 4℃ 条件下，静置 4.0h，6000r/min 离心 15min，收集沉淀，在 60℃ 条件下真空干燥，得到灵芝多糖粗提物。

③ 脱除蛋白质：将灵芝多糖粗提物配制成 5% 水溶液，加入 2% 木瓜蛋白酶，60℃ 水浴 2.5h，然后与 1/4 体积 Sevag 试剂（$V_{氯仿} : V_{正丁醇} = 4 : 1$）混合后，剧烈振荡 20min，8000r/min 离心 15min，反复数次至无沉淀产生，上清液流水透析 48h，冷冻干燥，得到灵芝粗多糖。

5.1.2 灵芝多糖的纯化

称取灵芝粗多糖 100mg，用 10mL 0.2mol/L NaCl 溶液溶解，离心，取上清液经 0.45μm 水相滤膜过滤，沿管壁向凝胶色谱柱中缓慢加入多糖溶液，用 0.2mol/L NaCl 溶液洗脱，流速设定为 0.6mL/min，以馏分自动收集器收集，150 滴/管，每管取 1mL 用苯酚-硫酸法检测多糖（490nm），用 Folin-酚法测定蛋白质含量（750nm），对收集的主要馏分进行透析及冷冻干燥，得到 32.2mg 淡黄色灵芝多糖（GLP）。

5.2 灵芝多糖的结构分析

5.2.1 多糖含量的测定

采用苯酚-硫酸法，测定灵芝粗多糖以及经凝胶色谱分离纯化后的灵芝多糖样品（GLP）中多糖的含量，结果见表 5.1。

表 5.1 灵芝多糖含量测定结果

样品	多糖含量	样品	多糖含量
灵芝粗多糖	54.6%	灵芝多糖（GLP）	95.2%

由表 5.1 可知，灵芝多糖（GLP）的多糖含量达到 95.2%，与灵芝粗多糖相比，提高了 40.6%，多糖含量显著提升，鉴于多糖纯度超过 95%，可满足单糖组成分析和结构表征。

5.2.2 蛋白质含量的测定

采取 Folin-酚法测定蛋白质具体方法如 4.2.2 所述。测定多糖实验样品溶液的吸光度，并根据标准曲线计算蛋白质含量。灵芝粗多糖及纯化后多糖中的蛋白质含量列于表 5.2。

表 5.2 灵芝多糖蛋白质含量测定结果

样品	蛋白质含量	样品	蛋白质含量
灵芝粗多糖	4.12%	灵芝多糖（GLP）	1.24%

由表 5.2 可知，利用凝胶色谱技术，对灵芝粗多糖进行分离纯化后，灵芝多糖（GLP）产品蛋白质含量明显下降，降为 1.24%，分离纯化效果较好。

5.2.3 单糖组分分析

根据 4.2.3 所述方法，对灵芝多糖水解产物进行 HPLC 分析，获得灵芝多糖的单糖组成 HPLC 色谱图，见图 5.1。

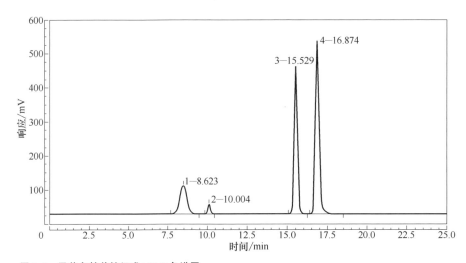

图 5.1　灵芝多糖单糖组成 HPLC 色谱图

1—木糖　2—阿拉伯糖　3—半乳糖　4—葡萄糖

如图 5.1 所示，灵芝多糖水解产物中含有 4 种单糖，分别为木糖、阿拉伯糖、半乳糖和葡萄糖，根据峰面积判断，半乳糖和葡萄糖含量较高，木糖和阿拉伯糖含量相对较低，表明灵芝多糖由以上 4 种单糖组成，其中半乳糖和葡萄糖为主要单糖。根据表 4.1 中单糖标准样品的线性回归方程，对灵芝多糖中组成单糖的含量进行分析，获得各单糖组分的物质的量的比例，结果如表 5.3 所示。

表 5.3　灵芝多糖单糖组分的物质的量的比例

样品	木糖	阿拉伯糖	果糖	甘露糖	半乳糖	葡萄糖
灵芝多糖	5.2	1.0	—	—	10.1	11.6

5.2.4　红外光谱分析

采用 KBr 压片法对灵芝多糖进行红外光谱分析，结果见图 5.2。从图 5.2 可以看出，3418.10cm^{-1} 为 O—H 的伸缩振动吸收峰，2924.69cm^{-1} 为 C—H 的伸缩振动吸收峰，1639.59cm^{-1} 为 C—O 伸缩振动吸收峰，1398.43cm^{-1} 为 C—H 弯曲振动吸收峰，1058.11cm^{-1} 为糖环上 C—O—C 醚键不对称伸缩振动吸收峰，构成了糖类特征吸收峰，也是葡聚糖典型红外光谱信号，885.72cm^{-1} 是典型的吡喃葡萄糖和 β-型糖苷键链接特征吸收峰。以上分析表明，该红外光谱具有多糖类的红外特征吸收峰，与灵芝多糖的结构吻合。

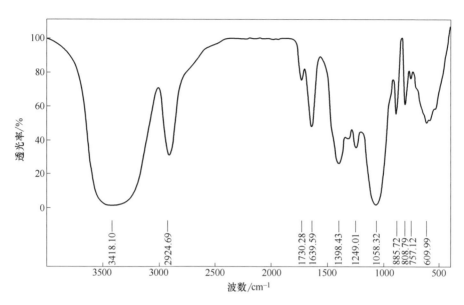

图 5.2　灵芝多糖的红外光谱图

5.2.5　核磁共振碳谱

以 D_2O 为溶液，采用美国 Bruker 公司 Bruker Avance AMX-400 型核磁共振谱仪对灵芝多糖进行结构表征，得到其 ^{13}C-NMR 图谱，结果见图 5.3。

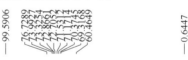

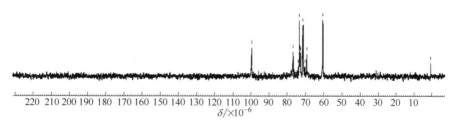

图 5.3　灵芝多糖的核磁共振碳谱

根据图 5.3 中碳原子所处化学位移，可大致将其进行归属：99.591×10^{-6} 为构成黄芪多糖的单糖异头碳，$(60.465 \sim 76.729) \times 10^{-6}$ 为糖环上其他碳原子，其他位置无明显吸收峰，表明该 ^{13}C-NMR 与灵芝多糖的结构吻合。

5.3　小结

（1）利用凝胶色谱分离技术，对筛选出的灵芝粗多糖进行分离纯化，制备了精制多糖，利用 HPLC-ELSD 技术分析了其单糖组成，利用红外光谱和核磁共振波谱技术对其进行了结构表征。

（2）灵芝多糖（GLP）由木糖、阿拉伯糖、半乳糖和葡萄糖等 4 种单糖组成组成，单糖物质的量比例为 5.2∶1.0∶10.1∶11.6。

（3）红外光谱和核磁共振碳谱分析结果与多糖的结构吻合。

6

短柄五加多糖的提取

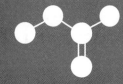

6.1 短柄五加多糖的提取与纯化

6.2 短柄五加多糖的结构分析

6.3 小结

6.1 ▶ 短柄五加多糖的提取与纯化

6.1.1 短柄五加多糖的提取

（1）提取工艺路线

短柄五加果→ 烘干 → 粉碎 → 过筛 → 称量 → 醇提 → 抽滤 → 滤渣热水浸提 → 抽滤 → 滤渣热水复提 → 滤液浓缩 → 醇沉 → 离心 → 真空干燥 → 脱除蛋白质 → 透析 → 冷冻干燥 →短柄五加粗多糖

（2）提取方法

① 提取：将短柄五加果在 75℃ 条件下烘 4.0h，粉碎过 50 目筛，称取 250g 加入 10L 圆底烧瓶中，加入 95% 乙醇 3000mL，在 80℃ 条件下浸提 3.0h，冷却后抽滤，再将滤渣转入 10L 圆底烧瓶中，加入 6000mL 蒸馏水，升温至 90℃ 浸提 5.0h，冷却抽滤，重复提取 1 次，将滤液合并后浓缩至 100mL 左右。

② 醇沉：将浓缩液置于 1000mL 烧杯中，加入 5 倍体积 95% 乙醇，搅拌，在 4℃ 条件下，静置 4.0h，6000r/min 离心 15min，收集沉淀，在 60℃ 条件下真空干燥，得到短柄五加多糖粗提物。

③ 脱除蛋白质：将短柄五加多糖粗提物配制成 5% 水溶液，加入 2% 木瓜蛋白酶，60℃ 水浴 3.0h，然后与 1/4 体积 Sevag 试剂（$V_{氯仿}：V_{正丁醇} = 4：1$）混合后，剧烈振荡 20min，8000r/min 离心 15min，反复数次至无沉淀产生，上清液流水透析 48h，冷冻干燥，得到短柄五加粗多糖。

6.1.2 短柄五加多糖的纯化

称取短柄五加粗多糖 100mg，用 10mL 0.2mol/L NaCl 溶液溶解，离心，取上清液经 0.45μm 水相滤膜过滤，沿管壁向凝胶色谱柱中缓慢加入多糖溶液，用 0.2mol/LNaCl 溶液洗脱，流速设定为 0.6mL/min，以馏分自动收集器收集，150 滴/管，每管取 1mL 用苯酚-硫酸法检测多糖（490nm），用 Folin-酚法测定蛋白质含量（750nm），对收集的主要馏分进行透析及冷冻干燥，得 30.9mg 淡黄色短柄五加多糖（ABP）。

6.2 短柄五加多糖的结构分析

6.2.1 短柄五加多糖含量的测定

采用苯酚-硫酸法，测定短柄五加粗多糖以及经凝胶色谱分离纯化后的短柄五加多糖样品（GLP）中多糖的含量，结果见表 6.1。

表 6.1 短柄五加多糖含量测定结果

样品	多糖含量	样品	多糖含量
短柄五加粗多糖	52.0%	短柄五加多糖（ABP）	96.9%

由表 6.1 可知，短柄五加多糖（ABP）的多糖含量达到 96.9%，与短柄五加粗多糖相比，提高了 44.9%，多糖含量显著提升，鉴于多糖纯度超过 95%，可满足单糖组成分析和结构表征。

6.2.2 短柄五加多糖蛋白质含量的测定

采取 Folin-酚法测定蛋白质具体方法如 4.2.2 所述。测定多糖实验样品溶液的吸光度，并根据标准曲线计算蛋白质含量。短柄五加粗多糖及纯化后多糖中的蛋白质含量列于表 6.2。

表 6.2 短柄五加多糖蛋白质含量测定结果

样品	蛋白质含量	样品	蛋白质含量
短柄五加粗多糖	2.83%	短柄五加多糖（ABP）	0.75%

由表 6.2 可知，利用凝胶色谱技术，对短柄五加粗多糖进行分离纯化后，短柄五加多糖（ABP）产品蛋白质含量明显下降，降为 0.75%，分离纯化效果较好。

6.2.3 单糖组分分析

根据 4.2.3 所述方法，对短柄五加多糖水解产物进行 HPLC 分析，获得短柄五加多糖的单糖组成 HPLC 色谱图，见图 6.1。

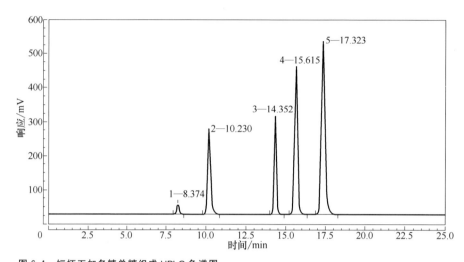

图 6.1 短柄五加多糖单糖组成 HPLC 色谱图

1—木糖 2—阿拉伯糖 3—甘露糖 4—半乳糖 5—葡萄糖

如图 6.1 所示，短柄五加多糖水解产物中含有 5 种单糖，分别为木糖、阿拉伯糖、甘露糖、半乳糖和葡萄糖，根据峰面积判断，葡萄糖和半乳糖含量较高，其次为甘露糖和阿拉伯糖，木糖相对最低，表明短柄五加多糖由以上 5 种单糖组成，半乳糖和葡萄糖为主要单糖。

根据表 4.1 中单糖标准样品的线性回归方程，对短柄五加多糖中组成单糖的含量进行分析，获得各单糖组分的物质的量比例，结果如表 6.3 所示。

表 6.3 短柄五加多糖单糖组分的物质的量比例

样品	木糖	阿拉伯糖	果糖	甘露糖	半乳糖	葡萄糖
短柄五加多糖	0.6%	2.3%	—	2.5%	4.1%	5.0%

6.2.4 红外光谱分析

采用 KBr 压片法对短柄五加多糖进行红外光谱分析，结果见图 6.2。从图 6.2 可以看出，3423.12cm^{-1} 为 O—H 的伸缩振动吸收峰，2989.65cm^{-1} 为 C—H 的伸缩振动吸收峰，1643.39cm^{-1} 为 C—O 伸缩振动吸收峰，1400.11cm^{-1} 为 C—H 弯曲振动吸收峰，1060.51cm^{-1} 为糖环上 C—O—C 醚键不对称伸缩振动吸收峰，构成了糖类特征吸收峰，也是葡聚糖典型红外光谱信号，887.53cm^{-1} 是典型的吡喃葡萄糖和

β-型糖苷键链接特征吸收峰。以上分析表明，该红外光谱具有多糖类的红外特征吸收峰，与短柄五加多糖的结构吻合。

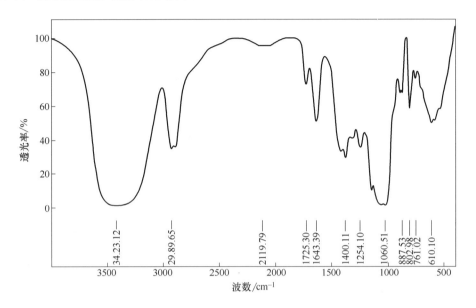

图 6.2　短柄五加多糖的红外光谱图

6.2.5　核磁共振碳谱

以 D_2O 为溶液，采用美国 Bruker 公司 Bruker Avance AMX-400 型核磁共振谱仪对短柄五加多糖进行结构表征，得到其 ^{13}C-NMR 图谱，结果见图 6.3。

根据图 6.3 中碳原子所处化学位移，可大致将其进行归属：$(98.138 \sim 102.920) \times 10^{-6}$ 为构成短柄五加多糖的单糖异头碳，$(57.864 \sim 76.964) \times 10^{-6}$ 为糖环上其他碳原子，其他位置无明显吸收峰，表明该 ^{13}C-NMR 与短柄五加多糖的结构吻合。

6.3　小结

（1）利用凝胶色谱分离技术，对筛选出的短柄五加粗多糖进行分离纯化，制备了精制多糖，利用 HPLC-ELSD 技术分析了其单糖组成，利用红外光谱和核磁共振波谱技术对其进行了结构表征。

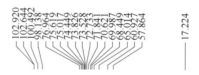

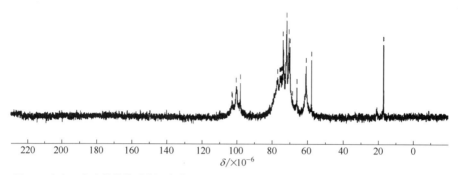

图 6.3　短柄五加多糖的核磁共振碳谱

（2）短柄五加多糖（ABP）由木糖、阿拉伯糖、甘露糖、半乳糖和葡萄糖 5 种单糖组成，单糖物质的量比例为 0.6 : 2.3 : 2.5 : 4.1 : 5.0。

（3）红外光谱和核磁共振碳谱分析结果与多糖的结构吻合。

7

罗汉果多糖的提取

7.1　精制罗汉果多糖的制备

7.2　红外光谱分析

7.3　单糖组分分析

7.4　SEC-MALLS-RI 分析测定

7.5　小结

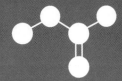

罗汉果（*Siraitia grosvenorii*）是多年生草本植物的果实，又名拉汉果、罗汉表、假苦瓜、金不换、光果木鳖、裸龟巴，为葫芦科（Cucurbitaceae）罗汉果属（*Siraitia Merr.*）。罗汉果果实呈球形或长圆形，长 6 ~ 11cm，径宽 4 ~ 8cm，未成熟时有黄褐色茸毛和混生黑色腺鳞，成熟后渐脱落仅在果梗处残留一圈茸毛，其果皮较薄，晒干后较脆。

传统上认为罗汉果的野生品种不如人工栽培品种的药理效果好，且栽培品种中以长圆形果形的为最佳。国内罗汉果的主要栽培品种有青皮果、冬瓜果、拉江果、长滩果、红毛果和茶山果六种，罗汉果的品种是根据其形状、果面等的不同来分类的。其中拉江果最为常见，它的果实呈椭圆形或长圆形，具有很强的适应性，容易栽培，非常适合种植在山区或者丘陵地区，其植株生长旺盛，果实的品质上乘。而青皮果、红毛果、茶山果因为其适应性广、产量较高的优良特点被广泛应用于生产中。罗汉果属于药食同源的中国传统食物，数百年来，罗汉果一直被用作天然甜味剂和治疗咽炎、咽痛以及止咳的传统药物，人们根据罗汉果的药理作用，称其为"神仙果"。中医认为罗汉果味甘、性凉，具有镇咳、平喘、化痰、生津止渴、凉血润肺、降低血压等功效，临床上可以用于治疗百日咳、哮喘、肺结核等肺部感染和支气管感染疾病，同时对高血压也有很好的治疗效果。

罗汉果含有丰富的糖类、脂质、蛋白质和维生素等营养素。罗汉果在我国的种植面积在不断扩大。罗汉果产业的开发以生产罗汉果甜苷为主，其甜度是蔗糖的 300 倍，能量很低，是蔗糖的最佳替代品，是饮料、糖果行业良好的原料，但因其生产成本高，产量低，发展受限。近年来，罗汉果在传统药用的基础上开发出了新的加工产品，如罗汉果复合饮料、罗汉果饼干、罗汉果辣条等。

7.1　精制罗汉果多糖的制备

7.1.1　提取工艺路线

罗汉果→ 烘干 → 粉碎 → 过筛 → 称量 → 脱脂 → 加酶 → 热水浸提 → 离心 → 脱除蛋白质 → 除色素 → 透析 → 冷冻干燥 →罗汉果多糖

7.1.2 提取方法

　　将罗汉果干燥并粉碎，乙酸乙酯加热回流脱脂 2h。烘干后称取脱脂罗汉果粗粉 200g，加入 4000mL 质量分数为 0.9% 的氯化钠溶液浸提 3h，静置后，收集沉淀。加入 4000mL 质量分数为 0.1% 纤维素酶和 0.25% 果胶酶的水溶液浸提 12h，离心（4000r/min，15min），收集上清液，加入 Sevag 试剂（$V_{氯仿} : V_{正丁醇} = 4 : 1$）脱除蛋白质，搅拌 0.5h，离心后收集上清液，重复操作 3 次。分离出上清液，使用过氧化氢除去色素。将所得上清液在 60℃ 下旋转蒸发，浓缩后加入 3 倍上清液体积的无水乙醇，沉降 2h，离心取得沉淀，加水至溶解。将所得溶液进行浓缩，冷冻干燥得到精制罗汉果多糖。

7.2 红外光谱分析

　　罗汉果多糖的红外光谱图见图 7.1，3274cm⁻¹ 为 O—H 的伸缩振动吸收峰，2933cm⁻¹ 为 C—H 的伸缩振动吸收峰，1597cm⁻¹ 为 C—O 伸缩振动吸收峰，1412cm⁻¹ 为 C—H 弯曲振动吸峰，1014cm⁻¹ 为糖环醚键 C—O—C 的不对称伸缩振

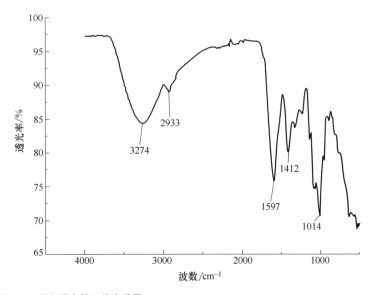

图 7.1 罗汉果多糖红外光谱图

动吸收峰，构成了多糖类的红外特征吸收峰。

7.3 单糖组分分析

称取 20mg 罗汉果多糖，溶于 15mL 2mol/L 的三氟乙酸，121℃ 油浴水解。 然后将所得溶液进行旋干，加入 2mL 甲醇，再次蒸干，重复三次,加入 2mL 吡啶，0.2mL 衍生试剂 BSTFA：TMCS（体积比为 99：1），80℃ 加热 4h，过 0.45mm 滤膜，利用 GC-MS 法检测各单糖成分。

色谱实验条件：HP-5MS 型弹性石英毛细管柱（30.0m × 250 μ m × 0.25 μ m）；

载气：氦气；

流速：1mL/min，溶剂延迟 10min；

进样方式：分流比 5：1；

进样口温度：250℃；

进样量：1 μ L；

程序升温：初始温度 50℃，保持 2min，然后以 4℃/min 升至 240℃，并保持 5min。

质谱实验条件：EI 源，电子能量 70 eV，离子源温度 230℃，四级杆温度 150℃；质量扫描范围：30 ~ 550AMU，传输线温度 240℃，对采集到的质谱图用 NIST11 谱库进行检索。 比较标准单糖与样品保留时间，确定单糖组分。

罗汉果多糖衍生化产物的总离子流图见图 7.2，与标准谱库对比，得到罗汉果多糖主要由呋喃糖、阿拉伯糖、甘露糖、葡萄糖、木糖、半乳糖六种中性糖以及半乳糖醛酸和葡萄糖醛酸等酸性成分组成，结合面积归一法分析可得罗汉果多糖的单糖组分，如表 7.1 所示。

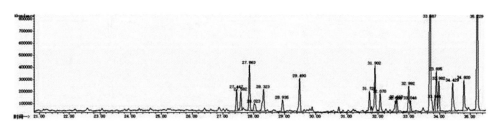

图 7.2　罗汉果多糖衍生化产物 GC-MS 总离子流图

表 7.1 罗汉果多糖单糖组分

单糖组分	含量	单糖组分	含量
呋喃糖	3.53%	木糖	0.73%
阿拉伯糖	7.22%	半乳糖	28.65%
甘露糖	20.60%	半乳糖醛酸	0.51%
葡萄糖	38.03%	葡萄糖醛酸	0.74%

7.4　SEC-MALLS-RI 分析测定

SEC-MALLS-RI 兼具了色谱法和光散射法的特点，光散射仪可从多个不同角度对散射光进行检测，同时能快速、准确地测定出高分子的绝对 M_w、M_n、粘均分子质量、相对分子质量分布等，而且准确性和重现性很好，称取 20mg 罗汉果多糖加入 5mL 质量分数为 0.9% 的氯化钠溶液，80℃搅拌至完全溶解，流动相为 0.2% $NaNO_3$ 和 0.02% NaN_3，测试温度 25℃，进样量 100μL，流速为 0.4mL/min，用 Astra 软件进行数据采集和分析，通过分析可得表 7.2。

表 7.2 罗汉果多糖的 SEC-MALLS-RI 测定结果参数表

成分	M_n/(g/mol)	M_w/(g/mol)	多分散系数 M_w/M_n	均方根旋转半径（R_w）/nm	分子质量占比/%
罗汉果多糖聚集体	1.338×10^6	—	—	—	1.7
罗汉果多糖	1.216×10^4	1.704×10^4	1.401	49.2	98.3

SEC-MALLS-RI 是检测生物大分子分子质量最有效，最简便的方法之一，适用于检测多糖等大分子结构。如图 7.3 所示，在 15~20min 出现的峰为聚集体，分子质量占比仅为 1.7%，本实验采用静态光散射得到罗汉果多糖在氯化钠溶液中的重均分子质量 M_w，数均分子质量 M_n，均方根旋转半径 R_w，多分散系数 M_w/M_n，如表 7.2 所示。多分散系数 M_w/M_n 用于说明聚合物的（如多糖）分子质量分布宽度，M_w/M_n 的值越大，分子质量分布越宽。由表 7.2 中可知罗汉果多糖的多分散系数为 1.401，提取出来的罗汉果多糖在水溶液中容易聚集，溶解度较小。

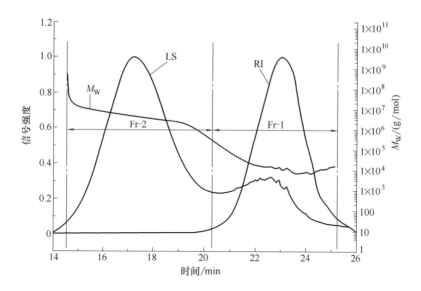

图 7.3　测定 M_w（M_w 线）的 HY-B 洗脱图谱，分子质量和浓度检测器记录的是 LS 线（与
　　　分子质量和浓度有关），RI 检测器记录的 RI 线（与浓度有关）

7.5　小结

（1）使用红外光谱成功表征罗汉果多糖。

（2）使用 GC-MS 技术分析罗汉果多糖单糖组分，发现罗汉果多糖主要由呋喃
糖、阿拉伯糖、甘露糖、葡萄糖、木糖、半乳糖等六种中性糖以及半乳糖醛酸和葡萄
糖醛酸等酸性成分组成。

（3）通过 SEC-MALLS-RI 分析得到罗汉果多糖的 M_w 为 1.704×10^4 g/mol，M_n
为 1.216×10^4 g/mol，R_w 为 49.2nm，M_w/M_n 为 1.401，罗汉果多糖在水溶液中呈现
无规则卷曲构象。

8

枸杞多糖的提取与纯化

8.1 枸杞多糖的制备

8.2 红外光谱分析

8.3 单糖组成分析

8.4 SEC-MALLS-RI 分析

8.5 小结

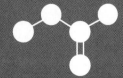

枸杞（*Lycium chinense* Mill.）系茄科枸杞属（*Lycium L*.）落叶多棘刺灌木植物，主要生于温带和亚温带地区的山坡、沙地，在我国各地区均有分布。中药枸杞是其干燥果实，在我国有宁夏枸杞、黑果枸杞、新疆枸杞等 7 个品种及北方枸杞、黄果枸杞 2 个变种，其中以宁夏枸杞最为有名，品质最佳。枸杞营养成分丰富，药用价值高。

枸杞作为传统中药的历史有 2000 多年，早在《诗经》中就对枸杞种植和采摘有所描述，《神农本草经》记载了枸杞的药用价值，并给予高度评价且将其列为上品。枸杞的果实、叶、根皮等部位均具备特有的药用价值，全株均可入药。《本草经集注》记载："……其补益精气，强盛阴道也。"据《本草纲目》记载，春天通常可采摘枸杞的嫩叶、芽作为药用，称之为天精草；夏天采摘枸杞的花，称之为长生草；秋天采摘枸杞的果实，药食两用，称之为枸杞子；冬天采收枸杞的根为药用，称之为地骨皮。《本草汇言》记载："俗云枸杞善能治目，非治目也，能壮精益神，神满精足，故治目有效。又言治风，非治风也，能补血生营，血足风灭，故治风有验也。"《本草新编》中记载："味甘、苦，气微温，无毒。……入肾、肝二经。明耳目，安神，耐寒暑，延寿，添精固髓，健骨强筋。滋阴不致阴衰，兴阳常使阳举。更止消渴，尤补劳伤。"《药性论》中记载枸杞具有强筋骨、补精气、明目安神、令人长寿的作用。自唐代以来，枸杞在中国医学中长期被作为一种有效的抗氧化剂使用。

8.1 枸杞多糖的制备

（1）提取工艺路线

枸杞→ 干燥 → 粉碎 → 过筛 → 称量 → 微波 → 加酶 → 热水浸提 → 离心 → 脱除蛋白质 → 除色素 → 透析 → 冷冻干燥 →枸杞多糖

（2）提取方法　先将枸杞进行人工筛检，剔除发生霉变、虫蛀等的变质品使用减压干燥法对枸杞进行预处理后进行粉碎。将 200g 枸杞粉溶于 3000mL 蒸馏水中，使用微波预处理 20min，微波功率 300W，常温下放置 3h，过滤，将滤渣溶于 1500mL 蒸馏水中，重复提取一次，将两次滤液合并后加入一定质量的纤维素酶（质量分数 0.1%）和果胶酶（质量分数 0.25%）浸提 12h，离心（4000r/min，15min），收集上清液，以 Sevag 法脱除蛋白质，使用体积分数为 30% 的过氧化氢进行脱色处理，透析 5d 后浓缩，再冷冻干燥得到枸杞多糖。

8.2 红外光谱分析

如图 8.1 所示，在 3432cm^{-1} 处为—OH 的伸缩振动峰，2944cm^{-1} 处为亚甲基 C—H 伸缩振动峰，这两组特征峰为典型多糖类物质的特征峰。 1644cm^{-1} 处出现红外吸收峰，是 N—H 的变角振动，为氨基或酰胺基的结构。 1547cm^{-1} 处为 C=O 伸缩振动；1404cm^{-1} 处的红外吸收峰为磺酰基—O—SO$_2$—R 的 S=O 非对称伸缩振动，1047cm^{-1} 处的红外吸收峰为—OH 的 O—H 变角振动，897cm^{-1} 处的红外吸收峰为 β-吡喃糖的吸收峰，由此推测枸杞多糖为 β-构型的吡喃型杂多糖。

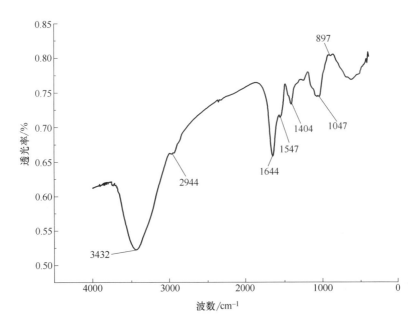

图 8.1 枸杞多糖红外光谱

8.3 单糖组成分析

准确称取 20mg 枸杞多糖，加入 15mL 2mol/L 的三氟乙酸中，在 121℃条件下油浴搅拌 4h，旋蒸至溶液蒸干，再加入 2mL 甲醇，再次蒸干，重复三次，最后加入 2mL 纯水，摇晃均匀后用 0.45μm 滤膜过滤，装入液相小瓶待用。 分别配制 1mol/L 的葡萄糖、葡萄糖醛酸、半乳糖、甘露糖、木糖、阿拉伯糖、鼠李糖标准样品，进样检测。

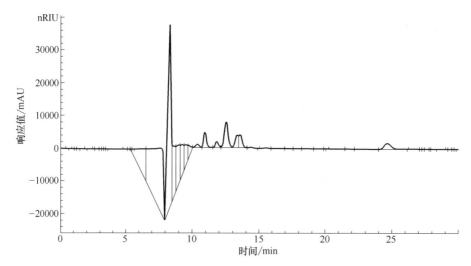

图 8.2　HPLC 分析枸杞多糖的单糖色谱图

　　图 8.2 为 HPLC 分析枸杞多糖单糖色谱图，由图 8.2 可知，从 8min 单糖成分开始分离，在 25min 左右完成分离。 通过与标准样品色谱图对比，可以确定样品中所含的单糖有葡萄糖、甘露糖、阿拉伯糖、鼠李糖和葡萄糖醛酸等酸性成分，再结合峰面积使用面积归一法计算出各个单糖组分的质量分数如表 8.1 所示。

表 8.1　枸杞多糖的单糖组分

单糖组分	质量分数	单糖组分	质量分数
阿拉伯糖	18.34%	葡萄糖	6.90%
鼠李糖	15.73%	葡萄糖醛酸	18.98%
甘露糖	40.05%		

8.4　SEC-MALLS-RI 分析

　　准确称取 20mg 枸杞多糖溶解于 5mL 质量分数 0.9% 的氯化钠溶液，80℃搅拌至完全溶解，过 0.45μm 聚醚砜滤膜，流动相为质量分数为 0.2% NaNO$_3$ 和 0.02% NaN$_3$，测试温度 25℃，进样量 100μL，流速为 0.4mL/min，用 Astra 软件进行数据采集和分析。

　　分子质量和分子质量分布是多糖最为关键的结构特性，很大程度上影响多糖的物理和化学特性，而多糖构象对于其物理和化学特性具有非常重要的作用。本实验使用 SEC-MALLS-RI 测定枸杞多糖的重均分子质量（M_w）、均方根旋转半径（R_g）和多分散系数（M_w/M_n），结果如图 8.3 和表 8.2 所示。多糖由于是多羟基结构，在水中容易形成聚集体，Fr-2 组分即为枸杞多糖的聚集体，重均分子质量为 1.820×10^6 g/mol，但是占比仅为 2.3%，经测得枸杞多糖的数均分子质量 M_n 为 2.354×10^4 g/mol，重均分子质量 M_w 为 2.519×10^4 g/mol，多分散系数为 1.646，均方根旋转半径为 41.1nm。多分散系数（M_w/M_n）用于说明聚合物的（如多糖）分子质量分布宽度，M_w/M_n 的值越大，分子质量分布越宽。由表 8.2 中枸杞多糖的多分散系数可知，提取出来的枸杞多糖在水中的溶解度较小，分布比较均一。

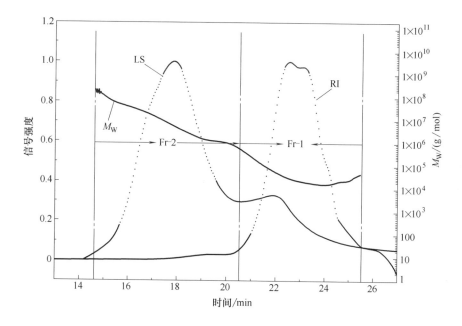

图 8.3　测定 M_w 的 HY-B 洗脱图谱，分子质量和浓度检测器记录的 LS 线（与分子质量和浓度有关），RI 检测器记录的 RI 线（与浓度有关）

表 8.2　枸杞多糖的 SEC-MALLS-RI 测定结果参数

成分	M_n/(g/mol)	M_w/(g/mol)	M_w/M_n	均方根旋转半径(R_w)/nm	分子质量占比/%
枸杞多糖	2.354×10^4	2.519×10^4	1.646	41.1	97.7
Fr-2 组分	1.820×10^6	未检出	未检出	未检出	2.3

8.5 ▸ 小结

（1）通过红外光谱成功表征枸杞多糖。

（2）枸杞多糖主要由甘露糖、葡萄糖醛酸、阿拉伯糖、鼠李糖和葡萄糖五种单糖组成。

（3）通过 SEC-MALLS-RI 分析得到枸杞多糖的数均分子质量 M_n 为 2.354×10^4 g/mol，重均分子质量 M_w 为 2.519×10^4 g/mol，多分散系数为 1.646，均方根旋转半径为 41.1nm。

9

无花果多糖的提取与纯化

9.1　精制无花果多糖的制备

9.2　红外光谱分析

9.3　单糖组分分析

9.4　SEC-MALLS-RI 分析

9.5　小结

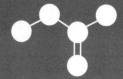

无花果（Fig）别名映日果、蜜果、品仙果等，属落叶乔木（Deciduous trees）或桑科灌木（Moraceae bush），多生存于温带及热带，且有多次生长的习性，是一种极具营养价值和经济价值的树种，还具有耐干旱、耐盐碱的特点。无花果最早产自西亚，是世界上最老的树种之一，后经过丝绸之路传入我国。当前，在国内有许多地区种植无花果树，如新疆、广西、山东等，由于人们逐渐意识到无花果的益处，所以不断扩大种植规模，同时愈发关注无花果的利用价值，因此，对于无花果的研究渐多，无花果各部分中所含成分逐渐被发现，药理作用不断被揭示。无花果果实和叶的作用早在《本草纲目》中就有阐明，其"味甘、平，无毒，治五痔、咽喉痛"。《本草汇言》中对无花果叶的作用评价为"去湿热，解疮毒"。无花果叶中富含多酚、黄酮、香豆素、维生素 C 及微量元素等有效成分，同时还包含人体所需的多种蛋白质分解酶、氨基酸、膳食纤维等，因此对无花果各部分中成分的研究为其药用价值的评价提供了准确数据，并对其药用研究具有深远意义。

9.1　精制无花果多糖的制备

（1）提取工艺路线

无花果→ 干燥 → 粉碎 → 过筛 → 称量 → 热水浸提 → 离心 → 脱除蛋白质 → 除色素 → 透析 → 冷冻干燥 →无花果多糖

（2）提取方法　采用热水浸提法提取无花果多糖，将无花果果实干燥后粉碎，过50 目筛。称取 200g 无花果粉末加入乙酸乙酯进行脱脂 3 次，干燥后加入 20 倍蒸馏水，100℃提取 3 次，每次提取 90min，过滤后收集滤液。将收集到的提取液浓缩至原有体积的四分之一，再加入 Sevag 试剂（$V_{氯仿}:V_{正丁醇}=4:1$），使提取液体积与 Sevag 试剂体积的比为 4:1。搅拌 30min 后静置分层，离心保留最上层溶液，再次加入 Sevag 试剂搅拌，一共重复三次，合并三次上清液。将上清液浓缩至 500mL 以下，使用氢氧化钠将 pH 调至 8~9，滴加双氧水除去色素。加入 4 倍溶液体积的无水乙醇沉降过夜，离心后保留沉淀，并将其溶于适量的纯水中，浓缩后转移至透析袋中透析 3d 后冷冻干燥，得到精制无花果多糖。

9.2 红外光谱分析

无花果多糖红外光谱如图 9.1 所示，在 3412cm^{-1} 处有宽而圆的峰，为 O—H 伸缩振动，说明分子间以氢键为主，2938cm^{-1} 处有较强吸收峰，为多糖中—CH$_3$ 或—CH$_2$ 的伸缩振动引起，1612cm^{-1} 的峰为 N—H 的变角振动引起的，为氨基或酰胺基的结构，1749cm^{-1} 处的吸收峰说明有酯基存在，1423cm^{-1} 处与羧基相连的甲基（—CH$_3$）的 C—H 变角振动吸收，1014cm^{-1} 处的吸收峰则为—OH 的变角振动，910cm^{-1} 处为 α-吡喃糖的吸收峰，由此可以初步推断出无花果多糖是 α-构型的吡喃型杂多糖。

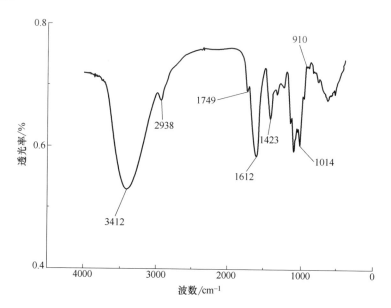

图 9.1　无花果多糖红外光谱分析

9.3 单糖组分分析

称取 20mg 无花果多糖，溶于 15mL 2mol/L 的三氟乙酸，121℃油浴水解。将所得溶液进行旋干，然后加入 2mL 甲醇，再次蒸干，重复 3 次。 加入 2mL 吡啶，0. 2mL 衍生试剂 BSTFA：TMCS（体积比为 99：1），80℃加热 4h，过 0. 45mm 滤膜，利用 GC-MS 法检测各单糖成分。

色谱实验条件：HP-5MS 型弹性石英毛细管柱（30. 0m×250μm×0. 25μm）；

载气：氦气；

流速：1mL/min，溶剂延迟 10min；

进样方式：分流比 5：1；

进样口温度：250℃；

进样量：1μL；

程序升温：初始温度 50℃，保持 2min，然后以 4℃/min 升至 240℃，并保持 5min。

质谱实验条件：EI 源，电子能量 70 eV，离子源温度 230℃，四级杆温度 150℃；质量扫描范围：30～550AMU，传输线温度 240℃，对采集到的质谱图用 NIST11 谱库进行检索。 比较标准单糖与样品保留时间，确定单糖组成。

无花果多糖衍生物离子流图见图 9. 2。

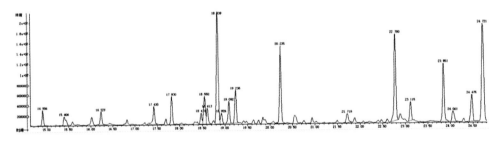

图 9.2　无花果多糖衍生物离子流图

采用面积归一法对无花果多糖成分进行分析，结果如表 9. 1 所示，其单糖组分质量分数分别为：木糖 2. 59%，甘露糖 14. 09%，鼠李糖 26. 19%，葡萄糖 10. 46%，阿拉伯糖 9. 56%，半乳糖 18. 32%，塔罗糖 12. 69%，半乳糖醛酸 2. 18%，葡萄糖醛酸 0. 45%，木糖醛酸 1. 53%，无花果多糖中含有葡萄糖醛酸、半乳糖醛酸、木糖醛酸，说明无花果多糖是酸性杂多糖。

表 9.1　无花果多糖单糖组分

单糖组分	质量分数	单糖组分	质量分数
木糖	2. 59%	半乳糖	18. 32%

续表

单糖组分	质量分数	单糖组分	质量分数
甘露糖	14.09%	塔罗糖	12.69%
鼠李糖	26.19%	半乳糖醛酸	2.18%
葡萄糖	10.46%	葡萄糖醛酸	0.45%
阿拉伯糖	9.56%	木糖醛酸	1.53%

9.4 SEC-MALLS-RI 分析

由图 9.3 和表 9.2 中数据可知，无花果多糖 M_w 为 5.338×10^4 g/mol，M_n 为 3.114×10^4 g/mol，多分散系数为 1.714，由此可推出无花果多糖在水中的分散性很低，容易形成大量的聚集体，在水中溶解度较小。

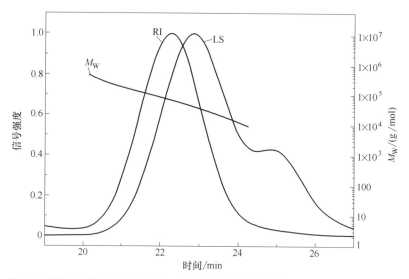

图 9.3　测定 M_w 的 HY-B 洗脱图谱，分子质量和浓度检测器记录的 LS 线（与分子质量和浓度有关），RI 检测器记录的 RI 线（与浓度有关）

表 9.2 无花果多糖的 SEC-MALLS-RI 测定结果参数表

成分	M_n/(g/mol)	M_w/(g/mol)	M_z/(g/mol)	多分散系数 M_w/M_n	R_w/nm	R_n/nm	R_z/nm
无花果多糖	3.114×10^4	5.338×10^4	8.297×10^4	1.714	14.4	18.2	13.4

通过软件 ASTRA6.1（美国 Wyatt 公司）模拟均方根半径与摩尔质量的双对数曲

线的斜率（图 9.4），可以判断水溶液中多糖分子的构象，具体条件如下所示：

球形：$r_i^3 \propto M_i \rightarrow \lg r_i = k + \dfrac{1}{3}\lg M_i$

无规则卷曲：$r_i^3 \propto M_i \rightarrow \lg r_i = k + \dfrac{1}{2}\lg M_i$

刚性杆状：$r_i^3 \propto M_i \rightarrow \lg r_i = k + \lg M_i$

式中　　　r_i——样本的均方根半径

$\qquad\quad M_i$——样本的分子质量

$\qquad\quad k$——样本的均方根旋转半径在 y 轴上的截距

$\dfrac{1}{3}$、$\dfrac{1}{2}$、1——样品不同构象的临界坡度值

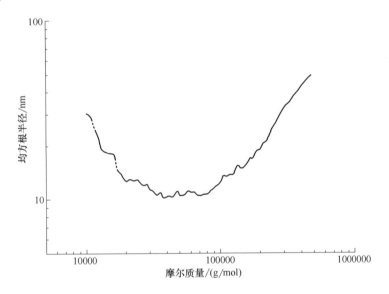

图 9.4　无花果多糖均方根半径对摩尔质量的双对数曲线

如图 9.4 所示无花果多糖均方根半径对摩尔质量的双对数曲线为向上的曲线，说明无花果多糖在水中的构象是典型的高支化结构。

9.5 小结

（1）通过红外光谱成功表征无花果多糖。

（2）GC-MS 检测结果表明无花果多糖主要由木糖、甘露糖、鼠李糖、葡萄糖，阿拉伯糖，半乳糖，塔罗糖等其中单糖组分以及半乳糖醛酸，葡萄糖醛酸，木糖醛酸等酸性成分组成。

（3）通过 SEC-MALLS-RI 分析得到无花果多糖的 M_n 为 3.114×10^4 g/mol，M_w 为 5.338×10^4 g/mol，多分散系数为 1.714，R_w 为 14.4nm。

10

怀山药多糖的硫酸酯化、氨基化和羧甲基化修饰

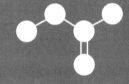

10.1 怀山药多糖的硫酸酯化

10.2 怀山药多糖的氨基化

10.3 怀山药多糖的羧甲基化

10.1 怀山药多糖的硫酸酯化

10.1.1 硫酸酯化山药多糖的制备

　　采用氯磺酸-吡啶法对山药多糖进行硫酸酯化修饰，具体做法如下：准确称取精制山药多糖 300mg，溶在 25mL 的二甲基亚砜中，25℃下磁力搅拌 24h，转速为 860r/min，冰浴条件下，磁力搅拌，转速为 1000r/min，逐滴加入 5mL 吡啶，10min 之后逐滴加入 2mL 氯磺酸，30min 之后加入溶于二甲基亚砜中的山药多糖，油浴条件下，磁力搅拌 2h，转速 1000r/min，温度为 60℃，冷却至室温，配制 2.5mol/L NaOH 溶液，逐滴加入中和至 pH=7，装透析袋透析一周，旋蒸浓缩，冷冻干燥，制得硫酸酯化的山药多糖。

10.1.2 硫酸酯化山药多糖的红外光谱分析

　　称取 2mg 硫酸酯化山药多糖样品，溴化钾压片，然后放入傅立叶变换红外光谱仪中，设置波长在 4000～400cm^{-1}，扫描此时山药多糖及其衍生物的红外吸收值。将衍生化前后的山药多糖进行傅立叶变换红外光谱仪检测，结果如图 10.1 所示，即为山药多糖及其硫酸酯化衍生物的红外吸收峰，可以看出山药多糖具有以下多糖类常见的特征吸收峰：3400cm^{-1} 处为 O—H 的伸缩振动吸收峰，2160cm^{-1} 处较弱的吸收峰是由 C—H 的伸缩振动引起的，1731cm^{-1} 为 C＝O 的伸缩振动吸收峰，1596cm^{-1} 处是 C＝O 非对称伸缩振动吸收峰；1392cm^{-1} 吸收峰是 C—H 的变角振动造成的，1255cm^{-1} 为 C—O 伸缩振动吸收峰。

　　对比未修饰的山药多糖的红外光谱图可知，硫酸化修饰后的大部分特征吸收峰都发生不同程度的移动，这说明山药多糖分子中有新基团的引入。硫酸酯化山药多糖除了保留多糖母体特征吸收峰之外，硫酸基的存在可以从 1210cm^{-1} 处 S＝O 特征吸收峰看出来；820cm^{-1} 左右的吸收峰是由 C—O—S 的拉伸振动造成的，这些都是硫酸酯键的特征吸收峰，表明硫酸基已与多糖分子结合为酯，由此表明已成功合成出硫酸酯衍生物，即硫酸酯化修饰成功。

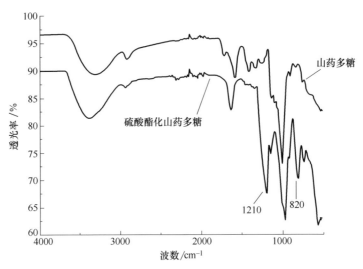

图 10.1   山药多糖及其硫酸酯化衍生物的红外吸收峰图

10.1.3   硫酸酯化山药多糖的分子质量及分子构象

配制 50mmol/L NaNO$_3$ 和 3mmol/L NaN$_3$ 的混合溶液，过 0.45μm 有机滤膜除气泡，将硫酸酯化山药多糖溶于混合溶液中，配制成 1mg/mL 多糖溶液，用 0.45μm 聚醚砜滤膜过滤。采用 SEC-MALLS-RI 测定山药多糖及其衍生物的分子质量及分子构象，分析条件为：

进样量：100μL；

流动相：50mmol/LNaNO$_3$ 和 3mmol/LNaN$_3$ 溶液；

流速：0.5mL/min；

样品的 dn/dc（比折光指数增量）值根据相关文献设置为 0.136。

山药多糖的生化功能会随其分子大小和分子结构改变而发生变化，因此研究它们的分子构象对于理解生化功能的作用机制具有深远的意义。例如，对于具有多羟基结构的多糖而言，在其分子链处于较为展开的状态时，分子链内氢键的结合比较少，并且链中缠结不严重，此时它就具有良好的亲水性并且在水溶液中具有较高的溶解度，溶液稳定性也相对较高；反之，分子链中氢键作用效果较强时，则亲水效果很差、很难溶于水。使用 SEC-MALLS-RI 测量含水系统中山药多糖的重均分子质量（M_w）、均方根旋转半径（R_g）和多分散系数（M_w/M_n）。结果如表 10.1 所示，山药多糖的 M_w 为 1.747×10^{5}g/mol，均方根旋转半径为 119.5nm。多分散系数为 2.027，由此得出，山药多糖的分子质量分布较窄，分子结构较为均一。通过软件

ASTRA6.1（美国 Wyatt 公司）模拟均方根半径对摩尔质量的双对数曲线的斜率，可以判断水溶液中山药多糖分子的构象，具体条件如下所示：

球形：$r_i^3 \propto M_i \rightarrow \lg r_i = k + (1/3)\lg M_i$

无规则卷曲：$r_i^3 \propto M_i \rightarrow \lg r_i = k + (1/2)\lg M_i$

刚性杆状：$r_i^3 \propto M_i \rightarrow \lg r_i = k + \lg M_i$

式中　　　r_i——样本的均方根旋转半径

M_i——样本的分子质量

k——样本的均方根半径在 y 轴上的截距

$\dfrac{1}{3}$、$\dfrac{1}{2}$、1——样品不同构象的临界坡度值

计算可得，山药多糖的双对数曲线斜率为 0.66，约为 1/2，表明山药多糖的结构与无规则卷曲结构相似，原理图如图 10.2 所示。多糖在衍生化以后，经过同样的步骤取样和测试没有信号，超出光散射信号量程，这是因为光散射信号检测限最小为 1.0×10^4 g/mol，可以由此证明硫酸酯化衍生化后，强烈的反应条件致使原始样品降解，衍生物分子质量大大降低，难以检出。多糖衍生物的分子质量下降、羟基更容易与水分子结合（图 10.2），同时也引入了大量亲水基团-硫酸根，二者共同导致硫酸酯化多糖亲水性大大增加，由此改善了其水溶性。

表 10.1 山药多糖的 SEC-MALLS-RI 参数表

测定成分	M_n/(g/mol)	M_w/(g/mol)	多分散系数 M_w/M_n	均方根旋转半径(R_w)/nm
山药多糖	8.620×10^4	1.747×10^5	2.027	119.5
硫酸酯化山药多糖	2.985×10^3	8.226×10^3	3.695	—

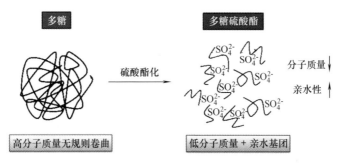

图 10.2　山药多糖衍生化前后分子质量图

10.1.4 硫酸酯化山药多糖的保润性

称取一定量的烟丝平铺在托盘上，放入恒温恒湿箱［温度：22℃ ± 1℃，相对湿

度：60%±2%］，平衡 48h。 分别配制 2g 质量分数为 5% 硫酸酯化山药多糖水溶液、山药多糖水溶液、丙二醇溶液和蒸馏水 2g，分别装入喷壶中；喷洒至 4 份相同质量的烟丝上，烟丝每份 20g；将其再次放置于温度为 22℃±1℃、相对湿度为 60%±2% 的恒温恒湿箱中，平衡 48h，每隔 6h 称量烟丝质量，记录数据。

分别称量上述平衡后的烟丝质量，记为 m_0；再放入恒温恒湿箱中，温度 22℃±1℃、相对湿度 40%±2%，每隔 6h 称量烟丝质量（m_1），直至烟丝质量基本不变；然后将烟丝置于 105℃ 烘箱中，烘至烟丝质量基本没有变化，在干燥器中冷却至质量恒定，称取烘后烟丝质量，记为 m。

烟丝初始含水率（W_0）按下式计算：

$$W_0 = \frac{m_0 - m}{m_0} \times 100\%$$

烟丝样品中的即时含水率（W）按下式计算：

$$W = \frac{m_1 - m}{m_1} \times 100\%$$

式中　W_0——烟丝样品的初始含水率，%

　　　W——烟丝样品的即时含水率，%

　　　m_0——烟丝样品的初始质量，g

　　　m——烟丝样品的干质量，g

　　　m_1——某时间点样品的即时质量，g

通过向烟丝中添加一定量的山药多糖、硫酸酯化山药多糖、丙二醇、蒸馏水，对比测定山药多糖衍生化前后对烟丝保润性能的影响。 由图 10.3 可知，前 24h 内，添

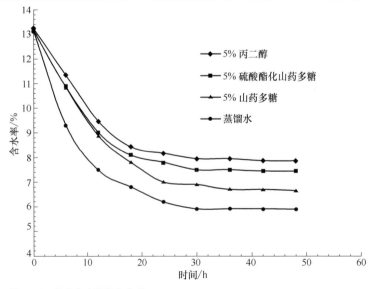

图 10.3　烟丝含水率变化曲线

加丙二醇的烟丝含水率高于添加多糖组分的烟丝含水率，并且添加多糖组分的烟丝含水率下降速率均大于添加丙二醇的实验组，但小于添加蒸馏水的空白组。 30h后，4组样品的烟丝含水率都趋于稳定状态，此时测得添加硫酸酯化山药多糖、山药多糖、丙二醇和蒸馏水的含水率分别为 7.45%，6.65%，7.87%，5.91%。 对比可得，添加硫酸酯化山药多糖、山药多糖和丙二醇的烟丝样品的含水率分别下降了 5.73%，6.54%，5.38%。 因此，向烟丝中添加山药多糖及硫酸酯化山药多糖对其有一定的保润性能，但保润性能弱于小分子的丙二醇；且硫酸酯化山药多糖保润性能高于衍生化之前的山药多糖，其原因可能是：丙二醇分子中含有的两个羟基通过与水结合形成氢键，使其具有较强的吸湿性；而硫酸酯化山药多糖中的羟基虽较多，但游离的羟基较少，使其与水的结合性弱于丙二醇。

10.1.5　硫酸酯化山药多糖的抗氧化性能

以·DPPH法检测山药多糖及其硫酸酯化山药多糖抗氧化性能。 用蒸馏水将多糖母液稀释成 0.2，0.4，0.6，0.8，1.0，2.0，3.0，4.0，5.0，6.0，7.0，8.0，10.0mg/mL 13 种质量浓度作为样品溶液。 其中，样品组：3.5mL 0.1g/L 的 DPPH 的 50% 乙醇溶液，0.5mL 样品溶液；对照组：3.5mL 0.1g/L 的 DPPH 的 50% 乙醇溶液，0.5mL 蒸馏水；空白组：3.5mL 无水乙醇，0.5mL 样品溶液。 将不同浓度的多糖样品对应的 3 组溶液分别加入 10mL 具塞试管中，充分混匀，避光静置 30min，在 517nm 波长处测定吸光度，依次标记为 A_2、A_0、A_1。 一定浓度下的山药多糖及其硫酸酯化山药多糖对·DPPH 的清除率，按下列公式计算：

$$E = [1-(A_2-A_1)/A_0] \times 100\%$$

式中　E——自由基清除率

　　　A_0——对照组吸光度

　　　A_1——空白组吸光度

　　　A_2——样品组吸光度

10.1.6　水杨酸法测定山药多糖及硫酸酯化山药多糖清除羟基自由基（·OH）活性

反应体系中含 1mL 8.8mmol/L 的 H_2O_2、1mL 9mmol/L FeSO$_4$、1mL 9mmol/L 的水杨酸-乙醇溶液，不同质量浓度的实验样品 1mL，最后加入 H_2O_2 启动反应，37℃反应

1h，以蒸馏水调零，在510nm下测定吸光度。 为了清除样品溶液本身颜色对测定的干扰，同时以蒸馏水代替H_2O_2进行测定，按以下公式计算·OH清除率：

$$E = [A_0 - (A_x - A_{x_0})]/A_0 \times 100\%$$

式中　E——自由基清除率

A_0——空白对照液的吸光度

A_x——加入样品后的吸光度

A_{x_0}——不加显色剂H_2O_2的样品溶液本底的吸光度。

　　如图10.4所示，在0~7.0g/L的质量浓度范围内，山药多糖随着溶液浓度的增加，清除·DPPH的能力不断增加，但是硫酸酯化山药多糖的清除能力大于山药多糖。 当浓度为7.0mg/mL时，山药多糖对·DPPH的清除率达到28.38%；当浓度为2.0mg/mL时，硫酸酯化山药多糖对·DPPH的清除率达到32.63%，原因可能是多糖引入了硫酸根，改变了山药多糖的生物活性。

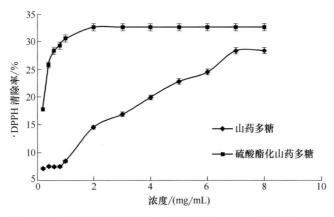

图10.4　山药多糖及其硫酸酯化山药多糖清除·DPPH测定结果

　　如图10.5所示，在0~5.0g/L的质量浓度范围内，山药多糖及硫酸酯化山药多糖随溶液浓度的增加，清除·OH的能力都增加，当浓度为2.0mg/mL时，山药多糖对·OH的清除率达到23.06%；当浓度为4.0mg/mL时，硫酸酯化山药多糖对·OH的清除率达到31.15%。

10.1.7　小结

　　（1）通过傅立叶变换红外光谱分析山药多糖和硫酸酯化山药多糖的官能团，表明硫酸酯化山药多糖衍生化成功。

　　（2）用SEC-MALLS-RI分析硫酸酯化山药多糖的分子质量及分子构象，对比山药

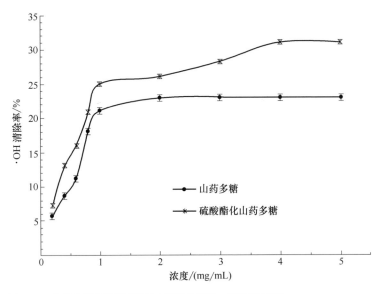

图 10.5　山药多糖及其硫酸酯化山药多糖清除·OH 测定结果

多糖表明衍生化后的多糖分子质量大大降低。

　　（3）山药多糖及硫酸酯化山药多糖在烟丝中保润性测定：硫酸酯化后的山药多糖的保润性能较山药多糖有所提高，但相较于传统的保润剂还有不足，需要我们进一步改善。

　　（4）山药多糖及硫酸酯化山药多糖的抗氧化活性测定：在相同质量浓度下，硫酸酯化山药多糖的抗氧化活性高于山药多糖。

10.2　怀山药多糖的氨基化

10.2.1　实验材料与方法

10.2.1.1　材料、试剂与仪器

　　（1）分离纯化后的怀山药多糖。

　　（2）烟丝样品（由河南中烟许昌卷烟厂提供）。

　　（3）试剂：丙二醇、水杨酸、$FeSO_4$、无水乙醇、氢氧化钠（天津市富宇精细化

工有限公司）；乙酸（天津市科密欧化学试剂有限公司）；1,1-二苯基-2-三硝基苯肼（美国 sigma 公司），以上试剂均为分析纯；（3-氯-2-羟丙基）三甲基氯化铵溶液（德州曼巴商贸有限公司）二甲基亚砜-d_6（郑州艾克姆化工有限公司），为色谱纯。

（4）主要仪器：TDZ5-WS 低速多管架自动平衡离心机（长沙高新技术产业开发区湘仪离心机仪器有限公司）；SCIENTZ-10N 冷冻干燥机（宁波新芝生物科技股份有限公司）；Nicolet 5700 傅立叶变换红外光谱仪（FTIR）（美国布鲁克海文仪器公司）；尺寸排阻色谱-多角度激光光散射-示差折光联用仪（SEC-MALLS-RI）（美国怀亚特技术公司）；UV-17001C 紫外分光光度计（上海凤凰光学科仪有限公司）。

10.2.1.2 实验方法

（1）氨取代山药多糖的制备 称取山药多糖 200mg 加入 40mL 0.5mol/L NaOH 溶液，磁力搅拌至多糖完全溶解。取 1mL（3-氯-2-羟丙基）三甲基氯化铵溶液缓慢加入多糖溶液中，继续在 80℃ 水浴锅中加热搅拌 8h，搅拌完成后置于流动的自来水中透析 48h，然后置于纯水中透析 24h，浓缩后冷冻干燥得到氨取代山药多糖。

（2）红外吸收光谱分析 分别用分析天平称量 3mg 冷冻干燥过的氨取代山药多糖样品和山药多糖样品，与一定量的 KBr 混合均匀压成薄片，然后用 FT-ⅠR 光谱仪在 4000～400cm^{-1} 处扫描红外吸收值。

（3）光散射分析 分别用分析天平精确称量 15mg 经过真空干燥箱干燥过的氨取代山药多糖样品和山药多糖样品。加入 5mL 质量分数为 0.9% 的 NaCl 溶液，在 80℃ 条件下机械搅拌 8h 至溶解。测试温度 25℃，进样量 100μL，流速为 0.4mL/min。流动相为 0.02% NaN$_3$ 和 0.2% NaNO$_3$ 水溶液，用 Astra 软件进行数据采集和分析。

（4）保润性能测试 称取烟丝 4 份，每份 20g，放入干净的托盘中，放入恒温恒湿箱中，控制温度为 22℃，相对偏差在 1℃ 左右，相对湿度为 60%，相对偏差在 2% 左右。在 48h 内平衡烟草水分，之后分别称取氨取代山药多糖样品和山药多糖样品 0.10g 溶于 1.98mL 的蒸馏水中，再配制 2g 质量分数为 5% 的丙二醇溶液并量取蒸馏水 2mL，将配制好的四种溶液分别编号装入干净的喷壶中，均匀地喷洒在烟丝上，将托盘继续放入恒温恒湿箱中调节温度为 22℃，相对偏差在 1℃ 左右，相对湿度为 60%，相对偏差在 2% 左右平衡水分。平衡 48h 后将托盘取出分别称量质量三次，取平均值记为 m_0；再放回恒温恒湿箱中，温度调为 22℃，相对偏差在 1℃ 左右，相对湿度为 40%，相对偏差在 2% 左右，每隔 6h 称量烟丝质量，计为 m_1，直至烟丝质量基本保持不变；将烟丝置于烘箱中，调节温度为 105℃，烘至烟丝的质量基本没有变化为止，经过冷却后称取干烟丝的质量记为 m。按"10.1.4 硫酸酯化山药多糖的保润性"中方法计算烟丝的初始含水率和烟丝的即时含水率。以时间为横坐标，烟丝的即时含水率为纵坐标制成烟丝的保润性能图。

（5）·DPPH 法检测山药多糖及其氨取代山药多糖抗氧化性能　用蒸馏水将多糖母液稀释成 0.2、0.4、0.6、0.8、1.0、2.0、3.0、4.0、5.0、6.0、7.0、8.0、10.0mg/mL 13 种质量浓度作为样品溶液。其中，样品组：3.5mL0.1g/L 的·DPPH 的 50% 乙醇溶液，0.5mL 样品溶液；对照组：3.5mL0.1g/L 的·DPPH 的 50% 乙醇溶液，0.5mL 蒸馏水；空白组：3.5mL 无水乙醇，0.5mL 样品溶液。将不同浓度的多糖样品对应的 3 组溶液分别加入 10mL 具塞试管中，充分混匀，避光静置 30min，在 517nm 波长处测定吸光度，依次标记为 A_2、A_0、A_1。按"10.1.5　硫酸酯化山药多糖的抗氧化性能"计算一定浓度下的山药多糖及其氨取代山药多糖对·DPPH 的清除率。

（6）水杨酸法测定山药多糖及其氨取代山药多糖清除·OH 自由基活性　反应体系中含 1mL 8.8mmol/L 的 H_2O_2、1mL 9mmol/L $FeSO_4$、1mL 9mmol/L 的水杨酸-乙醇溶液，不同质量浓度的实验样品 1mL，最后加入 H_2O_2 启动反应，37℃反应 1h，以蒸馏水调零，在 510nm 下测定吸光度。为了清除样品溶液本身颜色对测定的干扰，同时以蒸馏水代替 H_2O_2 进行测定，并计算·OH 清除率。

10.2.2　实验结果与分析

10.2.2.1　氨取代山药多糖红外光谱分析结果

在多糖的结构分析中，红外光谱可以识别多糖官能团，进行定性分析。图 10.6 是山药多糖及其氨取代衍生物的红外光谱图，在 3350cm^{-1} 处有一个较宽的伸缩振动峰是多糖羟基 O—H 的伸缩振动峰，C—H 键在 2820cm^{-1} 附近出现较强的吸收峰，1700cm^{-1} 处是由羰基 C═O 伸缩振动引起的，在 1050cm^{-1} 处出现两个强吸收峰，是典型的呋喃糖苷的吸收峰，1350～1500cm^{-1} 的峰可以看出山药多糖和氨取代山药多糖有明显的差异，其中 1480cm^{-1} 处是羟基与氨基结合的基团的特征吸收峰，这说明氨取代修饰成功。

10.2.2.2　衍生化前后分子结构的表征

采用 Zimm 图拟合方法处理，得到不同组分的分子质量和均方根旋转半径，相关结果列于表 10.2 中。采用 SEC-MALLS-RI 检测得山药多糖的 M_w 为 1.747×10^5 g/mol

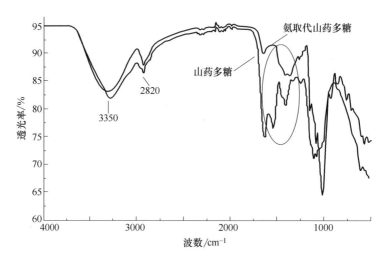

图 10.6　山药多糖及其氨取代衍生物的红外吸收光谱

远大于氨取代山药多糖的 M_w（1.115×10^4 g/mol）。 说明衍生化后，山药多糖发生降解。 另外经过氨基化修饰后，多糖的多分散系数大大增加，分子质量分布变宽，可能是因为在氨基化过程中，在 NaOH 的作用下发生了不均匀的降解所致。

表 10.2　SEC-MALLS-RI 技术测定的山药多糖和氨取代山药多糖的相关分子参数

测定成分	M_n/(g/mol)	M_w/(g/mol)	多分散系数 M_w/M_n	均方根旋转半径(R_w)/nm
山药多糖聚集体	1.147×10^7	1.994×10^7	1.738	51.0
山药多糖	8.620×10^4	1.747×10^5	2.027	119.5
氨取代山药多糖	3.112×10^3	1.115×10^4	3.582	——

10.2.2.3　山药多糖及氨取代山药多糖保润性测定

从图 10.7 中可以看出在烟丝中分别添加 5% 丙二醇溶液、5% 氨取代山药多糖溶液、5% 山药多糖溶液和蒸馏水放置于恒温恒湿箱中在相对湿度为 60% 条件下平衡48h 烟丝的含水率最高(设为初始值)，丙二醇组为 13.78%、山药多糖组为13.77%、氨取代山药多糖组为 14.05%、蒸馏水组为 13.62%。 当恒温恒湿箱相对湿度调为 40% 时，随着时间的增加烟丝的含水率逐渐下降，但是丙二醇组和多糖组含水率均高于蒸馏水组，24h 后四组烟丝的含水率趋于稳定。 其中在前 6h 内四组烟丝含水率下降速率均快，前 18h 添加丙二醇组烟丝的含水率平均下降速率（0.19%/h）明显小于添加氨取代山药多糖组（0.22%/h）、山药多糖组（0.23%/h）和蒸馏水组（0.22%/h）烟丝含水率的下降速率，最后趋于稳定时添加丙二醇组烟丝的含水率为

9.79%，相比于初始含水率下降了 3.99%，添加氨取代山药多糖组烟丝的含水率略低于丙二醇组为 9.66%，相比于初始含水率下降了 4.39%，其次是添加山药多糖组烟丝的含水率是 9.29%，相比于初始含水率下降了 4.48%，烟丝的含水率最低的组是蒸馏水组为 8.74%，相比于初始含水率下降了 4.88%。因此可以得出，相对于蒸馏水组来说，添加一定浓度的丙二醇溶液和多糖（包括山药多糖和氨取代山药多糖）溶液都能在一定程度上减缓水分散发的速度。糖类之所以具有保润效果可能是因为其结构中含有亲水性的基团羟基，通过与水分子作用产生氢键从而具有持水能力，可以捕获空气中的水分还可以减少烟丝中的水分向空气中挥发，因此可以使烟丝中的水分含量处于稳定水平。氨取代山药多糖的保润性能优于山药多糖是由于其结构中含有氨基集团，吸湿能力强于山药多糖。但是氨取代多糖和山药多糖的保润效果没有传统的保润剂丙二醇好，原因可能是丙二醇的吸湿能力更强。

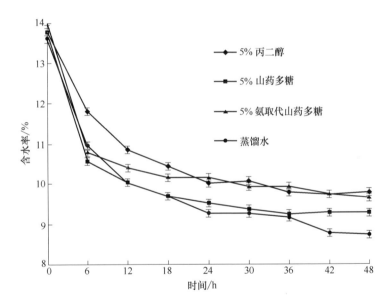

图 10.7　山药多糖和氨取代山药多糖的保润性能

10.2.2.4　山药多糖及氨取代山药多糖清除·DPPH 活性的测定

如图 10.8 所示，在 0~7.0g/L 的质量浓度范围内，山药多糖随着溶液浓度的增加，清除·DPPH 的能力不断增加，但是氨取代山药多糖的清除能力大于山药多糖。当浓度为 7.0mg/mL 时，山药多糖对·DPPH 的清除率达到 28.38%；当浓度为 4.0mg/mL 时，氨取代山药多糖对·DPPH 的清除率达到 33.16%，原因可能是多糖引入了氨基基团，改变了山药多糖的生物活性。

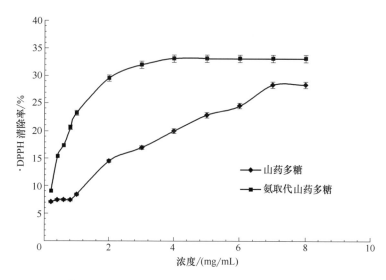

图 10.8　山药多糖及其氨取代山药多糖清除·DPPH 测定结果

10.2.2.5　山药多糖及氨取代山药多糖清除羟基自由基（·OH）活性的测定

　　如图 10.9 所示，在 0~2.0g/L 的质量浓度范围内，山药多糖及其氨取代山药多糖随溶液浓度的增加，清除·OH 的能力都增加，呈现一定的相关性，当浓度为 2.0mg/mL 时，山药多糖对·OH 的清除率达到 23.06%；氨取代山药多糖对·OH 的清除率达到 30.66%。

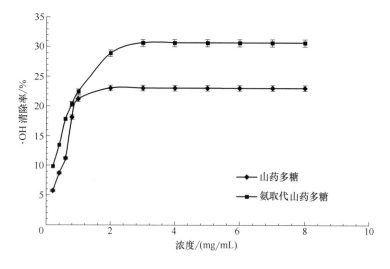

图 10.9　山药多糖及其氨取代山药多糖清除·OH 测定结果

10.2.3　小结

（1）通过傅立叶变换红外光谱分析山药多糖和氨取代山药多糖的官能团，表明氨取代山药多糖衍生化成功。

（2）用 SEC-MALLS-RI 分析山药多糖和氨取代山药多糖的分子质量及分子构象，结果表明山药多糖的 M_w 为 $1.747 \times 10^5 \text{g/mol}$，多分散系数 M_w/M_n 为 2.027，均方根旋转半径 R_w 为 119.5nm。表明高分子在溶液中呈现无规则卷曲链构象。氨取代山药多糖的 M_w 为 $1.115 \times 10^4 \text{g/mol}$，多分散系数 M_w/M_n 为 3.582。

（3）山药多糖和氨取代山药多糖均具有一定的保润性，且氨取代山药多糖比山药多糖保润性更强，但效果略低于丙二醇。

（4）在相同质量浓度下，氨取代山药多糖的抗氧化活性高于山药多糖。

10.3　怀山药多糖的羧甲基化

10.3.1　实验材料与仪器

（1）分离纯化后的怀山药多糖。

（2）烟丝样品（由河南中烟许昌卷烟厂提供）。

（3）试剂：异丙醇，丙二醇，乙醇，水杨酸（AR，天津市富宇精细化工有限公司）；氢氧化钠（天津市富宇精细化工有限公司）；盐酸（AR，成都格雷西亚化学技术有限公司）；酚酞指示剂，乙酸（AR，天津市科密欧化学试剂有限公司）；1,1-二苯基-2-三硝基苯肼（美国 sigma 公司）。

（4）主要仪器：SCIENTZ-10N 冷冻干燥机（宁波新芝生物科技股份有限公司）；Nicolet 5700 傅立叶变换红外光谱仪（FTIR，美国布鲁克海文仪器公司）；尺寸排阻色谱-多角度激光光散射-示差折光联用仪（SEC-MALLS-RI）（美国怀亚特技术公司）；UV-17001C 紫外分光光度计（上海凤凰光学科仪有限公司）。

10.3.2　羧甲基化山药多糖的制备

采用有机溶剂碱化法制备羧甲基化山药多糖。准确称取 300mg 山药多糖，加入

10mL20%（质量分数，下同）NaOH 和 25mL 异丙醇得到混合溶液 1，冰水浴下搅拌 3h，将 2.63g 氯乙酸溶于 25mL 异丙醇中，再加入 10mL20% NaOH 形成混合溶液 2，缓慢滴加 1/2 体积混合溶液 2 到混合溶液 1 中，搅拌 3h，再将温度升到 60℃，反应 30min。然后向混合溶液 1 中滴加另一半混合溶液 2，在 60℃ 下反应 1h。冷却后用 0.5mol/L 乙酸溶液调节反应液至 pH= 7 后透析 5d，浓缩冷冻干燥得到羧甲基化的山药多糖。

10.3.2.1　羧甲基化取代度的测定

精确称取 10mg 羧甲基化山药多糖样品，放入 100℃ 烘箱中干燥 1h，加入体积分数 70% 的乙醇 3mL，混合后放置 5min。依次加入 10mL 蒸馏水，50mL0.5 mol/LNaOH，混合搅拌至多糖样品溶解。

然后用 0.1mol/LHCl 滴定，用酚酞做指示剂，至红色褪去，计算每克羧甲基多糖所需的 HCl 的物质的是（ N_A ）：

$$N_A = [V_0M_0 - (V_2 - V_1)M]/W$$

式中　N_A——每克羧甲基多糖所需 HCl 的物质的量，mmol

　　　V_0——加入的 NaOH 的体积，mL

　　　V_2——实验样品测定所消耗 HCl 的体积，mL

　　　V_1——空白测定所消耗 HCl 的体积，mL

　　　M_0——加入的 NaOH 的浓度，本实验为 0.5mol/L

　　　M——测定所用 HCl 的浓度，本实验为 0.1mol/L

　　　W——实验多糖样品的质量，g

则羧甲基化取代度（Degree of substitution，DS）为 DS= 0.162N_A/（1- 0.058N_A ）

10.3.2.2　山药多糖及其衍生物的红外光谱分析

称取 2mg 羧甲基化山药多糖样品，溴化钾压片，然后放入傅立叶变换红外光谱仪中，设置波长在 4000~400cm^{-1}，扫描此时山药多糖及其衍生物的红外吸收值。

10.3.2.3　山药多糖及其衍生物的分子质量及分子构象

配制 50mmol/L NaNO$_3$ 和 3mmol/L NaN$_3$ 的混合溶液，过 0.45μm 有机滤膜除气泡，将羧甲基化山药多糖溶于混合溶液中，配制成 1mg/mL 多糖溶液，用 0.45μm 聚醚砜滤膜过滤。采用 SEC-MALLS-RI 测定山药多糖及其衍生物的分子质量大小及分子构象。

分析条件为：进样量：100μL；流动相：50mmol/L NaNO₃ 和 3mmol/L NaN₃ 溶液；流速：0.5mL/min；样品的 dn/dc（比折光指数增量）值根据相关文献设置为 0.136。

10.3.2.4 烟丝保润性测定

称取一定量的烟丝平铺在托盘上，放入恒温恒湿箱中，将温度调为 22℃±1℃，相对湿度调为 60%±2%，在此环境中平衡烟丝水分 48h。分别配制 2g 浓度为 5% 的羧甲基化山药多糖水溶液、山药多糖水溶液、丙二醇溶液和蒸馏水 2g，装入喷壶中；将平衡后的烟丝称取 4 份，每份 20g，分别均匀喷洒配制好的多糖溶液、丙二醇溶液及蒸馏水；处理好后的烟丝继续放入恒温恒湿箱中平衡水分，调节温度为 22℃±1℃、湿度为 60%±2%，平衡 48h。

将上述处理后的烟丝分别称量质量，记为 m_0；再放入恒温恒湿箱中，温度调为 22℃±1℃、相对湿度调为 40%±2%，定时称量烟丝质量，计为 m_1，直至烟丝质量基本不变；然后将烟丝置于烘箱中，温度为 105℃，烘至烟丝质量基本没有变化，冷却，称取干烟丝质量，记为 m。按"10.1.4 硫酸酯化山药多糖的保润性"中方法计算烟丝的初始含水率和烟丝的即时含水率。

10.3.2.5 ·DPPH 法检测山药多糖及羧甲基化山药多糖抗氧化性能

山药多糖及羧甲基化山药多糖待测液的配制：准确称取 0.02g 多糖，溶于 20mL 蒸馏水中，充分混匀，配制成 1mg/mL 的多糖母液。

用蒸馏水将多糖母液稀释成 0.2、0.4、0.6、0.8、1.0、2.0、3.0、4.0、5.0、6.0、7.0、8.0、10.0mg/mL 13 种质量浓度作为样品溶液。其中，样品组：3.5mL 0.1g/L 的 DPPH 的 50% 乙醇溶液，0.5mL 样品溶液；对照组：3.5mL 0.1g/L 的 ·DPPH 的 50% 乙醇溶液，0.5mL 蒸馏水；空白组：3.5mL 无水乙醇，0.5mL 样品溶液。将不同浓度的多糖样品对应的 3 组溶液分别加入 10mL 具塞试管中，充分混匀，避光静置 30min，在 517nm 波长处测定吸光度，依次标记为 A_2、A_0、A_1。按"10.1.5 硫酸酯化山药多糖的抗氧化性能"计算一定浓度下的山药多糖及羧甲基化山药多糖对 ·DPPH 的清除率。

10.3.2.6 水杨酸法测定山药多糖及羧甲基化山药多糖清除羟基自由基（·OH）活性

反应体系中含 1mL 8.8mmol/L 的 H_2O_2、1mL 9mmol/L FeSO₄、1mL 9mmol/L 的

水杨酸-乙醇溶液，不同质量浓度的实验样品 1mL。最后加入 H_2O_2 启动反应,37℃反应 1h，以蒸馏水调零，在 510nm 下测定吸光度。为了清除样品溶液本身颜色对测定的干扰，同时以蒸馏水代替 H_2O_2 进行测定,按"10.1.5 硫酸酯化山药多糖的抗氧化性能"计算其对·OH 的清除率。

10.3.3 结果分析

10.3.3.1 多糖衍生化红外光谱结果分析

采用碱性-氯乙酸反应体系对山药多糖进行羧甲基化修饰，由公式计算出羧甲基化山药多糖的取代度为 0.37。

图 10.10 为山药多糖及羧甲基化衍生物的红外光谱图，3350cm^{-1} 处为 O—H 的伸缩振动吸收峰，2820cm^{-1} 为 C—H 的伸缩振动吸收峰，1610cm^{-1} 为 C=O 的伸缩振动吸收峰，1505cm^{-1} 为 C—H 弯曲振动吸收峰，1098cm^{-1} 为糖环上 C—O—C 醚键不对称伸缩振动吸收峰，这些峰都说明山药多糖具有多糖类的红外特征吸收峰。

羧甲基化修饰后的大部分特征吸收峰都发生不同程度的移动，这是由山药多糖分子中新基团的引入引起的。山药多糖羧甲基除了保留原本的特征吸收峰之外，在1590cm^{-1} 和 1315cm^{-1} 处出现两个新峰，这是由羧甲基的—COO 和—CH$_2$—产生的。由此分析结果说明成功制备了羧甲基化山药多糖。

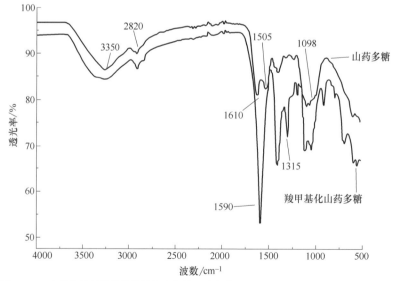

图 10.10 山药多糖及其羧甲基化衍生物的红外光谱

10.3.3.2　衍生化前后分子结构的表征

山药多糖的生化功能会随其分子质量大小和分子结构改变而发生变化，因此研究它们的分子构象对于理解生化功能的作用机制具有深远的意义。例如，对于具有多羟基结构的多糖而言，在其分子链处于较为展开的状态，分子链内氢键的结合比较少，并且链中缠结不严重，此时它就具有良好的亲水性并且在水溶液中具有较高的溶解度，溶液稳定性也相对越高；与之相反，分子链中氢键较强时，如纤维素，亲水效果很差，很难溶于水中。使用 SEC-MALLS-RI 测量含水系统中山药多糖的重均分子质量（ M_w ）、均方根旋转半径（ R_w ）和多分散系数（ M_w/M_n ），结果如表 10.3 所示，山药多糖的 M_w 为 1.747×10^5 g/mol，均方根旋转半径为 119.5nm。多分散系数为 2.6，表明多糖的分子质量分布较窄，分子结构较为均一。

表 10.3　山药多糖和羧甲基化山药多糖的 SEC-MALLS-RI 测定参数

测定成分	M_n/(g/mol)	M_w/(g/mol)	多分散系数 M_w/M_n	均方根旋转半径（R_w）/nm
山药多糖	8.620×10^4	1.747×10^5	2.027	119.5
羧甲基化山药多糖	3.297×10^3	9.981×10^3	3.072	—

通过软件 ASTRA6.1（美国 Wyatt 公司）模拟均方根半径对摩尔质量的双对数曲线的斜率，可以判断水溶液中多糖分子的构象，具体条件如下所示：

球形： $r_i^3 \propto M_i \rightarrow \lg r_i = k + \dfrac{1}{3} \lg M_i$

无规则卷曲： $r_i^3 \propto M_i \rightarrow \lg r_i = k + \dfrac{1}{2} \lg M_i$

刚性杆状： $r_i^3 \propto M_i \rightarrow \lg r_i = k + \lg M_i$

式中　　r_i——样本的均方根半径

　　　　M_i——样本的分子质量

　　　　k——均方根半径在 y 轴上的截距

$\dfrac{1}{3}$、$\dfrac{1}{2}$、1——样品不同构象的临界坡度值

经计算可得，山药多糖的双对数曲线斜率为 0.66，约为 1/2，表明山药多糖的结构与无规则卷曲结构相似。多糖在衍生化以后，经过取样和测试之后，已无明显光散射信号吸收峰（光散射信号检测限为相对分子质量 10000），表明衍生化后山药多糖的相对分子质量大大降低，由于强烈的反应条件致使山药多糖衍生物降解，所以其相对分子质量不到 10000。其他多糖羧甲基化反应后获得了类似的结果。从表观溶

解度可以清楚地看出，多糖的溶解度大大增加，说明多糖衍生物的相对分子质量下降、羟基更容易与水分子结合，同时也引入了大量亲水基团——羧甲基，两者共同导致羧甲基化多糖亲水性大大增加，由此改善了其水溶性。

10.3.3.3　山药多糖及羧甲基化山药多糖保润性测定

由测得的烟丝含水率的变化趋势（图 10.11）可知，添加羧甲基化山药多糖、山药多糖、丙二醇和蒸馏水的起始含水率分别为 13.20%，13.19%，13.25%，13.12%；平衡之后最终的含水率分别为 7.63%，6.65%，7.87%，5.91%。羧甲基化山药多糖、山药多糖和丙二醇的烟丝样品的含水率分别下降了 5.57%，6.54%，5.38%。因此可知，48h 低湿度条件下，添加了 5%羧甲基化山药多糖的烟丝含水率降幅，较添加了 5%山药多糖的烟丝含水率降幅低了 14.8%，保润性能有所提高，但还是稍弱于丙二醇。其原因可能是：丙二醇分子中含有的两个羟基通过与水结合形成氢键，使其具有较强的吸湿性；而羧甲基化山药多糖中的羟基虽较多，但游离的羟基较少，使其与水的结合性弱于丙二醇。

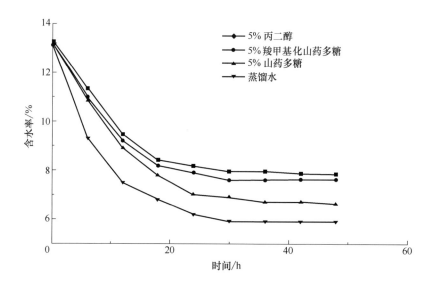

图 10.11　烟丝含水率变化曲线

10.3.3.4　山药多糖及羧甲基化山药多糖清除·DPPH 活性的测定

如图 10.12 所示，在 0~7.0mg/mL 的质量浓度，山药多糖随着溶液浓度的增加，清除·DPPH 的能力不断增加，但是羧甲基化山药多糖的清除能力大于山药多糖。 当浓度为 7.0mg/mL 时，山药多糖对·DPPH 的清除率达到 28.38%；当浓度为 5.0mg/mL 时，羧甲基化山药多糖对·DPPH 的清除率达到 30.65%，原因可能是多糖引入了羧甲基基团，改变了山药多糖的生物活性。

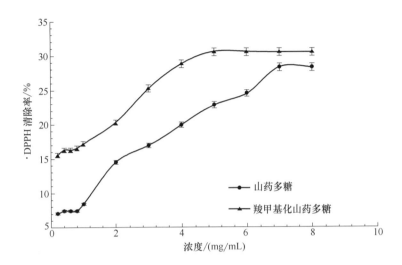

图 10.12　山药多糖及其羧甲基化山药多糖清除·DPPH 测定结果

10.3.3.5　山药多糖及羧甲基化山药多糖清除羟基自由基（·OH）活性的测定

如图 10.13 所示，在 0~2.0mg/mL 的质量浓度，山药多糖及羧甲基化山药多糖随溶液浓度的增加，清除·OH 的能力都增加，当浓度为 2.0mg/mL 时，山药多糖对·OH 的清除率达到 23.06%；当浓度为 4.0mg/mL 时，羧甲基化山药多糖对·OH 的清除率达到 32.08%。

10.3.4　小结

以山药多糖为原料，采用有机溶剂碱化法制备羧甲基化山药多糖。 通过苯酚-硫酸法测定多糖纯度，测得羧甲基化山药多糖的取代度为 0.37。 用 SEC-MALLS-RI 分析羧甲基化山药多糖的分子质量及分子构象，结果表明羧甲基化山药多糖的 M_w 为 9.981×10^3 g/mol，多糖的相对分子质量大大降低。 将山药多糖、羧甲基化山药多糖和丙二醇分别添加到烟丝中，对比其保润性能，在 48h 低湿度条件下，衍生化后山药多糖的烟丝含水率较衍生化前的烟丝含水率降幅低了 14.8%，保润性能有所提高，但其保润性能还是稍弱于丙二醇。 在相同质量浓度下，羧甲基化山药多糖的抗氧化活

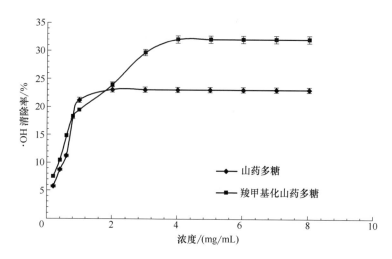

图 10.13　山药多糖及其硫酸酯化山药多糖清除·OH测定结果

性高于山药多糖。

11

黄芪多糖、灵芝多糖和短柄五加多糖的羧甲基化修饰

11.1　羧甲基化多糖的制备

11.2　结构表征

11.3　取代度和黏度的测定

11.4　植物多糖的羧甲基化接枝工艺优化

11.5　小结

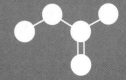

11.1   羧甲基化多糖的制备

在前期研究和文献调研的基础上，开展 3 种天然植物多糖的羧甲基化接枝技术研究，以咪唑类离子液体为溶剂，制备羧甲基化黄芪多糖（C-AMP）、羧甲基化灵芝多糖（C-GLP）和羧甲基化短柄五加多糖（C-ABP）3 种羧甲基化天然植物精制多糖，利用红外光谱和核磁共振碳谱表征其结构，测定其理化性质。以取代度为指标，开展单因素实验和正交实验研究，考察不同因素对取代度的影响，对精制多糖的羧甲基化接枝技术工艺进行优化，确定最佳工艺条件，并参照此条件制备 3 种羧甲基化粗多糖。

11.1.1   仪器和试剂

主要仪器见表 11.1。

表 11.1 主要仪器

仪器	型号	生产厂商
数显无极恒速搅拌器	DW-3-80W	河南爱博特科技发展有限公司
旋转蒸发仪	R-215	瑞士 BUCHI 公司
真空泵	V-700	瑞士 BUCHI 公司
低温冷却循环泵	DLSB -20/60℃	上海美强仪器设备有限公司
电子天平	XS 225A-SCS	北京赛多丽丝天平有限公司
恒温加热磁力搅拌器	DF-101S	河南爱博特科技发展有限公司
红外光谱仪	Thermo Nicolet Avatar 370	美国 Nicolet 公司
核磁共振光谱仪	Bruker Avance AMX-400	美国 Bruker 公司
高效液相色谱仪	Waters 2695	美国 Waters 公司
蒸发光散射仪	Waters 2424	美国 Waters 公司
冰箱	FCD-270SE	青岛海尔特种电冰柜有限公司
调温电热套	KDM	山东华鲁电热仪器有限公司
数字式黏度计	SNB-1	上海精密仪器仪表有限公司
烘箱	101-2	上海市试验仪器总厂

主要材料与试剂见表 11.2。

表 11.2 材料与试剂

名称	纯度	生产厂商
黄芪多糖（AMP）	95.6%	自制
灵芝多糖（GLP）	95.2%	自制
短柄五加多糖（ABP）	96.9%	自制
黄芪粗多糖	—	自制
灵芝粗多糖	—	自制
短柄五加粗多糖	—	自制
NaOH	分析纯	广州化学试剂厂
氯乙酸	分析纯	广州化学试剂厂
浓硫酸	分析纯	广州化学试剂厂
1-丁基-3-甲基咪唑基氯盐	分析纯	兰州化学物理研究所
无水乙醇	分析纯	广州化学试剂厂
乙酸	分析纯	广州化学试剂厂
透析袋	8~14K	国药集团化学试剂有限公司

11.1.2 羧甲基化多糖的合成

多糖的羧甲基化是现今应用较为广泛的多糖改性方法之一，将羧甲基引入多糖分子不但能增加其溶解性与电负性，而且对于多糖的活性也会有很大影响。 本项目采用 Williamson 醚化反应方法，引入咪唑类离子液体为反应溶剂，制备羧甲基化植物多糖。 氯乙酸分子中氯原子电负性大于碳原子，C—Cl 键存在偶极矩，碳原子在氯原子作用下带有部分正电荷。 当天然植物多糖溶解于碱性溶液时，其在氢氧根离子作用下成为多糖氧负离子，多糖氧负离子进攻氯乙酸上带有部分正电荷的碳原子，发生双分子亲核取代反应（S_N2），从而将羧甲基引入多糖分子中。 多糖羧甲基化的合成反应路线如下，其中 R 为多糖糖基：

$$R{-}OH \xrightarrow[\text{NaOH}]{\text{ClCH}_2\text{COOH}} R{-}OCH_2COONa \xrightarrow{\text{CH}_3\text{COOH}} R{-}OCH_2COOH$$

11.1.2.1 羧甲基化黄芪多糖的合成

在三口烧瓶中加入 1.60g NaOH、12mL 混合溶剂（1-烯丙基-3-甲基咪唑氯盐离子液体/水，质量比为 1:1），在室温下搅拌溶液至澄清，加入 1.00g 黄芪多糖（AMP）剧烈搅拌 20min 至充分溶解，然后缓慢加入 1.68g 氯乙酸，在 60℃ 下搅拌反应 3.5h，冷却至室温，以稀乙酸调节 pH 为 7，加入乙醇醇沉，过滤，收集沉淀，用适量水溶解后加入 3 倍体积 95% 乙醇醇沉，4000r/m 离心 20min，收集沉淀，用透析袋进行流水透析，冷冻干燥，得 1.26g 白色棉絮状的羧甲基化黄芪多糖（C-AMP）。

11.1.2.2　羧甲基化灵芝多糖的合成

在三口烧瓶中加入 1.60g NaOH、12mL 混合溶剂（1-烯丙基-3-甲基咪唑氯盐离子液体/水，质量比为 1 : 1），在室温下搅拌溶液至澄清，加入 1.00g 灵芝多糖（GLP）剧烈搅拌 1.0h 使之充分溶解，然后缓慢加入 1.72g 氯乙酸，在 65℃ 下搅拌反应 3.0h，冷却至室温，以稀醋酸调节 pH 为 7，加入乙醇醇沉，过滤，收集沉淀，用适量水溶解后加入 3 倍体积 95% 乙醇醇沉，6000r/m 离心 20min，收集沉淀，用透析袋进行流水透析，冷冻干燥，得 1.30g 淡黄色棉絮状的羧甲基化灵芝多糖（C-GLP）。

11.1.2.3　羧甲基化短柄五加多糖的合成

在三口烧瓶中加入 1.60g NaOH、12mL 混合溶剂（1-烯丙基-3-甲基咪唑氯盐离子液体/水，质量比为 1.2 : 1），在室温下搅拌溶液至澄清，加入 1.00g 短柄五加多糖（GLP）剧烈搅拌 45min 使之充分溶解，然后缓慢加入 1.68g 氯乙酸，在 65℃ 下搅拌反应 4.0h，冷却至室温稀醋酸调节 pH 为 7，加入乙醇醇沉，过滤，收集沉淀，用适量水溶解后加入 3 倍体积 95% 乙醇醇沉，4000r/m 离心 20min，收集沉淀，用透析袋进行流水透析，冷冻干燥，得 1.21g 白色棉絮状羧甲基化短柄五加多糖（C-ABP）。

11.2　结构表征

利用红外光谱和核磁共振波谱技术，分别对羧甲基化黄芪多糖（C-AMP）、羧甲基化灵芝多糖（C-GLP）和羧甲基化短柄五加多糖（C-ABP）结构进行表征，并对 3 种羧甲基化天然植物多糖的黏度进行测定。

11.2.1　羧甲基化黄芪多糖的结构表征

11.2.1.1　红外光谱

采用 KBr 压片法对羧甲基化黄芪多糖（C-AMP）进行红外光谱分析，结果见

图 11. 1。

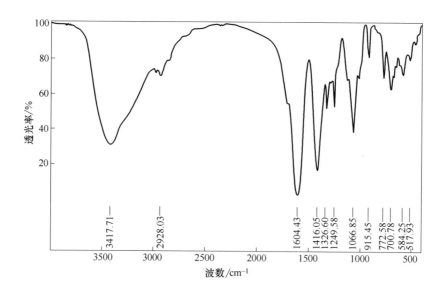

图 11. 1　羧甲基化黄芪多糖红外光谱图

从图 11. 1 可以看出，3417. 71cm^{-1} 为缔合状态 O—H 的伸缩振动吸收峰，2928. 03cm^{-1} 为 C—H 的伸缩振动吸收峰，1066. 85cm^{-1} 为糖环中 C—O—C 的伸缩振动吸收峰，表明具有多糖类物质的特征吸收峰；1604. 43cm^{-1} 为羧基中 C =O 的特征吸收峰，通常情况下，羰基特征吸收峰处于 1700cm^{-1} 附近，但对羧甲基化多糖而言，由于多糖分子中含有大量羟基，其受分子间和分子内氢键的影响，羧基中 C =O 非对称振动吸收峰向波数略低的方向移动，再结合 1416. 05cm^{-1} 和 1326. 60cm^{-1} 为—CH$_2$COO—的 C—H 变角振动吸收峰，表明该多糖的羧甲基化反应在未改变原多糖基本结构的前体下，成功地引入了—CH$_2$COOH 基团，实现了黄芪多糖的羧甲基化修饰。

11. 2. 1. 2　核磁共振碳谱

采用美国 Bruker 公司 Bruker Avance AMX-400 型核磁共振谱仪对羧甲基化黄芪多糖进行分析，得到其^{13}C-NMR 图谱（D$_2$O），结果见图 11. 2。

对照黄芪多糖的核磁共振碳谱，从图 11. 2 可以看出，化学位移为（175. 386～182. 796）× 10^{-6} 为羧甲基化黄芪多糖上羧基碳的特征峰，其他吸收峰均向低场迁移，表明实现了黄芪多糖的羧甲基化修饰。

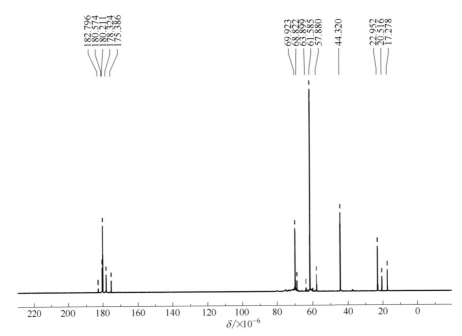

图 11.2　羧甲基化黄芪多糖的核磁共振碳谱

11.2.2　羧甲基化灵芝多糖的结构表征

11.2.2.1　红外光谱

采用 KBr 压片法对羧甲基化黄芪多糖（C-AMP）进行红外光谱分析，结果见图 11.3。从图 11.3 可以看出，3421.43cm^{-1} 为缔合状态 O—H 的伸缩振动吸收峰，2923.72cm^{-1} 为 C—H 的伸缩振动吸收峰，1072.06cm^{-1} 为糖环上 C—O—C 醚键不对称伸缩振动吸收峰，880.59cm^{-1} 是典型的吡喃葡萄糖和 β-型糖苷键链接特征吸收峰，表明具有多糖类物质的特征吸收峰；1605.71cm^{-1} 为羧基中 C＝O 的特征吸收峰，通常情况下，羰基特征吸收峰处于 1700cm^{-1} 附近，但对羧甲基化多糖而言，由于多糖分子中含有大量羟基，其受分子间和分子内氢键的影响，羧基中 C＝O 非对称振动吸收峰向波数略低的方向移动，再结合 1420.35cm^{-1} 和 1323.08cm^{-1} 为 —CH$_2$COO— 中 C—H 变角振动吸收峰，表明该多糖的羧甲基化反应在未改变原多糖基本结构的前提下，成功地引入了 —CH$_2$COOH 基团，实现了灵芝多糖的羧甲基化修饰。

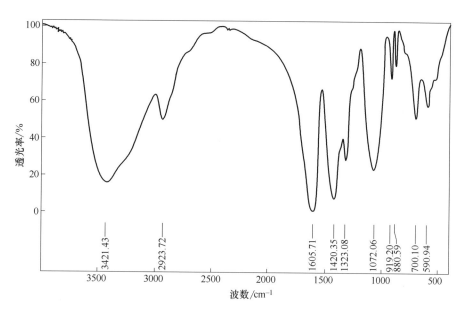

图 11.3　羧甲基化灵芝多糖的红外光谱图

11.2.2.2　核磁共振碳谱

采用美国 Bruker 公司 Bruker Avance AMX-400 型核磁共振谱仪对羧甲基化灵芝多糖进行分析，得到其 ^{13}C-NMR 图谱（D_2O），结果见图 11.4。

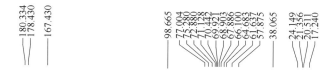

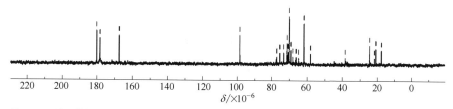

图 11.4　羧甲基化灵芝多糖的核磁共振碳谱

对照灵芝多糖的核磁共振碳谱，从图 11.4 可以看出，化学位移(167.430 ~ 180.334)× 10^{-6} 为羧甲基化灵芝多糖上羧基碳的特征峰，其他吸收峰均向低场迁移，表明实现了灵芝多糖的羧甲基化修饰。

11.2.3　羧甲基化短柄五加多糖的结构表征

11.2.3.1　红外光谱

采用 KBr 压片法对羧甲基化短柄五加多糖（C-ABP）进行红外光谱分析，结果见图 11.5。

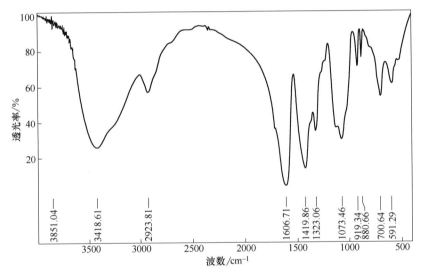

图 11.5　羧甲基化短柄五加多糖红外光谱图

从图 11.5 可以看出，3418.61cm^{-1} 为缔合状态 O—H 的伸缩振动吸收峰，2923.81cm^{-1} 为 C—H 的伸缩振动吸收峰，1073.46cm^{-1} 为糖环上 C—O—C 醚键不对称伸缩振动吸收峰，880.66cm^{-1} 是典型的吡喃葡萄糖和β-型糖苷键链接特征吸收峰，表明其具有多糖类物质的特征吸收峰；1606.71 为羧基中 C＝O 的特征吸收峰，通常情况下，羰基特征吸收峰处于 1700cm^{-1} 附近，但对羧甲基化多糖而言，由于多糖分子中含有大量羟基，其受分子间和分子内氢键的影响，羧基中 C＝O 非对称振动吸收峰向波数略低的方向移动，再结合 1419.86cm^{-1} 和 1323.06cm^{-1} 为 —CH$_2$COO— 中 C—H 变角振动吸收峰，表明该多糖的羧甲基化反应在未改变原多糖基本结构的前提下，成功地引入了—CH$_2$COOH基团，实现了短柄五加多糖的羧甲基化修饰。

11.2.3.2 核磁共振碳谱

采用美国 Bruker 公司 Bruker Avance AMX-400 型核磁共振谱仪对羧甲基化短柄五加多糖进行分析，得到其 ^{13}C-NMR 图谱（D$_2$O），结果见图 11.6。

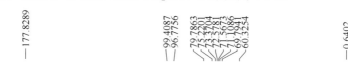

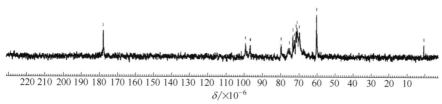

图 11.6　羧甲基化短柄五加多糖的核磁共振碳谱

对照短柄五加多糖的核磁共振碳谱，从图 11.6 可以看出，化学位移 177.829 × 10^{-6} 为羧甲基化短柄五加多糖上羧基碳的特征峰，其他吸收峰均向低场迁移，表明实现了短柄五加多糖的羧甲基化修饰。

11.3 取代度和黏度的测定

由于取代度直接反映植物多糖的羧甲基化效率，而产品黏度将影响接枝产物在卷烟中应用，因此，采用滴定法测定 3 种羧甲基化植物多糖的取代度，并对其黏度进行测定。

11.3.1　取代度的测定

将纯化获得的羧甲基化植物多糖干燥至恒重，准确称取 0.5g（精确至 0.0001g），置于 250mL 容量瓶中，精确移取 50mL 浓度为 0.1mol/L HCl 标准溶液使其完全溶解。对该溶液用 0.1mol/L NaOH 标准溶液滴定，同时用精密 pH 计测量其 pH。根据下式计算羧甲基化黄芪多糖取代度：

$$DS=0.203A/(1-0.058A)$$

$$A=(V_2-V_1)M/W$$

式中　A——每克样品中羧甲基的物质的量，mmol

　　　V_1——pH= 2 时滴定消耗 NaOH 的体积，mL

　　　V_2——pH= 4 时消耗 NaOH 的体积，mL

　　　W——样品质量，g

　　　M——NaOH 的浓度，mol/L

3 种羧甲基化植物多糖的取代度测定结果见表 11.3。

表 11.3 三种羧甲基化植物多糖取代度测定结果

样品	取代度
羧甲基化黄芪多糖（C-AMP）	1.66
羧甲基化灵芝多糖（C-GLP）	1.30
羧甲基化短柄五加多糖（C-ABP）	1.35

由表 11.3 可知，黄芪多糖、灵芝多糖和短柄五加多糖羧甲基化接枝修饰的取代度分别为 1.66，1.30，1.35，前者取代度明显高于后两者。这可能是由于构成黄芪多糖的单糖中伯羟基数量相对较多，其活性较强，更容易与氯乙酸发生亲核取代反应，引入了更多的羧甲基。

11.3.2　黏度的测定

为考察天然植物多糖在羧甲基化接枝修饰前后的黏度变化，利用 SNB-1 数字黏度计，分别测定 3 种羧甲基化植物多糖的黏度，并以 3 种植物多糖为参照，比较羧甲基化植物多糖的水溶性变化，结果见表 11.4。

表 11.4　三种植物多糖及其羧甲基化植物多糖的黏度测定结果

样品	黏度/(mPa·s)	样品	黏度/(mPa·s)
AMP	194.2	C-AMP	29.5
GLP	203.5	C-GLP	36.7
ABP	216.9	C-ABP	49.5

由表 11.4 可知，羧甲基化结构修饰前后，黄芪多糖、灵芝多糖和短柄五加多糖黏度明显下降，分别由 194.2，203.5，216.9mPa·s 下降到 29.5，36.7，49.5mPa·s。黏度的明显下降有利于接枝化产物在卷烟中的应用。

11.4 植物多糖的羧甲基化接枝工艺优化

以取代度为指标，通过单因素实验研究，初步确定影响 3 种羧甲基化植物多糖取代度的主要反应因素和水平，在此基础上开展正交实验研究，对其合成工艺进行优化，确定最佳工艺条件。

11.4.1 黄芪多糖的羧甲基化工艺优化

11.4.1.1 单因素实验

利用单因素实验，分别考察反应温度、反应时间、氯乙酸用量、NaOH 用量、离子液体（1-烯丙基-3-甲基咪唑氯盐，下同）与水质量比和溶剂用量对取代度的影响，初步确定黄芪多糖羧甲基化的适宜工艺条件。

（1）反应温度对取代度的影响　固定黄芪多糖用量为 1.0g、反应时间为 3.5h、氯乙酸用量为 14.0g、NaOH 用量为 9.0g、离子液体与水质量比为 1:1、溶剂用量为 8mL，分别选择 35，45，55，65，75℃五个温度进行单因素实验，考察不同反应温度对黄芪多糖羧甲基化取代度的影响，结果见图 11.7。

由图 11.7 可知，随反应温度的升

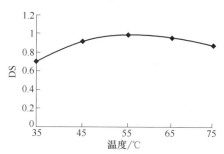

图 11.7　反应温度对取代度的影响

高，黄芪多糖羧甲基化的取代度先升高后降低，与其他四个温度点相比，反应温度为55℃时取代度最高，当温度超过 55℃ 以后，取代度逐步降低，因此选取较佳温度为 55℃ 。

（2）反应时间对取代度的影响　固定黄芪多糖用量为 1. 0g、反应温度 55℃ 、氯乙酸用量为 14. 0g、NaOH 用量为 9. 0g、离子液体/水质量比为 1∶1、溶剂用量为 8mL，分别选择 3. 0，3. 5，4. 0，4. 5，5. 0h 五个时间梯度进行单因素实验，考察不同反应时间对黄芪多糖羧甲基化取代度的影响，结果见图 11. 8。

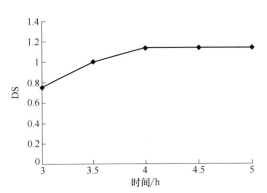

图 11. 8　反应时间对取代度的影响

由图 11. 8 可知，随所反应的进行，黄芪多糖羧甲基化取代度逐渐提升，当反应时间为 4. 0h 时，取代度

基本达到最高值，此后继续延长反应时间，取代度基本保持不变。 因此，反应时间以为 4. 0h 为宜。

（3）氯乙酸用量对取代度的影响　固定黄芪多糖用量为 1. 0g、反应温度 55℃ 、反应时间为 4. 0h、NaOH 用量为 9. 0g、离子液体与水质量比为 1∶1、溶剂用量为

8mL，分别选择氯乙酸用量为 12. 0，14. 0，16. 0，18. 0，20. 0g 五个用量梯度进行单因素实验，考察不同氯乙酸用量对黄芪多糖羧甲基化取代度的影响，结果见图 11. 9。

由图 11. 9 可知，当氯乙酸用量少于16. 0g 时，随所选择氯乙酸用量的增加，黄芪多糖羧甲基化取代度逐渐升高，此后

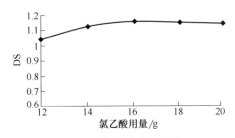

图 11. 9　氯乙酸用量对取代度的影响

当继续增加用量，取代度基本保持不变。 因此，选取氯乙酸用量以 16. 0g 为宜。

（4）NaOH 用量对取代度的影响　固定黄芪多糖用量为 1. 0g、反应温度 55℃ 、反应时间为 4. 0h、氯乙酸用量为 16. 0g、离子液体与水质量比为 1∶1、溶剂用量为 8mL，分别选择 NaOH 用量为 6. 0，7. 5，9. 0，10. 5，12. 0g 五个用量梯度进行单因素实验，考察 NaOH 不同用量对黄芪多糖羧甲基化取代度（DS）的影响，结果见图 11. 10。

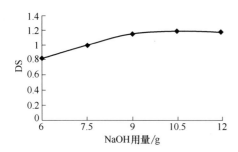

图 11.10　NaOH 用量对取代度的影响

由图 11.10 可知，当 NaOH 用量较少时，随着 NaOH 用量的增加，黄芪多糖羧甲基化的取代度逐渐提升，当 NaOH 用量增至 10.5g 时，取代度基本达到最高，继续增加用量，取代度变化不明显。因此，NaOH 用量以 10.5g 为宜。

（5）离子液体与水质量比对取代度的影响　固定黄芪多糖用量为 1.0g、反应温度 55℃、反应时间为 4.0h、氯乙酸用量为 16.0g、NaOH 用量为 10.5g、溶剂用量为 8mL，分别选择离子液体与水质量比为（0.6∶1），（1∶1），（1.4∶1），（1.8∶1），（2.2∶1）五个用量梯度进行单因素实验，考察离子液体与水质量比对黄芪多糖羧甲基化取代度（DS）的影响，结果见图 11.11。

由图 11.11 可知，随着离子液体与水质量比提升，黄芪多糖羧甲基化的取代度明显先升高，当离子液体与水质量比为 1.4∶1，取代度到达最高值，当继续增大离子液体与水质量比，取代度变化不大。因此，离子液体与水质量比以 1.4∶1 为宜。

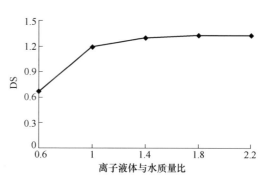

图 11.11　离子液体与水质量比对取代度的影响

（6）溶剂用量对取代度的影响　固定黄芪多糖用量为 1.0g、反应温度 55℃、反应时间为 4.0h、氯乙酸用量为 16.0g、NaOH 用量为 10.5g、离子液体与水质量比为

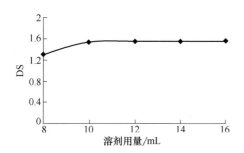

图 11.12　溶剂用量对取代度的影响

1.4∶1，分别选择溶剂用量为 8，10，12，14，16mL 五个用量梯度进行单因素实验，考察溶剂不同用量对黄芪多糖羧甲基化取代度的影响，结果如图 11.12。

由图 11.12 可知，当溶剂用量少于 10mL 时，黄芪多糖羧甲基化取代度随溶剂用量的增大略有提升，当溶剂用量达到 10mL 时取代度已达最高值，当继续增大溶剂用量，取代度变化不大。以上结果表明，当反应溶剂达到足够量时，其对取代度的影响不大，此反应的溶剂用量以 10mL 为宜。

综上所述，单因素实验结果表明，黄芪多糖羧甲基化的较佳合成条件为：当黄芪多糖用量为 1.0g 时，反应温度为 55℃、反应时间为 4.0h、氯乙酸用量为 16.0g、NaOH 用量为 10.5g、离子液体与水质量比为 1.4：1、溶剂用量为 10mL。在最佳条件下平行实验 5 次，黄芪多糖羧甲基化取代度为 1.50，1.53，1.52，1.55，1.57，平均值为 1.53，RSD 为 1.76%，表明重复性较好，取代度相对较高。

11.4.1.2　正交实验

以上单因素实验表明，相对黄芪多糖羧甲基化反应其他因素而言，反应时间和溶剂用量对取代度（DS）影响较小。因此，以取代度为指标，固定黄芪多糖用量为 1.0g、反应时间为 4.0h 和溶剂用量为 10mL。以离子液体与水质量比、反应温度、氯乙酸用量和 NaOH 用量为主要影响因素，设计四因素四水平正交实验（表 11.5），优化黄芪多糖的羧甲基化制备工艺。按照设计的正交实验表进行了 16 组实验，每组实验均重复 3 次，取算术平均值，结果列于表 11.6 中。

表 11.5 黄芪多糖羧甲基化反应影响因素水平表

水平	因素			
	A 离子液体与水质量比	B 反应温度/℃	C 氯乙酸用量/g	D NaOH 用量/g
1	1.3：1	50	14.0	10.0
2	1.4：1	55	15.0	10.5
3	1.5：1	60	16.0	11.0
4	1.6：1	65	17.0	11.5

表 11.6 黄芪多糖羧甲基化正交实验结果

实验号	A	B	C	D	空列	DS
1	1	1	1	1	1	1.20
2	1	2	2	2	2	1.28
3	1	3	3	3	3	1.36
4	1	4	4	4	4	1.34
5	2	1	2	3	4	1.37
6	2	2	1	4	3	1.41
7	2	3	4	1	2	1.55
8	2	4	3	2	1	1.51
9	3	1	3	4	2	1.52
10	3	2	4	3	1	1.57
11	3	3	1	2	4	1.63
12	3	4	2	1	3	1.56
13	4	1	4	2	3	1.27
14	4	2	3	1	4	1.32

续表

实验号	A	B	C	D	空列	DS
15	4	3	2	4	1	1.36
16	4	4	1	3	2	1.24
K1j	5.180	5.360	5.480	5.632	—	—
K2j	5.840	5.580	5.572	5.688	—	—
K3j	6.280	5.900	5.712	5.540	—	—
K4j	5.192	5.652	5.732	5.628	—	—
R	0.275	0.135	0.063	0.037	—	—

对表 11.6 中正交实验结果开展方差分析，结果见表 11.7。

表 11.7 黄芪多糖羧甲基化正交实验方差分析表

方差来源	偏差平方和	自由度	方差	F	F_α	P
A	0.133	3	0.0443	133	$F_{0.05}(3, 3) = 9.28$	<0.01
B	0.021	3	0.007	21	$F_{0.01}(3, 3) = 29.5$	<0.05
C	0.0099	3	0.0033	11		<0.05
D	0.0021	3	0.0007	2	—	—
误差 e	0.0009	3	0.0003	—	—	—
总和	65.657	15				

注：F 和 F_α 为分析显著性的参数。

由表 11.7 可知，离子液体与水质量比（因素 A）为高度显著性因素，反应温度（因素 B）和氯乙酸用量（因素 C）为显著因素，NaOH 用量（因素 D）为不显著因素，各因素对取代度的影响顺序为 A> B> C> D，最优水平组合为 $A_3B_3C_4D_1$。按照最优水平，确定最佳工艺条件为：当黄芪多糖用量为 1g 时，离子液体与水质量比为 1.5:1、反应温度 60℃、氯乙酸用量为 16.0g、NaOH 用量为 10.0g、反应时间为 4.0h 和溶剂用量为 10mL。

由于最优水平组合 $A_3B_3C_4D_1$ 未出现在表 10.6 正交实验中，因此对其进行验证性实验，以确定其合理性。在最优水平组合下进行实验，并重复 5 次，分别测定其取代度，结果为 1.64，1.67，1.63，1.68，1.67，平均值为 1.66，RSD 为 1.31%，实验重复性好，且取代度高，表明该实验最优组合条件合理、可行。按照上述最佳工艺条件，开展黄芪粗多糖的羧甲基化修饰，获得了羧甲基化黄芪粗多糖［C-AMP（粗）］。

11.4.2 灵芝多糖的羧甲基化工艺优化

11.4.2.1 单因素实验

利用单因素实验，分别考察反应温度、反应时间、氯乙酸用量、NaOH 用量、离子液体与水质量比及溶剂用量对取代度的影响，初步确定灵芝多糖羧甲基化的适宜工艺。

（1）反应温度对取代度的影响　固定灵芝多糖用量为 1.0g、反应时间为 2.5h、氯乙酸用量为 10.0g、NaOH 用量为 8.0g、离子液体与水质量比为 1：1、溶剂用量为 10mL，分别选择 35，45，55，65，75℃ 五个温度梯度进行单因素实验，考察不同反应温度对灵芝多糖羧甲基化取代度的影响，结果见图 11.13。

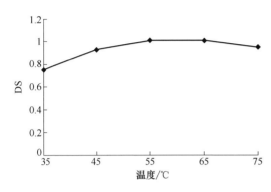

图 11.13　反应温度对取代度的影响

由图 11.13 可知，随着反应温度的升高，灵芝多糖羧甲基化的取代度先升高后降低，与其他四个温度点相比，反应温度为 55℃ 时取代度最高，当温度超过 55℃ 以后，取代度逐步降低，因此选取较佳温度为 55℃。

（2）反应时间对取代度的影响　固定灵芝多糖用量为 1.0g、反应温度 55℃、氯乙酸用量为 10.0g、NaOH 用量为 8.0g、离子液体/水质量比为 1：1、溶剂用量为 10mL，分别选择 2.0，2.5，3.0，3.5，5.0h 五个时间梯度进行单因素实验，考察不同反应时间对灵芝多糖羧甲基化取代度的影响，结果见图 11.14。

由图 11.14 可知，随着反应的进行，灵芝多糖羧甲基化取代度逐渐提升，当反应时间为 3.0h 时，取代度基本达到最高值，此后继续延长反应时间，取代度基本保持不变。因此，反应时间以为 3.0h 为宜。

（3）氯乙酸用量对取代度的影响　固定灵芝多糖用量为 1.0g、反应温度 55℃、反应时间为

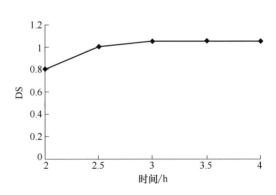

图 11.14　反应时间对取代度的影响

3.0h、NaOH 用量为 8.0g、离子液体与水质量比为 1：1、溶剂用量为 10mL，分别选择氯乙酸用量为 8.0，10.0，12.0，14.0，16.0g 五个用量梯度进行单因素实验，考察不同氯乙酸用量对灵芝多糖羧甲基化取代度的影响，结果见图 11.15。

由图 11.15 可知，当氯乙酸用量少于 12.0g 时，随所选择氯乙酸用量的增加，灵芝多糖羧甲基化取代度逐渐升高，此后当继续增加用量，取代度基本保持不变。因此，选取氯乙酸用量以 12.0g 为宜。

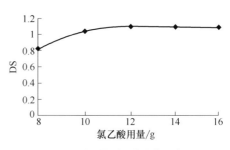

图 11.15　氯乙酸用量对取代度的影响

（4）NaOH 用量对取代度的影响　固定灵芝多糖用量为 1.0g、反应温度 55℃、反应时间为 3.0h、氯乙酸用量为 12.0g、离子液体与水质量比为 1：1、溶剂用量为 10mL，分别选择 NaOH 用量为 7.0，8.0，9.0，10.0，11.0g 五个用量梯度进行单因素实验，考察 NaOH 不同用量对灵芝多糖羧甲基化取代度（DS）的影响，结果见图 11.16。

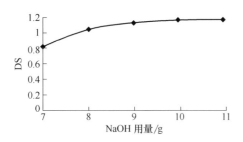

图 11.16　NaOH 用量对取代度的影响

由图 11.16 可知，随着 NaOH 用量的增加，灵芝多糖羧甲基化的取代度逐渐提升，当 NaOH 用量增至 10.0g 时，取代度基本达到最高，继续增加用量，取代度变化不明显。因此，NaOH 用量以 10.0g 为宜。

（5）离子液体与水质量比对取代度的影响　固定灵芝多糖用量为 1.0g、反应温度 55℃、反应时间为 3.0h、氯乙酸用量为 12.0g、NaOH 用量为 10.0g、溶剂用量为 10mL，分别选择离子液体与水质量比为（0.6：1），（0.8：1），（1.0：1），（1.2：1），（1.4：1）五个用量梯度进行单因素实验，考察离子液体与水不同质量比对灵芝多糖羧甲基化取代度（DS）的影响，结果见图 11.17。

由图 11.17 可知，随着离子液体与水质量比提升，灵芝多糖羧甲基化的取代度明显先升高，当离子液体与水质量比为 1：1，取代度到达最高值，之后继续增大离子液体与水质量比，取代度变化不大。因此，离子液体与水质量比以 1：1 为宜。

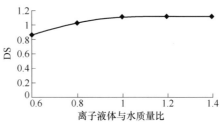

图 11.17　离子液体与水质量比对取代度的影响

（6）溶剂用量对取代度的影响　固定灵芝多糖用量为 1.0g、反应温度 55℃、反应时间为 3.0h、氯乙酸用量为 12.0g、NaOH 用量为 10.0g、离子液体与水质量比为

1：1，分别选择溶剂用量为 8，10，12，14，16mL 五个用量梯度进行单因素实验，考察溶剂不同用量对灵芝多糖羧甲基化取代度的影响，结果如图 11.18。

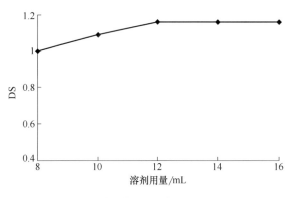

图 11.18　溶剂用量对取代度的影响

由图 11.18 可知，当溶剂用量少于 12mL 时，灵芝多糖羧甲基化取代度随溶剂用量的增大略有提升，当溶剂用量达到 12mL 时取代度已达最高值，当继续增大溶剂用量，取代度变化不大。以上结果表明，当反应溶剂达到足够量时，其对取代度的影响不大，此反应的溶剂用量以 12mL 为宜。

综上所述，单因素实验结果表明，灵芝多糖羧甲基化的较佳合成条件为：当灵芝多糖用量为 1.0g 时，反应温度为 55℃、反应时间为 3.0h、氯乙酸用量为 12.0g、NaOH 用量为 10.0g、离子液体与水质量比为 1：1、溶剂用量为 12mL。在最佳条件下平行实验 5 次，灵芝多糖羧甲基化取代度为 1.19，1.23，1.20，1.19，1.22，平均值为 1.21，RSD 为 0.93%，表明重复性较好，取代度相对较高。

11.4.2.2　正交实验

以上单因素实验表明，相对灵芝多糖羧甲基化反应其他因素而言，反应时间和溶剂用量对取代度（DS）影响较小。因此，以取代度为指标，固定灵芝多糖用量为 1.0g、反应时间为 3.0h 和溶剂用量为 12mL。以离子液体与水质量比、反应温度、氯乙酸用量和 NaOH 用量为主要影响因素，设计四因素四水平正交实验（表 11.8），优化灵芝多糖的羧甲基化制备工艺。按照设计的正交实验表进行了 16 组实验，每组实验均重复 3 次，取算术平均值，结果列于表 11.9。

表 11.8　灵芝多糖羧甲基化反应影响因素水平表

水平	因素			
	A 离子液体与水质量比	B 反应温度/℃	C 氯乙酸用量/g	D NaOH用量/g
1	0.9：1	50	10	9.5
2	1.0：1	55	11	10.0
3	1.1：1	60	12	10.5
4	1.2：1	65	13	11.0

表 11.9 灵芝多糖羧甲基化正交实验结果

实验号	A	B	C	D	空列	DS
1	1	1	1	1	1	0.92
2	1	2	2	2	2	0.98
3	1	3	3	3	3	1.04
4	1	4	4	4	4	1.03
5	2	1	2	3	4	1.06
6	2	2	1	4	3	1.09
7	2	3	4	1	2	1.20
8	2	4	3	2	1	1.17
9	3	1	3	4	2	1.18
10	3	2	4	3	1	1.22
11	3	3	1	2	4	1.27
12	3	4	2	1	3	1.21
13	4	1	4	2	3	0.98
14	4	2	3	1	4	1.02
15	4	3	2	4	1	1.05
16	4	4	1	3	2	0.96
K_{1j}	3.968	4.140	4.240	4.348	—	—
K_{2j}	4.520	4.312	4.300	4.400	—	—
K_{3j}	4.880	4.560	4.412	4.280	—	—
K_{4j}	4.008	4.372	4.428	4.348	—	—
R	0.228	0.105	0.047	0.030	—	—

对表 11.9 中正交实验结果开展方差分析，结果见表 11.10。由表 11.10 可知，离子液体与水质量比（因素 A）为高度显著性因素，反应温度（因素 B）为显著因素，氯乙酸用量（因素 C）和 NaOH 用量（因素 D）为不显著因素，各因素对取代度的影响顺序为 A>B>C>D，最优水平组合为 $A_3B_3C_1D_1$。按照最优水平，确定最佳工艺条件为：当灵芝多糖用量为 1.0g 时，离子液体与水质量比为 1.1∶1、反应温度 60℃、氯乙酸用量为 10.0g、NaOH 用量为 9.5g、反应时间为 3.0h 和溶剂用量为 12mL。

表 11.10 灵芝多糖羧甲基化正交实验方差分析表

方差来源	偏差平方和	自由度	方差	F	F_α	P
A	0.126	3	0.042	140.0	$F0.05(3,3)=9.28$	<0.01
B	0.019	3	0.0063	21.0	$F0.01(3,3)=29.5$	<0.05
C	0.0051	3	0.0017	5.7		
D	0.0009	3	0.0003	1.0		
误差 e	0.0009	3	0.0003			
总和	0.1519	15				

注：F 和 F_α 为分析显著性的参数。

由于最优水平组合 $A_3B_3C_1D_1$ 未出现在表 11.9 正交实验中，因此对其进行验证性实验，以确定其合理性。在最优水平组合下进行实验，并重复 5 次，分别测定其取代度，结果为 1.29，1.28，1.27，1.31，1.33，平均值为 1.30，RSD 为 1.86%，实验重复性好，且取代度高，表明该实验最优组合条件合理、可行。按照上述最佳工艺条件，开展灵芝粗多糖的羧甲基化修饰，获得了羧甲基化灵芝粗多糖［C-GLP（粗）］。

11.4.3 短柄五加多糖的羧甲基化工艺优化

11.4.3.1 单因素实验

利用单因素实验，分别考察反应温度、反应时间、氯乙酸用量、NaOH 用量、离子液体与水质量比及溶剂用量对取代度的影响，初步确定短柄五加多糖羧甲基化的适宜工艺。

（1）反应温度对取代度的影响 固定短柄五加多糖用量为 1.0g、反应时间为 2.0h、氯乙酸用量为 10.0g、NaOH 用量为 9.0g、离子液体与水质量比为 1：1、溶剂用量为 8mL，分别选择 35，45，55，65，75℃ 五个温度梯度进行单因素实验，考察不同反应温度对短柄五加多糖羧甲基化取代度的影响，结果见图 11.19。

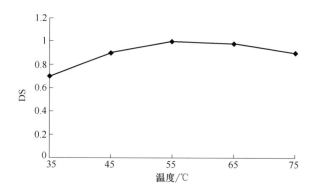

图 11.19 反应温度对取代度的影响

由图 11.19 可知，随反应温度的升高，短柄五加多糖羧甲基化的取代度先升高后降低，与其他四个温度点相比，反应温度为 55℃ 时取代度最高，当温度超过 55℃ 以后，取代度逐步降低，因此选取较佳温度为 55℃。

（2）反应时间对取代度的影响　固定短柄五加多糖用量为 1.0g、反应温度 55℃、氯乙酸用量为 10.0g、NaOH 用量为 9.0g、离子液体与水质量比为 1∶1、溶剂用量为 8mL，分别选择 1.5，2.0，2.5，3.0，3.5h 五个时间梯度进行单因素实验，考察不同反应时间对短柄五加多糖羧甲基化取代度的影响，结果见图 11.20。

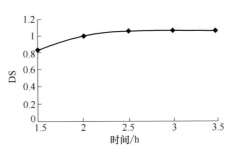

图 11.20　反应时间对取代度的影响

由图 11.20 可知，随着反应的进行，短柄五加多糖羧甲基化取代度逐渐提升，当反应时间为 2.5h 时，取代度基本达到最高值，此后继续延长反应时间，取代度基本保持不变。因此，反应时间以为 2.5h 为宜。

（3）氯乙酸用量对取代度的影响　固定短柄五加多糖用量为 1.0g、反应温度 55℃、反应时间为 2.5h、NaOH 用量为 9.0g、离子液体与水质量比为 1∶1、溶剂用量为 8mL，分别选择氯乙酸用量为 12.0，14.0，16.0，18.0，20.0g 五个用量梯度进行单因素实验，考察不同氯乙酸用量对短柄五加多糖羧甲基化取代度的影响，结果见图 11.21。

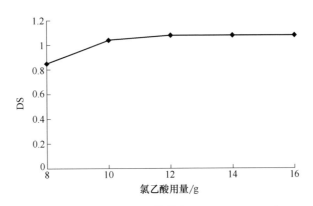

图 11.21　氯乙酸用量对取代度的影响

由图 11.21 可知，当氯乙酸用量少于 12.0g 时，随着氯乙酸用量的增加，短柄五加多糖羧甲基化取代度逐渐升高，此后当继续增加用量，取代度基本保持不变。因此，选取氯乙酸用量以 12.0g 为宜。

（4）NaOH 用量对取代度的影响　固定短柄五加多糖用量为 1.0g、反应温度 55℃、反应时间为 2.5h、氯乙酸用量为 12.0g、离子液体与水质量比为 1∶1、溶剂用量为 8mL，分别选择 NaOH 用量为 7.0，8.0，9.0，10.0，11.0 五个用量梯度进行单因素实验，考察 NaOH 不同用量对短柄五加多糖羧甲基化取代度（DS）的影响，结果见图 11.22。

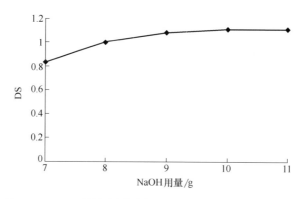

图 11.22　NaOH 用量对取代度的影响

　　由图 11.22 可知，随着 NaOH 用量的增加，短柄五加多糖羧甲基化的取代度逐渐提升，当 NaOH 用量增至 10.0g 时，取代度基本达到最高，继续增加用量，取代度变化不明显。因此，NaOH 用量以 10.0g 为宜。

　　（5）离子液体与水质量比对取代度的影响　固定短柄五加多糖用量为 1.0g、反应温度 55℃、反应时间为 2.5h、氯乙酸用量为 12.0g、NaOH 用量为 10.0g、溶剂用量为 8mL，分别选择离子液体与水质量比为（0.6：1），（0.8：1），（1.0：1），（1.2：1），（1.4：1）五个用量梯度进行单因素实验，考察离子液体与水不同质量比对短柄五加多糖羧甲基化取代度（DS）的影响，结果见图 11.23。

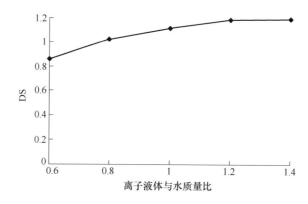

图 11.23　离子液体与水质量比对取代度的影响

　　由图 11.23 可知，随着离子液体与水质量比提升，短柄五加多糖羧甲基化的取代度明显升高，当离子液体与水质量比为 1.2∶1，取代度到达最高值，当继续增大离子液体与水质量比，取代度变化不大。因此，离子液体与水质量比以 1.2∶1 为宜。

（6）溶剂用量对取代度的影响　固定短柄五加多糖用量为 1.0g、反应温度 55℃、反应时间为 2.5h、氯乙酸用量为 12.0g、NaOH 用量为 10.0g、离子液体与水质量比为 1.2∶1，分别选择溶剂用量为 7，9，11，13，15mL 五个用量梯度进行单因素实验，考察溶剂不同用量对短柄五加多糖羧甲基化取代度的影响，结果如图 11.24。

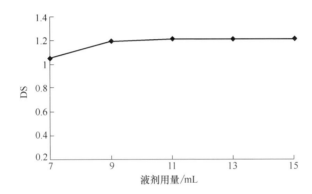

图 11.24　溶剂用量对取代度的影响

由图 11.24 可知，当溶剂用量少于 11mL 时，短柄五加多糖羧甲基化取代度随溶剂用量的增大略有提升，当溶剂用量达到 11mL 时取代度已达最高值，当继续增大溶剂用量时，取代度变化不大。以上结果表明，当反应溶剂达到足够量时，其对取代度的影响不大，此反应的溶剂用量以 11mL 为宜。

综上所述，单因素实验结果表明，短柄五加多糖羧甲基化的较佳合成条件为：当短柄五加多糖用量为 1.0g 时，反应温度为 55℃、反应时间为 2.5h、氯乙酸用量为 12.0g、NaOH 用量为 10.0g、离子液体与水质量比为 1.2∶1、溶剂用量为 11mL。在最佳条件下平行实验 5 次，短柄五加多糖羧甲基化取代度为 1.27，1.23，1.25，1.26，1.28，平均值为 1.26，RSD 为 1.53%，表明重复性较好，取代度相对较高。

11.4.3.2　正交实验

以上单因素实验表明，相对短柄五加多糖羧甲基化反应其他因素而言，反应时间和溶剂用量对取代度（DS）影响较小。因此，以取代度为指标，固定短柄五加多糖用量为 1.0g、反应时间为 2.5h 和溶剂用量为 11mL。以离子液体与水质量比、反应温度、氯乙酸用量和 NaOH 用量为主要影响因素，设计四因素四水平正交实验

（表 11.11），优化短柄五加多糖的羧甲基化制备工艺。 按照设计的正交实验表进行了 16 组实验，每组实验均重复 3 次，取算术平均值，结果列于表 11.12。

表 11.11 短柄五加多糖羧甲基化反应影响因素水平表

水平	因素			
	A 离子液体与水质量比	B 反应温度/℃	C 氯乙酸用量/g	D NaOH 用量/g
1	1.0 : 1	55	11.5	9.5
2	1.1 : 1	60	12.0	10.0
3	1.2 : 1	65	12.5	10.5
4	1.3 : 1	70	13.0	11.0

表 11.12 短柄五加多糖羧甲基化正交实验结果

实验号	A	B	C	D	空列	DS
1	1	1	1	1	1	0.96
2	1	2	2	2	2	1.02
3	1	3	3	3	3	1.08
4	1	4	4	4	4	1.07
5	2	1	2	3	4	1.10
6	2	2	1	4	3	1.13
7	2	3	4	1	2	1.24
8	2	4	3	2	1	1.21
9	3	1	3	4	2	1.22
10	3	2	4	3	1	1.26
11	3	3	1	2	4	1.33
12	3	4	2	1	3	1.25
13	4	1	4	2	3	1.02
14	4	2	3	1	4	1.06
15	4	3	2	4	1	1.09
16	4	4	1	3	2	1.00
K_{1j}	4.128	4.300	4.420	4.508	—	—
K_{2j}	4.680	4.472	4.460	4.580	—	—
K_{3j}	5.060	4.740	4.572	4.440	—	—
K_{4j}	4.168	4.532	4.588	4.508	—	—
R	0.233	0.110	0.042	0.035	—	—

对表 11. 12 中正交实验结果开展方差分析，结果见表 11. 13。

表 11. 13 短柄五加多糖羧甲基化正交实验方差分析表

方差来源	偏差平方和	自由度	方差	参数 F	参数 F_α	P
A	0. 116	3	0. 0387	116	F0. 05（3，3）= 9. 28	< 0. 01
B	0. 019	3	0. 0063	19	F0. 01（3，3）= 29. 5	< 0. 05
C	0. 004	3	0. 0013	4	F0. 05（3，3）= 9. 28	
D	0. 001	3	0. 0003	1	F0. 01（3，3）= 29. 5	
误差 e	0. 001	3	0. 0003			
总和	0. 141	15				

由表 11. 13 可知，离子液体与水质量比（因素 A）为高度显著因素，反应温度（因素 B）为显著因素，氯乙酸用量（因素 C）和 NaOH 用量（因素 D）为不显著因素，各因素对取代度影响顺序为 A> B> C> D，最优水平组合为 $A_3B_3C_1D_1$。 按照最优水平，确定最佳工艺条件为：当短柄五加多糖用量为 1.0g 时，离子液体与水质量比为 1.2∶1，反应温度为 65℃，氯乙酸用量为 11.5g，NaOH 用量为 9.5g、反应时间为 2.5h 和溶剂用量为 11mL。

由于最优水平组合 $A_3B_3C_1D_1$ 未出现在表 11. 13 正交实验中，因此对其进行验证性实验，以确定其合理性。 在最优水平组合下进行实验，并重复 5 次，分别测定其取代度，结果为 1. 33，1. 35，1. 37，1. 36，1. 32，平均值为 1. 35，RSD 为 1. 54%，实验重复性好，且取代度高，表明该实验最优组合条件合理、可行。 按照上述最佳工艺条件，开展短柄五加粗多糖的羧甲基化修饰，获得了羧甲基化短柄五加粗多糖［C-ABP（粗）］。

11.5 小结

（1）以黄芪多糖、灵芝多糖和短柄五加多糖为原料，以 1-烯丙基-3-甲基咪唑氯盐离子液体为溶剂，开展了 3 种天然植物多糖的羧甲基化接枝技术研究，开展了相关单因素实验和正交实验研究，确定了多糖羧甲基化的最佳工艺条件，并按照确定的最佳工艺，制备了 3 种羧甲基化粗多糖。

（2）通过对 3 种天然植物多糖的羧甲基化接枝技术研究，分别获得了 C-AMP、C-GLP 和 C-ABP 3 种羧甲基化天然植物多糖，利用 IR 和 ^{13}C-NMR 对接枝产物进行了结构表征，结果表明，在多糖基本结构未改变的前提下，成功地向 3 种天然植物多糖中引入了羧甲基,实现了羧甲基化接枝修饰。

(3)以取代度为指标,通过单因素实验研究,初步确定了影响3种羧甲基化植物多糖取代度的主要反应因素和水平,在此基础上开展正交实验研究,对其接枝工艺进行优化。 结果表明:①黄芪多糖羧甲基化的最佳工艺条件为:当黄芪多糖用量 1g 时,离子液体与水质量比为 1.5:1、反应温度 60℃、氯乙酸用量为 16.0g、NaOH 用量为 10.0g、反应时间为 4.0h 和溶剂用量为 10mL;②灵芝多糖羧甲基化的最佳工艺条件为:当灵芝多糖用量为 1.0g 时,离子液体与水质量比为 1.1:1、反应温度 60℃、氯乙酸用量为 10.0g、NaOH 用量为 9.5g、反应时间为 3.0h 和溶剂用量为 12mL;③短柄五加多糖羧甲基化的最佳工艺条件为:当短柄五加多糖用量为 1.0g 时,离子液体与水质量比为 1.2:1,反应温度 65℃,氯乙酸用量为 11.5g,NaOH 用量为 9.5g、反应时间为 2.5h 和溶剂用量为 11mL。 在上述最佳条件下,3 种羧甲基化植物多糖的取代度分别为 1.66,1.30,1.35。

(4)按照 3 种精制多糖羧甲基化的最佳工艺,制备了 C-AMP(粗)、C-GLP(粗)和 C-ABP(粗)3 种羧甲基化粗多糖。

12

罗汉果多糖的羧甲基化修饰

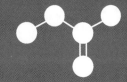

12.1　羧甲基化罗汉果多糖的制备及测定
12.2　测定结果
12.3　小结

12.1 ▶ 羧甲基化罗汉果多糖的制备及测定

12.1.1 试剂、材料和仪器

（1）材料　罗汉果（产自广西）。

（2）试剂　异丙醇、氢氧化钠、氯乙酸、乙醇、水杨酸、乙酸、盐酸、溴化钾、丙二醇、1,1-二苯基-2-三硝基苯肼、30%过氧化氢、硫酸铁均为国产分析纯。

（3）主要仪器　SCIENTZ-10N冷冻干燥机：宁波新芝生物科技股份有限公司；DGX-9143电热恒温鼓风干燥箱：上海福玛实验设备有限公司；永磁直流电动搅拌器：上海梅颖浦仪器仪表制造有限公司；DGX-9143电热恒温鼓风干燥箱：上海福玛实验设备有限公司；Nicolet5700型傅立叶变换红外光谱仪：Fourier transformInfrared spectrometer FTIR：美国布鲁克海文仪器公司；UV-17001C紫外分光光度计：上海凤凰光学科仪有限公司。

12.1.2 羧甲基化修饰步骤

取罗汉果多糖200mg，溶于25mL异丙醇，搅拌下加入20%氢氧化钠10mL碱化处理3h。将2.63g氯乙酸溶于25mL的异丙醇，再加入20%氢氧化钠溶液10mL，充分搅拌，缓慢滴加一半混合液于反应液中，搅拌3h。升温到60℃反应30min。滴加另一半混合液于反应液中，在60℃下反应1h。用0.5mol/L乙酸溶液调节反应液至pH= 7。透析5d，浓缩至10mL，冷冻干燥得到羧甲基化的罗汉果多糖。

12.1.3 羧甲基化取代度的测定

精确称取10mg羧甲基化罗汉果多糖样品，放入烘箱中干燥1~2h，加入体积分数为70%的乙醇3mL，混合后放置5min。依次加入10mL蒸馏水，50mL、0.5mol/L的NaOH溶液，混合搅拌至多糖样品溶解。然后用0.1mol/L的HCl滴定，以酚酞为指示剂，至红色褪去，按"10.3.2.1 羧甲基化取代度的测定"计算每克羧甲基多糖所需 HCl 的用量 N_A：

12.1.4 红外光谱分析

称取 2~3mg 罗汉果多糖和羧甲基化罗汉果多糖，加入 KBr 粉末，磨细之后压片，使用傅立叶变换红外光谱仪，在 4000~400cm^{-1} 波长处扫描红外吸收值。

12.1.5 ·DPPH 清除率测定

1，1-二苯基-2-三硝基苯肼（DPPH）在含有自由基的化学反应中作为一种监测反应的物质，常用于抗氧化成分的体外抗氧化性评价。罗汉果多糖及羧甲基化罗汉果多糖待测液的配制：分别配制浓度为 0.2，0.4，0.6，0.8，1，2，3，4，5，6，7，8，9，10mg/L 的多糖母液于具塞试管中。设置 5 个测试组：两个样品组分别对应罗汉果多糖和羧甲基化多糖，一个对照组和两个空白组用来避免样品本身吸光度的影响。样品组：3.5mL 0.1g/L 的·DPPH 的 50% 乙醇溶液，0.5mL 样品溶液；对照组：3.5mL 0.1g/L 的·DPPH 的 50%乙醇溶液，0.5mL 蒸馏水；空白组：3.5mL 无水乙醇，0.5mL 样品溶液。将不同质量浓度的多糖样品对应的 3 组溶液分别加入 10mL 具塞试管中，充分混匀，避光静置 30min，在 517nm 波长处测定吸光度，依次标记为 A_2、A_0、A_1。按"10.1.5 硫酸酯化山药多糖的抗氧化性能"中方法计算一定浓度下的罗汉果多糖及羧甲基化罗汉果多糖对·DPPH 的清除率。

12.1.6 羟基自由基清除率测定

分别配制质量浓度为 0.2，0.4，0.6，0.8，1.0mol/L 的罗汉果多糖溶液和羧甲基化罗汉果多糖溶液于具塞试管中，设置 5 个测试组，两个样品组分别对应罗汉果多糖和羧甲基化多糖，一个空白组，两个对照组来避免样品本身吸光度的影响。样品组：取样品溶液 1mL，依次加入 9mmol/L FeSO$_4$ 溶液 1mL、9mmol/L 的水杨酸-乙醇溶液 1mL、8.8mmol/L 的 H$_2$O$_2$ 溶液 1mL，充分混匀后于 37℃水浴 30min。空白组则用蒸馏水代替样品溶液分别加入 FeSO$_4$ 溶液、水杨酸-乙醇溶液和 H$_2$O$_2$ 溶液。

对照组则为 1mL 样品溶液加入 3mL 无水乙醇溶液。并计算其羟基自由基的清除率。

12.2 测定结果

12.2.1 羧甲基化取代度测定结果

对罗汉果多糖进行羧甲基化修饰，由计算出羧甲基化罗汉果多糖的取代度为 0.41。

12.2.2 红外光谱分析结果

罗汉果多糖的红外光谱图如图 12.1 所示，说明罗汉果多糖具有多糖类的红外特征吸收峰：3267cm^{-1} 为 O—H 的伸缩振动吸收峰，2917cm^{-1} 为 C—H 的伸缩振动吸收峰，1591cm^{-1} 为 C—O 伸缩振动吸收峰，1412cm^{-1} 为 C—H 弯曲振动吸峰，1014cm^{-1} 为糖环醚键 C—O—C 的不对称伸缩振动吸收峰，构成了糖类特征吸收峰。

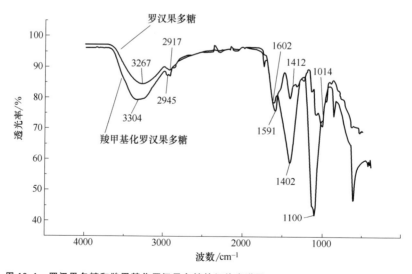

图 12.1　罗汉果多糖和羧甲基化罗汉果多糖的红外光谱图

羧甲基化罗汉果多糖的红外光谱图如图 12.1 所示，3304cm^{-1} 为 O—H 的伸缩振动吸收峰，2945cm^{-1} 为 C—H 的伸缩振动吸收峰，1100cm^{-1} 为糖环中 C—O—C 的伸缩振动吸收峰，说明羧甲基化罗汉果多糖具有多糖类物质的特征吸收峰，对比羧甲基罗汉果多糖与罗汉果多糖的红外光谱图可发现，羧甲基罗汉果多糖 1402cm^{-1} 和 1602cm^{-1} 处分别出现羧酸盐的对称伸缩振动吸收峰与反对称振动吸收峰。 由此表明，本实验实现了罗汉果多糖的羧甲基化修饰。

12.2.3　·DPPH 清除活性

罗汉果多糖及其羧甲基化产物的清除·DPPH 的结果如图 12.2 所示，可以看出罗汉果多糖及其羧甲基化产物都具有清除·DPPH 的活性，浓度范围在 0～7mg/mL 的罗汉果多糖及其羧甲基化产物的·DPPH 清除率随浓度提高而快速增加，羧甲基化罗汉果多糖的·DPPH 清除率大于罗汉果多糖。 在浓度为 5mg/mL 时，通过计算得到罗汉果多糖和羧甲基化罗汉果多糖的 P 值为 0.00236，为极显著关系，当浓度为 10mg/mL 时 P 值为 0.041，小于 0.05，说明羧甲基化罗汉果多糖·DPPH 清除能力相较于罗汉果多糖有显著提高。

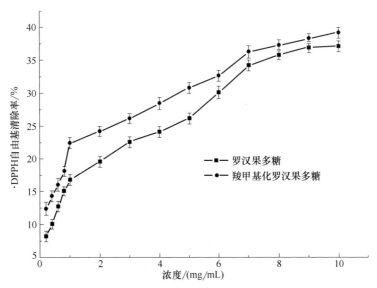

图 12.2　罗汉果多糖及羧甲基化罗汉果多糖清除·DPPH 测定结果

12.2.4 羟基自由基(·OH)清除活性

罗汉果多糖及其羧甲基化产物对羟基自由基(·OH)的清除作用如图 12.3 所示，由图可知罗汉果多糖及其羧甲基化产物均对 Fenton 反应产生的羟基自由基有清除作用，且随浓度的增加清除率逐渐升高。在浓度达到 1mg/mL 时，羧甲基化罗汉果多糖对羟基自由基的清除率达到 33.68%，罗汉果多糖的清除率达到 31.33%，经过计算可知 P 值为 0.036，小于 0.05，可知羧甲基化罗汉果多糖清除羟基自由基能力相对于罗汉果多糖有显著提高。可见在低浓度范围内，羧甲基化罗汉果多糖表现出较强的清除活性。

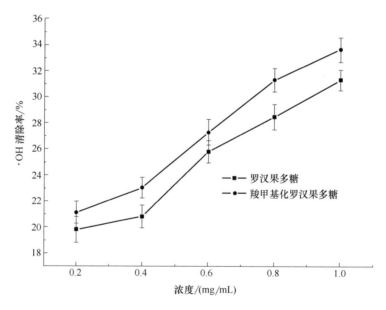

图 12.3 罗汉果多糖及羧甲基化罗汉果多糖清除羟基自由基测定结果

12.3 小结

（1）使用氢氧化钠-氯乙酸法对罗汉果多糖进行了羧甲基化修饰，羧甲基化取代度为 0.41，以红外光谱分析罗汉果多糖和羧甲基化罗汉果的官能团，证明羧甲基化成功。

（2）通过·DPPH清除测定和·OH清除测定，发现在相同质量浓度下羧甲基化罗汉果多糖抗氧化活性比罗汉果多糖要高。

13

枸杞多糖的羧甲基化修饰

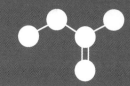

13.1　羧甲基化枸杞多糖的制备及测定
13.2　测定结果
13.3　小结

13.1　羧甲基化枸杞多糖的制备及测定

13.1.1　羧甲基化修饰

准确称取 200mg 枸杞多糖溶于 25mL 异丙醇中，搅拌下加入体积分数为 20% 的氢氧化钠 10mL 碱化处理 3h，将 2.63g 氯乙酸溶于 25mL 的异丙醇，再加入体积分数为 20% 的氢氧化钠溶液 10mL，充分搅拌，缓慢滴加一半混合液于反应液中，搅拌 3h，升温到 60℃ 反应 30min，滴加另一半混合液于反应液中，在 60℃ 下反应 1h，用 0.5mol/L 乙酸溶液调节反应液至 pH=7，透析 5 天，浓缩后冷冻干燥得到羧甲基化的枸杞多糖。

13.1.2　羧甲基化取代度的测定

羧甲基取代度的测定：称取 0.3g 羧甲基化枸杞多糖，向其中加入 40mL 2mol/L 盐酸溶液，搅拌 3.5h 离心去除上清液，残渣用 80% CH_3OH 溶液反复冲洗直到滤液中没有氯离子，然后溶于 50mL 0.5mol/L 氢氧化钠溶液中，置于 60℃ 水浴锅中至无色后用 0.1mol/L 盐酸溶液滴定，以酚酞作为指示剂，以红色消失且 30s 不变色为滴定终点，按"10.3.2.1　羧甲基化取代度的测定"中方法计算出取代度的值。

13.1.3　红外光谱分析

称取 2～3mg 枸杞多糖和羧甲基化枸杞多糖，加入 KBr 粉末，磨细之后压片，使用傅立叶变换红外光谱仪，在 400～4000cm^{-1} 波长处扫描红外吸收值。

配制不同浓度的多糖母液于具塞试管中，分别加入 2mL 质量浓度为 0.1g/L 的 DPPH 乙醇溶液，充分混匀，避光静置 30min。将不同质量浓度的多糖样品分别加入无水乙醇溶液中作空白，以 DPPH 溶液作对照，在 517nm 波长处测定各个待测液的吸光度，计算对 ·DPPH 的清除率。

13.1.4　对羟基自由基清除作用测定

利用 Fenton 反应原理测定枸杞多糖及其羧甲基化产物对 H_2O_2 与 $FeSO_4$ 反应产生的 ·OH 的清除能力。 分别配制不同质量浓度的枸杞多糖溶液和羧甲基化枸杞多糖溶液，取样品溶液 1mL 依次加入 9mmol/L $FeSO_4$ 溶液 1mL、9mmol/L 的水杨酸-乙醇溶液 1mL，8.8mmol/L 的 H_2O_2 溶液 1mL，充分混匀后 37℃水浴 30min，以等体积的蒸馏水代替样品溶液作空白组，以等体积的蒸馏水代替水杨酸作样本组，在 510nm 波长处测定各个待测液的吸光度，计算对羟基自由基的清除率。

13.2　测定结果

13.2.1　羧甲基化取代度

对枸杞多糖进行羧甲基化修饰，通过计算得到羧甲基化取代度为 0.43。

13.2.2　枸杞多糖及其羧甲基化产物的红外光谱分析结果

枸杞多糖与羧甲基化枸杞多糖红外光谱图如图 13.1 所示，对比羧甲基化前后谱图可知，羧甲基化修饰后的大部分特征吸收峰都发生了不同程度的移动，这是由枸杞多糖分子中羧甲基基团的引入引起的。 在 3432cm^{-1} 和 3425cm^{-1} 为—OH 的伸缩振动峰，2970cm^{-1} 和 2963cm^{-1} 为 亚甲基 C—H 伸缩振动峰，这两组特征峰为典型多糖类物质的特征峰，反应后仍然保留了此特征吸收峰。 1641cm^{-1} 为—C—O—的非对称伸缩振动，该吸收峰为强峰； 1423cm^{-1} 为—C—O—对称伸缩振动，该吸收峰为中强峰；1368cm^{-1} 为 O—H 面内变角振动，该吸收峰为中强峰。 而 1641cm^{-1}，1423cm^{-1}，1368cm^{-1} 处的 3 个吸收峰为—COOH—基团的特征吸收峰，证明羧甲基取代成功。

13.2.3　·DPPH 清除率

如图 13.2 所示枸杞多糖和羧甲基化枸杞多糖均对 ·DPPH 具有一定的清除作用

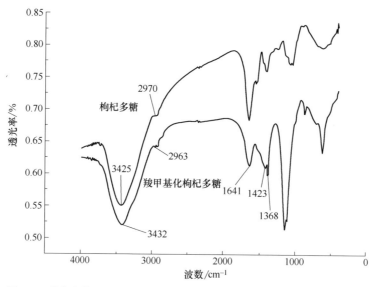

图 13.1　枸杞多糖和羧甲基枸杞多糖的红外光谱图

且与它们的质量浓度呈正相关关系，当质量浓度小于 1mg/mL 时，羧甲基化枸杞多糖和枸杞多糖对·DPPH 的清除效果相差不大，当浓度范围大于 1mg/mL 时，羧甲基化枸杞多糖对·DPPH 的清除作用明显好于枸杞多糖，当浓度达到 5mg/mL 时，羧甲基化枸杞多糖对·DPPH 的清除率达到 68.02%。

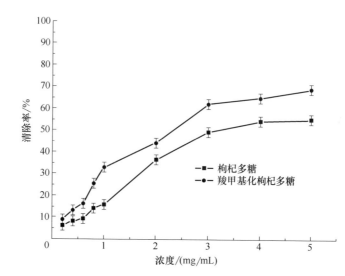

图 13.2　枸杞多糖及羧甲基化枸杞多糖清除·DPPH 测定结果

13.2.4　羟基自由基清除活性

枸杞多糖及其羧甲基化产物对羟基自由基的清除作用如图 13.3 所示，由图可知枸杞多糖及其羧甲基化产物均对 Fenton 反应产生的羟基自由基有清除作用，且与浓度呈正相关。 当质量浓度达到 1mg/mL 时，枸杞多糖对羟基自由基的清除率为 45.42%，羧甲基化枸杞多糖的清除率为 56.22%，在相同质量浓度下，羧甲基化枸杞多糖表现出更强的清除活性，说明羧甲基的引入可以提高枸杞多糖对羟基自由基的清除能力。

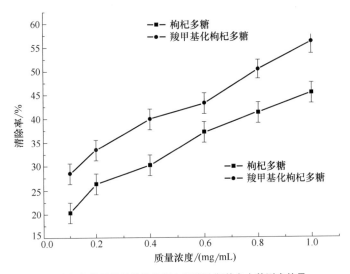

图 13.3　枸杞多糖及羧甲基化枸杞多糖清除羟基自由基测定结果

13.3 小结

（1）通过红外光谱分析枸杞多糖和羧甲基化枸杞多糖的官能团，表明对枸杞多糖成功进行羧甲基化修饰，羧甲基化取代度为 0.43。

（2）通过抗氧化性活性测定，可知在相同质量浓度下，羧甲基化枸杞多糖抗氧化活性要高于枸杞多糖，这与文献中研究结果一致。 通过分析可能是通过引入羧甲基基团，对枸杞多糖的生物活性进行了改变，从而提高枸杞多糖的抗氧化性。

14

无花果多糖的羧甲基化修饰

14.1　羧甲基化无花果多糖的制备与测定

14.2　测定结果

14.3　小结

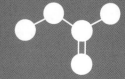

14.1　羧甲基化无花果多糖的制备与测定

14.1.1　无花果多糖的羧甲基化修饰

采用有机溶剂碱化法制备羧甲基化无花果多糖，准确称取 300mg 无花果多糖溶于 25mL 异丙醇中，搅拌下加入 20%（质量分数，下同）氢氧化钠 10mL，冰水浴搅拌 3h 得到混合溶液 1。 将 2.63g 氯乙酸溶于 25mL 的异丙醇，再加入 20%氢氧化钠溶液 10mL，充分搅拌得到混合溶液 2。 缓慢滴加一半混合溶液 2 于混合溶液 1 中，常温下搅拌 3h，再升温到 60℃反应 30min。 再滴加另一半混合溶液 2 于混合溶液 1 中，在 60℃下反应 1h，用 0.5mol/L 乙酸溶液调节混合溶液 1 至 pH=7，浓缩至 10mL 后透析 5d，冷冻干燥得到羧甲基化的无花果多糖。

14.1.2　羧甲基化取代度的测定

精确称取 10mg 羧甲基化无花果多糖样品干燥后加入体积分数为 70% 的乙醇 3mL，混合均匀后放置 5min，然后将其溶于 10mL 的纯净水，边搅拌边滴加 50mL 的 0.5mol/L NaOH 溶液，混合搅拌至多糖样品溶解。 然后用 0.1mol/L 的 HCl 滴定，以酚酞为指示剂，至红色褪去，计算每克羧甲基多糖所需 HCl 的用量及羧甲基取代度（DS）。

14.1.3　红外光谱分析

称取 2~3mg 精制无花果多糖和羧甲基化无花果多糖，KBr 压片，使用傅立叶变换红外光谱仪，在 400~4000cm^{-1} 波长处扫描红外光吸收值。

14.1.4　DPPH 法测抗氧化活性

配制浓度为 0.08mmoL 的 DPPH 溶液。 取不同浓度无花果多糖溶液于·DPPH

溶液中，室温下静置 30min 后于 517nm 处测定吸光度。 以无水乙醇作为试剂空白，以·DPPH 溶液为对照，计算自由基清除率。

14.1.5   清除羟自由基(·OH) 能力的测定

分别在试管中加入 9mmol/L FeSO$_4$ 溶液，9mmol/L 水杨酸-乙醇溶液以及不同无花果多糖浓度的样品溶液，再加 8.8mmol /L H$_2$O$_2$，振荡充分混合均匀，充分进行反应，在 510nm 下测定反应的吸光度，为空白样测定值 (以样品溶剂代替样品)，计算自由基清除率。

14.2   测定结果

14.2.1   羧甲基化取代度

通过计算得到无花果羧甲基化取代度为 0.46。

14.2.2   红外光谱分析

无花果多糖与羧甲基化无花果多糖红外光谱图如图 14.1 所示，对比羧甲基化前后谱图可知，在 3412cm^{-1} 和 3393cm^{-1} 处为—OH 的伸缩振动峰，2970cm^{-1} 和 2963cm^{-1} 为亚甲基 C—H 伸缩振动峰，这两组特征峰为典型多糖类物质的特征峰，反应后仍然保留了此特征吸收峰，1601cm^{-1} 处为—C—O—的非对称伸缩振动，该吸收峰为强峰； 1423cm^{-1} 为—C—O—对称伸缩振动，该吸收峰为中强峰，1326cm^{-1} 为 O—H 面内变角振动，该吸收峰为中强峰，而 1640cm^{-1}，1420cm^{-1}，1368cm^{-1} 处的 3 个吸收峰为—COOH 基团的特征吸收峰，证明羧甲基取代成功。

14.2.3   ·DPPH 清除率

无花果多糖和羧甲基无花果多糖清除·DPPH 的能力如图 14.2 所示，在浓度

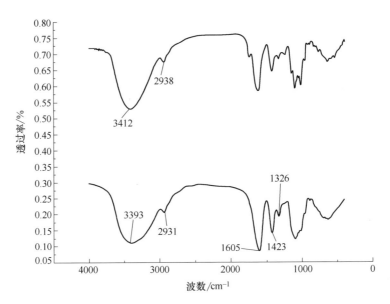

图 14.1　无花果多糖和羧甲基无花果多糖红外光谱图

0~1mg/mL 时，羧甲基无花果多糖的清除能力与无花果多糖并无显著差别，可能是浓度过低的原因。在浓度 1~6mg/mL 时，羧甲基无花果多糖对·DPPH 清除能力显著高于无花果多糖，且随浓度的上升，差距变大。在浓度 6~10mg/mL，羧甲基化无花果多糖和无花果多糖对·DPPH 清除率提高幅度逐渐放缓。由此可知，在低浓度时羧甲基无花果多糖和无花果多糖对·DPPH 的清除能力相似，在高浓度时羧甲基无花果多糖要高于无花果多糖。

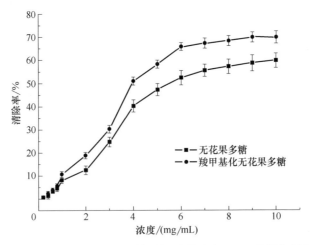

图 14.2　无花果多糖和羧甲基无花果多糖清除·DPPH 的测定结果

14.2.4　羟基自由基清除率

无花果多糖和羧甲基无花果多糖清除羟基自由基（·OH）的能力如图14.3所示，无花果多糖和羧甲基化无花果多糖清除羟基自由基的能力随浓度的提高而提高，当浓度达到9mg/mL时，无花果多糖对羟基自由基的清除率达到61.33%，羧甲基化无花果多糖对羟基自由基的清除率达到74.22%，且随着浓度的提高清除率不再变化，说明羧甲基化修饰能提高无花果多糖的抗氧化能力。

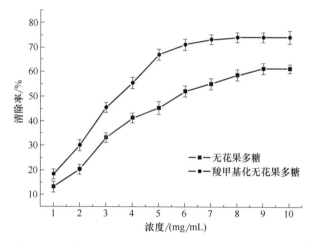

图14.3　无花果多糖和羧甲基无花果多糖清除羟基自由基测定
结果

14.3　小结

（1）通过红外光谱分析无花果多糖与其羧甲基化产物的官能团，表明成功对无花果多糖进行羧甲基化修饰，羧甲基化取代度为0.48。

（2）通过·DPPH和·OH清除测试，可知在相同质量浓度下，羧甲基化无花果多糖抗氧化活性要高于无花果多糖。

15

羧甲基化多糖的保润性能评价

15.1 仪器和材料

15.2 物理保润性能测试

15.3 成品卷烟实验样品感官作用评价

15.4 小结

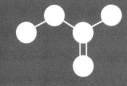

　　为了考察羧甲基化粗多糖与羧甲基化精制多糖对卷烟保润性能的影响和区别，按照前文正交实验获得的最佳工艺条件，以未经凝胶色谱技术纯化的 3 种粗多糖为原料，分别制备了羧甲基化黄芪粗多糖 C-AMP（粗）、羧甲基化灵芝粗多糖 C-GLP（粗）和羧甲基化短柄五加粗多糖 C-ABP（粗）。然后，以黄金叶品牌空白卷烟为载体，开展物理保润性能测试和感官作用评价，考察 C-AMP、C-AMP（粗）、C-GLP、C-GLP（粗）、C-ABP、C-ABP（粗）6 种羧甲基化多糖的保润性能，从中筛选出保润性能优越的羧甲基化植物多糖，用于保润剂复配。

15.1　仪器和材料

　　主要仪器见表 15.1。

表 15.1　主要仪器

仪器	型号	生产厂商
电子天平	XS 225A-SCS	北京赛多丽丝天平有限公司
恒温加热磁力搅拌器	DF-101S	河南爱博特科技发展有限公司
冰箱	FCD-270SE	青岛海尔特种电冰柜有限公司
手套箱	STX301	河南爱博特科技发展有限公司
温湿度计	HC520	上海联林机电有限公司
烘箱	101-2 型	上海市试验仪器总厂

　　主要试剂及材料见表 15.2。

表 15.2　试剂与材料

名称	纯度	生产厂商
羧甲基化黄芪多糖（C-AMP）	—	自制
羧甲基化灵芝多糖（C-GLP）	—	自制
羧甲基化短柄五加多糖（C-ABP）	—	自制
羧甲基化黄芪粗多糖 [C-AMP（粗）]	—	自制
羧甲基化灵芝粗多糖 [C-GLP（粗）]	—	自制
羧甲基化短柄五加粗多糖 [C-ABP（粗）]	—	自制
丙二醇	AR	国药集团化学试剂有限公司
乙醇	AR	国药集团化学试剂有限公司
浓硫酸	分析纯	中国宿州化学试剂有限公司
参比卷烟	—	河南中烟工业有限责任公司
蒸馏水	二次蒸馏水	自制

15.2 物理保润性能测试

以黄金叶品牌卷烟参比卷烟烟丝为载体，以丙二醇和空白烟丝作为对照样，开展 C-AMP、C-AMP（粗）、C-GLP、C-GLP（粗）、C-ABP、C-ABP（粗）的物理保润性能测试，考察 6 种羧甲基化多糖对卷烟的物理保润性能。

15.2.1 测试方法

将 C-AMP、C-AMP（粗）、C-GLP、C-GLP（粗）、C-ABP、C-ABP（粗）和丙二醇分别配制成质量分数为 10% 的水溶液。首先将 1000g 未加香加料的空白烟丝置于温度 22℃ ± 2℃、相对湿度 60% ± 5% 的条件下平衡 48h。然后等量称取 8 份烟丝，每份 100g，分别向 7 份烟丝中均匀施加 5.0g6 种羧甲基化植物多糖和丙二醇的上述水溶液，即上述 6 种羧甲基化植物多糖样品和丙二醇添加量相对于烟丝重量的比例为 0.5%；同时，空白样为等量烟丝施加 4.5g 水。在相同环境条件下混合均匀，分别称取 6.0g 烟丝，然后置于 22℃ ± 1℃，相对湿度 40% ± 2% 的手套箱中考察其解湿过程，利用手套箱中的电子天平每间隔 5min 自动测试一次烟丝重量，并对即时含水率的变化进行分析，考察其物理保润效果，每个样品分别进行三次平行实验。此外，在称取烟丝进行物理保润性能测试的同时，利用传统烘箱法测定烟丝起始含水率及干重。

15.2.2 数据拟合

通过实验得到的数据计算得到不同时刻的烟丝干基含水率，并采用数学分析软件将干基含水率（x）随时间（y）变化数据进行非线性拟合，求出方程 $x = -t_1 \times \ln[(y - y_0)/A_1]$ 的 3 个常数 y_0、A_1 和 t_1，结果见表 15.3。

15.2.3 结果与分析

确定烟丝含水率 14% 为起始点，含水率 10% 为终止点，考察烟丝含水率在该区

表 15.3 拟合方程常数 y_0、A_1 和 t_1 计算结果

样品	平行实验编号	拟合方程常数		
		y_0	A_1	t_1
C-AMP	1#	0.09269	0.12072	488.16280
	2#	0.09269	0.12026	488.08530
	3#	0.09268	0.12415	489.03060
C-AMP（粗）	1#	0.08370	0.13850	745.51710
	2#	0.08268	0.13799	774.65120
	3#	0.08351	0.12505	755.98750
C-GLP	1#	0.08542	0.12630	582.61240
	2#	0.08505	0.11487	566.67080
	3#	0.08527	0.12173	576.59470
C-GLP（粗）	1#	0.08220	0.13315	452.49660
	2#	0.08218	0.13570	453.75460
	3#	0.08216	0.13956	455.43800
C-ABP	1#	0.09157	0.12356	472.78390
	2#	0.09157	0.12312	472.40780
	3#	0.09154	0.12925	475.66800
C-ABP 粗	1#	0.08753	0.12672	496.36130
	2#	0.08753	0.12625	496.23400
	3#	0.08751	0.13248	498.51600
丙二醇	1#	0.08694	0.13250	474.33300
	2#	0.08693	0.13574	475.86679
	3#	0.08690	0.13999	477.73642
空白样	1#	0.07155	0.14958	498.81499
	2#	0.07155	0.14908	498.47201
	3#	0.07149	0.15548	502.50558

间内的变化情况。根据拟合方程 $x = -t_1 \times \ln[(y-y_0)/A_1]$，计算出起始点和终止点的时间，然后根据两点之间的时间差，考察 8 个样品烟丝从起始点到终止点的解湿时间，从而对羧甲基化植物多糖精制品、粗品及丙二醇的物理保润性能进行考察，结果见表 15.4。

（1）当烟丝干基含水率由 14% 下降到 10% 时，添加 C-AMP 和 C-AMP（粗）的烟丝解湿时间分别为 958min 和 939min，而未经羧甲基化的黄芪粗多糖解湿时间为 778min，前二者比后者分别延长了 180min 和 161min；C-GLP 和 C-GLP（粗）解湿时间分别为 927min 和 901min，灵芝粗多糖为 756min，前二者比后者分别延长了 171min 和 145min；C-ABP 和 C-ABP（粗）分别为 932min 和 906min，短柄五加粗多糖为 762min，前二者比后者分别延长了 170min 和 144min；以上分析结果表明，经羧甲基化结构修饰之后，天然植物多糖的物理保润性能显著提升。

表 15.4 烟丝干基含水率从 14% 到 10% 所需解湿时间

样品	平行实验编号	y=14%	y=10%	时间差/min	时间差平均值/min	SD	RSD
C-AMP	1#	527	1460	933	958	11	1.56%
	2#	501	1479	978			
	3#	499	1461	962			
C-AMP（粗）	1#	519	1465	933	939	12	1.39%
	2#	497	1472	962			
	3#	528	1464	923			
C-GLP	1#	389	1332	943	927	13	1.87%
	2#	379	1312	933			
	3#	405	1309	904			
C-GLP（粗）	1#	397	1299	902	901	12	1.89%
	2#	385	1289	904			
	3#	409	1307	898			
C-ABP	1#	401	1340	939	932	13	1.96%
	2#	409	1339	930			
	3#	418	1345	927			
C-ABP（粗）	1#	395	1301	893	906	14	2.05%
	2#	381	1316	914			
	3#	403	1336	912			
丙二醇	1#	352	1090	738	750	13	1.67%
	2#	364	1113	749			
	3#	380	1143	763			
空白样	1#	307	830	523	507	14	2.64%
	2#	314	847	533			
	3#	338	889	551			

（2）当烟丝干基含水率由 14% 下降到 10% 时，添加 6 种羧甲基化植物多糖的烟丝解湿时间均超过 900min，而添加丙二醇的烟丝解湿时间仅为 750min，表明 6 种羧甲基化植物多糖的物理保润性能明显优于传统保润剂丙二醇。

（3）8 个实验样品干基含水率从 14% 降到 10% 的解湿时间由大到小顺序为 C-AMP＞C-AMP（粗）＞C-ABP＞C-GLP＞C-ABP（粗）＞C-GLP（粗）＞丙二醇＞空白样，说明添加 6 种羧甲基化多糖和丙二醇的烟丝与空白烟丝相比，解湿时间明显延长，即添加保润剂的烟丝比未添加的物理保润性能好。

（4）羧甲基化精制多糖与羧甲基化粗多糖相比，解湿时间略有延长，但均未超过 30min，表明羧甲基化精制多糖的物理保润性能略优于羧甲基化粗多糖。

（5）6 种羧甲基化植物多糖均具有较好的物理保润性能，其中 C-AMP 和 C-AMP

（粗）尤为突出。

15.3 成品卷烟实验样品感官作用评价

15.3.1 成品卷烟实验样品制备

将 C-AMP、C-AMP（粗）、C-GLP、C-GLP（粗）、C-ABP 和 C-ABP（粗），分别配制成质量分数为 1% 的水溶液，然后按照 0.10‰，0.20‰，0.50‰，1.0‰，2.0‰五个梯度用量施加到 100g 黄金叶品牌空白卷烟烟丝中，手工卷制，密封放置 7d 后，在温度为 22℃ ± 1℃、相对湿度为 60% ± 2% 条件下平衡 72h，挑选质量为 910mg ± 10mg 的烟支，以黄金叶品牌空白卷烟为对照样，按照下述方法进行评吸。

15.3.2 感官评价方法及要求

借鉴单体香料感官作用评价方法，主要从香气特性、烟气特性和口感特性等 3 个方面考察保润剂对卷烟的感官作用。 具体的感官作用评价表如表 15.5 所示，表中评价指标说明如下。

（1）香气特性

① 谐调性：根据新型亲水型保润化合物经燃吸后与烟草本香的和合程度，分为谐调、较谐调、不谐调、外香显露，选择进行打勾。

② 丰富性：根据新型亲水型保润化合物经燃吸后对卷烟香气特性的影响程度，分为变差、 不明显、变好，选择进行打勾。

③ 香气质：卷烟的香气质越好分值越高，香气质越差分值越低。 香气质分为五个档次：1 即为差，2 为较差，3 为中等，4 为较好，5 为好，选择档次进行打勾。

④ 香气量：卷烟香气的量越足分值越高，香气的量越少分值越低。 香气量分为五个档次：1 即为差，2 为较差，3 为中等，4 为较足，5 为充足，选择档次进行打勾。

⑤ 透发性：卷烟香气越发分值越高，香气越沉闷分值越低。 香气的透发性分为五个档次：1 为沉闷，2 为较沉闷，3 为中等，4 为较透发，5 为透发，选择档次进行打勾。

表 15.5 感官作用评价表

嗅香		果香			花香			膏香			甜香			辛香			清香		其他
		强	中	弱	强	中	弱	强	中	弱	强	中	弱	强	中	弱	强	中	弱	
香气特性	谐调性	谐调（ ）			较谐调（ ）			不谐调（ ）			外香显露（ ）									
	丰富性	变差（ ）						不明显（ ）						变好（ ）						
	香气质	1（ ）			2（ ）			3（ ）			4（ ）					5（ ）				
	香气量	1（ ）			2（ ）			3（ ）			4（ ）					5（ ）				
	杂气	1（ ）			2（ ）			3（ ）			4（ ）					5（ ）				
	透发性	1（ ）			2（ ）			3（ ）			4（ ）					5（ ）				
烟气特性	劲头	1（ ）			2（ ）			3（ ）			4（ ）					5（ ）				
	浓度	1（ ）			2（ ）			3（ ）			4（ ）					5（ ）				
	细柔程度	1（ ）			2（ ）			3（ ）			4（ ）					5（ ）				
口感特性	刺激类型	尖刺　（ ）							呛刺（ ）										
	刺激程度	1（ ）			2（ ）			3（ ）			4（ ）					5（ ）				
	干燥程度	1（ ）			2（ ）			3（ ）			4（ ）					5（ ）				
	回甜	1（ ）			2（ ）			3（ ）			4（ ）					5（ ）				
	余味	1（ ）			2（ ）			3（ ）			4（ ）					5（ ）				
香韵表现形式		果香 （ ）		花香 （ ）		甜香 （ ）		辛香 （ ）		膏香 （ ）		清香 （ ）				其他				
备注																				

注：深灰色背底单元格为参比卷烟标准分值。

（2）烟气特性

① 劲头：卷烟烟气劲头越大分值越高，劲头越小分值越低。 烟气劲头分为五个档次：1 为小，2 为较小，3 为中等，4 为较大，5 为大，选择档次进行打勾。

② 浓度：卷烟烟气浓度越大分值越高，浓度越小分值越低。 烟气浓度分为五个档次：1 为小，2 为较小，3 为中等，4 为较大，5 为大，选择档次进行打勾。

③ 细柔程度：卷烟烟气越细腻柔和分值越高，烟气越粗糙分值越低。烟气细柔程度分为五个档次：1 为粗糙，2 为较粗糙，3 为中等，4 为较细腻柔和，5 为细腻柔和，选择档次进行打勾。

（3）烟气特性

① 刺激类型：卷烟烟气刺激性经过评价的主要类型划分为尖刺和呛刺两种类型，采用打勾形式标识刺激类型。

② 刺激程度：卷烟的刺激性越小分值越高，刺激性越大分值越低。刺激性程度分为五个档次：1 为大，2 为较大，3 为中等，4 为较小，5 为小，选择档次进行打勾。

③ 干燥程度：卷烟干燥感越弱分值越高，干燥感越强分值越低。干燥程序分为五个档次：1 为强，2 为较强，3 为中等，4 为较弱，5 为弱，选择档次进行打勾。

④ 回甜：评价口腔回甜感越大分值越高，烟气越苦分值越低。烟气甜度分为五个档次：1 为苦，2 为较苦，3 为中等，4 为较甜，5 为甜，选择档次进行打勾。

⑤ 余味：卷烟评价后整体余味的感受越干净舒适分值越高，余味越差分值越低。余味分为五个档次：1 即为差，2 为较差，3 为中等，4 为较干净舒适，5 为干净舒适，选择档次进行打勾。

（4）嗅香在评价之前由专门的评价人员讨论商定后统一填写，香韵表现形式根据保润剂经燃吸后所表现出来的香气特性，进行打勾选择。备注栏可以填写上述五项中不能体现的特殊情况，评价人员通过感官评吸后，参照表中阴影部分参比卷烟的分值对每个指标进行打分，然后对数据进行加权平均处理。

按照上述评吸方法和要求进行感官评价，选定评价人员为 15 人。

15.3.3　感官作用结果与分析

在以下感官作用评价结果与分析中，将空白编为 0# ，0.10‰，0.20‰，0.50‰，1.0‰，2.0‰五个梯度用量分别编为 1# 、2# 、3# 、4# 、5# 。在下面的感官作用评价结果表格中，最后一行总分均不含劲头分值。除空白分值外，其他数值均为 15 名评价人员评吸分值的平均值，并且均以空白为对照展开叙述。

15.3.3.1　C-AMP 感官作用评价结果与分析

C-AMP 在卷烟中感官作用评价结果见表 15.6，并对总分进行制图，结果见图 15.1。

表 15.6 C-AMP 感官作用评价结果

编号	0#	1#	2#	3#	4#	5#
香气质	4.00	4.00	4.08	4.00	3.79	3.79
香气量	3.50	3.53	3.71	3.43	3.07	3.29
杂气	3.50	3.54	3.70	3.64	3.50	3.29
透发性	3.50	3.79	3.50	3.43	3.21	3.43
劲头	3.00	3.00	3.00	2.93	2.93	2.86
浓度	3.50	3.46	3.43	3.43	3.14	2.93
细柔程度	3.50	3.90	3.93	3.71	3.86	3.93
刺激程度	3.00	3.21	3.32	3.29	3.79	3.79
干燥程度	3.00	3.20	3.38	3.43	3.57	3.43
回甜	3.50	3.61	3.88	4.00	3.50	3.86
余味	3.50	3.47	3.64	3.86	3.57	3.50
总分	34.50	35.71	36.57	36.22	35.00	35.24

从表 15.7 及图 15.1 可以看出，感官作用评价结果总分排序为 2# ＞ 3# ＞ 1# ＞ 5# ＞ 4# ＞ 0# ，五个不同用量梯度样品的感官作用评价结果总分均高于空白。

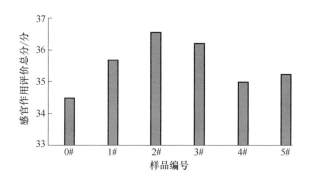

图 15.1　C-AMP 感官作用评价结果

1#：香气质基本保持不变，香气量、杂气稍有提升，浓度、余味等指标稍有下降，透发性和细柔程度有明显改善，甜度稍有增加，刺激和干燥程度有所降低。

2#：香气质微有提高，香气量稍有增加，杂气稍有减小，刺激程度、干燥程度和余味有所改善，细柔程度和回甜有明显提高。

3#：香气质、香气量、透发性、浓度变化不大，杂气略有减小，细柔程度、刺激程度有所改善，干燥程度、回甜和余味有明显提高。

4#：香气质、香气量、浓度、透发性均略有下降，而细柔程度、刺激程度、干燥程度均明显提高，其他指标变化不大。

5# 卷烟：香气质、香气量、浓度均下降，杂气略有增大，细柔程度、刺激程度、干燥程度和回甜均显著提高，其他指标变化不大。

以上分析表明，C-AMP 在空白卷烟中应用整体的感官作用效果较好，尤其是对细柔程度和口感特性方面的作用相当明显。

15.3.3.2　C-AMP（粗）感官作用评价结果与分析

C-AMP（粗）在卷烟中感官作用评价结果见表 15.7，并根据表中所示的总分做图，如图 15.2 所示。

表 15.7 C-AMP（粗）感官作用评价结果　　　　　　　　　　　　　　单位：分

编号	0#	1#	2#	3#	4#	5#
香气质	4.00	4.00	4.06	4.02	3.82	3.80
香气量	3.50	3.52	3.70	3.45	3.12	3.29
杂气	3.50	3.51	3.68	3.62	3.50	3.30
透发性	3.50	3.77	3.55	3.44	3.24	3.42
劲头	3.00	3.00	3.00	2.96	2.94	2.87
浓度	3.50	3.48	3.45	3.46	3.15	2.94
细柔程度	3.50	3.88	3.91	3.68	3.82	3.92
刺激程度	3.00	3.20	3.30	3.30	3.76	3.78
干燥程度	3.00	3.20	3.36	3.41	3.55	3.44
回甜	3.50	3.56	3.85	3.97	3.82	3.86
余味	3.50	3.46	3.62	3.84	3.55	3.50
总分	34.50	35.58	36.48	36.19	35.33	35.25

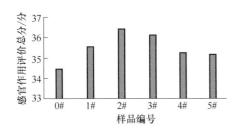

图 15.2　C-AMP（粗）感官作用评价结果

从表 15.7 及图 15.2 可以看出，感官作用评价结果总分排序为 2# ＞ 3# ＞ 1# ＞ 4# ＞ 5# ＞ 0#，五个不同用量梯度样品的感官作用评价结果总分均高于空白样。

1#：香气质基本保持不变，香气量、杂气稍有提升，浓度、余味等指标稍有下降，透发性和细柔程度有明显改善，甜度稍有增加，刺激和干燥程度有所降低。

2#：香气质微有提高，香气量稍有增加，杂气稍有减小，刺激程度、干燥程度和余味有所改善，细柔程度和回甜有明显提高。

3#：香气质、香气量、透发性、浓度变化不大，杂气略有减小，细柔程度、刺激程度有所改善，干燥程度、回甜和余味有明显提高。

4#：香气质、香气量、浓度、透发性均略有下降，而细柔程度、刺激程度、干燥程度均明显提高，其他指标变化不大。

5#：香气质、香气量、浓度均下降，杂气略有增大，细柔程度、刺激程度、干燥程度和回甜均显著提高，其他指标变化不大。

以上分析表明，C-AMP（粗）对卷烟整体感官作用效果较好，尤其是对细柔程度和口感特性方面的作用相当明显。 C-AMP（粗）同 C-AMP 相比，对卷烟的感官作用基本一致，仅在改善程度上，略差于后者。

15.3.3.3　C-GLP 感官作用评价结果与分析

C-GLP 感官作用评价结果见表 15.8，并根据表中所示的总分做图，如图 15.3 所示。

表 15.8　C-GLP 感官作用评价结果　　　　　　　　　　　　　　　　　单位：分

编号	0#	1#	2#	3#	4#	5#
香气质	4.00	3.95	3.92	3.86	3.78	3.55
香气量	3.50	3.50	3.50	3.42	3.33	3.25
杂气	3.50	3.42	3.39	3.64	3.42	3.33
透发性	3.50	3.58	3.50	3.50	3.42	3.50
劲头	3.00	3.00	3.00	2.92	2.83	2.83
浓度	3.50	3.79	3.45	3.43	3.25	3.08
细柔程度	3.50	3.64	3.65	3.93	3.90	4.07
刺激程度	3.00	3.15	3.24	3.50	3.33	3.08
干燥程度	3.00	3.50	3.07	3.50	3.42	3.33
回甜	3.50	3.50	3.58	3.58	3.67	3.75
余味	3.50	3.52	3.67	3.75	3.42	3.42
总分	34.50	35.05	34.97	36.03	35.04	34.36

如表 15.8 及图 15.3 所示，感官作用评价结果总分排序为：3# > 1# > 4# > 2# > 0# > 5# 。

1#：香气质微有降低，细柔程度、干燥程度、回甜和余味均有较大提高，刺激程度和杂气稍有减小，透发性稍有提高，其他指标变化不大。

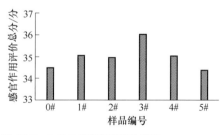

图 15.3　C-GLP 感官作用评价结果

2#：香气质稍有降低，杂气稍有增加，浓度有所增加，细柔程度有明显提高，其他指标变化不大。

3#：仅有香气质略有变差和香气量稍有降低，其他指标基本都向好的方向变化，其中杂气、刺激程度、干燥程度、细柔程度改善较为明显。

4#：细柔程度有较大提高，干燥程度、回甜稍有改善，其他指标均向差的方向变化。

5#：仅细柔程度有所提高，其他均变差。

以上分析表明，虽然添加 C-GLP 的卷烟感官作用总分不低，在口感特性方面具有较好作用，但香气特性方面具有不同程度的负面作用，用量较高时尤为突出。

15.3.3.4　C-GLP（粗）感官作用评价结果与分析

C-GLP（粗）在卷烟中感官作用评价结果见表 15.9，并根据表中所示的总分做图，如图 15.4 所示。

表 15.9　C-GLP(粗)感官作用评价结果　　　　　　　　　　单位：分

编号	0#	1#	2#	3#	4#	5#
香气质	4.00	3.93	3.91	3.84	3.76	3.53
香气量	3.50	3.50	3.50	3.42	3.32	3.26
杂气	3.50	3.41	3.38	3.62	3.41	3.34
透发性	3.50	3.56	3.50	3.50	3.40	3.50
劲头	3.00	3.00	3.00	2.94	2.85	2.84
浓度	3.50	3.78	3.47	3.44	3.27	3.09
细柔程度	3.50	3.63	3.63	3.93	3.98	4.06
刺激程度	3.00	3.13	3.23	3.48	3.35	3.08
干燥程度	3.00	3.00	3.06	3.41	3.42	3.32
回甜	3.50	3.50	3.57	3.58	3.66	3.73
余味	3.50	3.51	3.65	3.75	3.44	3.40
总分	34.50	34.95	34.90	35.97	35.01	34.31

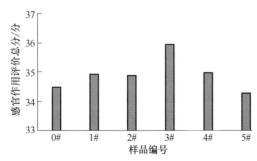

图 15.4　C-GLP（粗）感官作用评价结果

如表 15.9 及图 15.4 所示，感官作用评价结果总分排序为：3# > 1# > 4# > 2# > 0# > 5#。

1#：香气质微有降低，细柔程度、干燥程度、回甜和余味均有较大提高，刺激程度和杂气稍有减小，透发性稍有提高，其他指标变化不大。

2#：香气质稍有降低，杂气

稍有增加，浓度有所增加，细柔程度有明显提高，其他指标变化不大。

3#：仅有香气质略有变差和香气量稍有降低，其他指标基本都向好的方向变化，其中杂气、刺激程度、干燥程度、细柔程度改善较为明显。

4#：细柔程度有较大提高，干燥程度、回甜稍有改善，其他指标均向差的方向变化。

5#：仅细柔程度有所提高，其他均变差。

以上分析表明，C-GLP（粗）对卷烟的感官作用与 C-GLP 类似，虽然感官作用总分不低，在口感特性方面具有较好作用，但在香气特性方面具有不同程度的负面作用，用量较高时尤为明显；与 C-GLP 相比，C-GLP（粗）对卷烟的负面作用相对突出。

15.3.3.5　C-ABP 感官作用评价结果与分析

C-ABP 对卷烟的感官作用评价结果见表 15.10，并根据表中所示的总分做图，如图 15.5 所示。

表 15.10　C-ABP 感官作用评价结果　　　　　　　　　　　　　　　　单位：分

编号	0#	1#	2#	3#	4#	5#
香气质	4.00	3.92	4.00	4.08	3.83	3.58
香气量	3.50	3.58	3.58	3.67	3.33	3.25
杂气	3.50	3.67	3.64	3.64	3.42	3.33
透发性	3.50	3.58	3.50	3.50	3.42	3.50
劲头	3.00	3.00	3.00	2.92	2.83	2.83
浓度	3.50	3.83	3.43	3.43	3.25	3.08
细柔程度	3.50	3.64	3.75	3.92	4.00	4.08
刺激程度	3.00	3.07	3.14	3.50	3.33	3.08
干燥程度	3.00	3.00	3.07	3.42	3.42	3.33
回甜	3.50	3.50	3.58	3.58	3.67	3.75
余味	3.50	3.50	3.67	3.75	3.42	3.42
总分	34.50	35.29	35.36	36.49	35.09	34.40

如表 15.10 及图 15.5 所示，感官作用评价结果总分排序为 3# ＞ 2# ＞ 1# ＞ 4# ＞ 0# ＞ 5#。

1#：香气质、香气量、透发性和整体口感特性指标均基本持平，杂气和细柔程度有较大提高，浓度提升明显。

2#：香气质和透发性基本无变化，

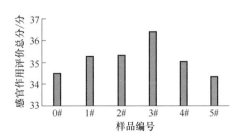

图 15.5　C-ABP 感官作用评价结果

香气量、干燥程度、回甜均有所改善，杂气、细柔程度、刺激程度改善明显，浓度微有降低。

3#：香气特性方面除透发性外其他指标均有所提升、浓度稍有降低，细柔程度和所有口感特性指标均显著提升。

4#：所有香气特性指标和浓度均有所降低，而细柔程度和所有口感特性指标却均有显著提升。

5#：作用效果基本类似于 4#，且负作用较大。

以上分析表明，C-ABP 在卷烟中应用整体的感官作用效果较好，尤其是对烟气特性的细柔程度和口感特性方面的作用相当明显，但是用量超过 1.0‰时，其对香气特性和浓度均有较大负面影响。

15.3.3.6　C-ABP（粗）感官作用评价结果与分析

C-ABP（粗）对卷烟的感官作用评价结果见表 15.11，并根据表中所示的总分做图，如图 15.6 所示。

表 15.11　C-ABP(粗)感官作用评价结果　　　　　　　　　单位：分

编号	0#	1#	2#	3#	4#	5#
香气质	4.00	3.90	4.00	4.05	3.82	3.56
香气量	3.50	3.56	3.59	3.65	3.32	3.25
杂气	3.50	3.69	3.65	3.65	3.42	3.33
透发性	3.50	3.56	3.54	3.50	3.42	3.50
劲头	3.00	3.00	3.00	2.93	2.85	2.84
浓度	3.50	3.81	3.50	3.45	3.26	3.09
细柔程度	3.50	3.62	3.73	3.89	3.95	4.06
刺激程度	3.00	3.07	3.12	3.47	3.31	3.07
干燥程度	3.00	3.00	3.06	3.39	3.40	3.34
回甜	3.50	3.50	3.56	3.56	3.65	3.73
余味	3.50	3.50	3.64	3.73	3.40	3.41
总分	34.50	35.24	35.39	36.33	34.95	34.34

从表 15.11 及图 15.6 可以看出，感官作用评价结果总分排序为 3# ＞ 2# ＞ 1# ＞ 4# ＞ 0# ＞ 5#。

1#：香气质、香气量、透发性和整体口感特性指标均基本持平，杂气和细柔程度有较大提高，浓度提升明显。

2#：香气质和透发性基本无变化，香气量、干燥程度、回甜均有所改善，杂气、细柔程度、刺激程度改善明显，浓度微有降低。

3#：香气特性方面除透发性外其他指标均有所提升、浓度稍有降低，细柔程度

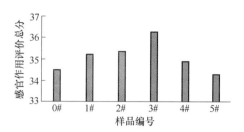

图 15.6　C-ABP（粗）感官作用评价结果

和所有口感特性指标均显著提升。

4#：所有香气特性指标和浓度均有所降低，而细柔程度和所有口感特性指标却均有显著提升。

5#：作用效果基本类似于 4#，且负作用较大。

以上分析表明，C-ABP（粗）对卷烟的整体感官作用效果较好，尤其是对烟气特性的细柔程度和口感特性方面的作用相当明显，但是用量超过 1.0‰时，其对香气特性和浓度均有较大负面影响。C-ABP（粗）同 C-ABP 相比，对卷烟的感官作用基本一致，仅在改善程度上，略差于后者。

15.4　小结

以黄金叶品牌空白卷烟为载体，开展 C-AMP、C-AMP（粗）、C-GLP、C-GLP（粗）、C-ABP、C-ABP（粗）的物理保润性能测试和感官作用评价，考察 6 种羧甲基化植物多糖的保润性能。

（1）物理保润性能测试结果表明，当烟丝干基含水率由 14% 下降到 10% 时，6 种羧甲基化植物多糖的解湿时间均超过 900min，表现出了较好的物理保润性能，羧甲基化精制多糖的物理保润性能略优于羧甲基化粗多糖，但解湿时间均未超过 30min。

（2）感官作用结果表明，C-AMP 和 C-AMP（粗）对卷烟的感官作用较好，尤其是在细柔程度及口感特性方面的作用相当明显，前者在改善程度上略优于后者；C-ABP 和 C-ABP（粗）对卷烟的整体感官作用效果较好，尤其是对口感舒适性的作用相当明显，前者在改善程度上略优于后者，但用量超过 1.0‰时，二者对香气特性和浓度均有一定负面影响；而 C-GLP 和 C-GLP（粗）虽在口感特性方面具有较好作用，但香气特性方面具有不同程度的负面作用，用量较高时尤为突出。

（3）以上分别表明：①C-AMP、C-AMP（粗）、C-ABP 和 C-ABP（粗）4 种羧甲基化植物多糖，不仅物理保润性能优越，而且具有较好的感官作用；②C-AMP（粗）、C-ABP（粗）的保润性能分别与 C-AMP、C-ABP 基本相当。因此，综合考虑保润效果、经济成本、可规模化等因素，选择 C-AMP（粗）和 C-ABP（粗）用于下一步保润剂复配。

16

多糖基保润剂复配及产品适用性研究

16.1 研究方法

16.2 适宜用量的确定

16.3 烟丝物理保润性能测试

16.4 成品卷烟实验样品感官作用评价

16.5 安全性评价

16.6 小结

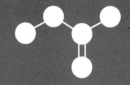

　　根据羧甲基化植物多糖的物理保润性能测试和感官作用评价结果，筛选出了 C-AMP（粗）和 C-ABP（粗）2 种效果较好的羧甲基化植物多糖，结合前期成果，将其与 6-O-羧甲基-D-吡喃半乳糖、1-O-羧甲基-D-果糖、1-O-羧甲基-D-甘露糖和 3-O-羧甲基-D-葡萄糖、6-O-羟乙基-D-吡喃半乳糖、1-O-羟乙基-D-果糖、1-O-羟乙基-D-吡喃甘露糖和 3-O-羟乙基-D-吡喃葡萄糖进行复配，开发出 JZ1# 和 JZ2#　2 种新型烟草保润剂，并以黄金叶品牌成品卷烟为载体，进行卷烟产品适用性研究工作。

16.1　研究方法

16.1.1　主要仪器

　　主要仪器见表 16.1。

表 16.1　卷烟产品适用性研究主要仪器

名称	型号或规格	生产商
倒置荧光显微镜	IX71	奥林巴斯科学仪器有限公司
超净工作台	BJ-2CD	上海博讯实业有限公司
二氧化碳培养箱	INB400	Memmert
流式细胞仪	Accuri C6	BD
微板振荡器	MS3	IKA
全波长酶标仪	FlexStation 3	MD
超低温冰箱	DW-HL 668	中科美菱低温科技有限责任公司
纯水仪	Advantage A10	Millipore
低速离心机	DT5-3	北京时代北利离心机有限公司
电子天平	Cpa124S	北京赛多利斯天平有限公司
pH 计	PHS-3C	上海仪电科学仪器股份有限公司
细胞培养板	96 孔	Corning
细胞培养瓶	225cm^2	Corning
无菌注射器	—	Corning
无菌过滤器	0.22μm	Corning

16.1.2　材料与试剂

　　卷烟产品适用性研究主要材料与试剂见表 16.2。

表 16.2　卷烟产品适用性研究主要材料与试剂

名称	纯度	生产厂商
6-O-羧甲基-D-吡喃半乳糖	98%	自制
1-O-羧甲基-D-呋喃果糖	98%	自制
1-O-羧甲基-D-吡喃甘露糖	97%	自制
3-O-羧甲基-D-吡喃葡萄糖	98%	自制
6-O-羟乙基-D-吡喃半乳糖	98%	自制
1-O-羟乙基-D-呋喃果糖	98%	自制
1-O-羟乙基-D-吡喃甘露糖	97%	自制
3-O-羟乙基-D-吡喃葡萄糖	98%	自制
C-AMP（粗）	—	自制
C-ABP（粗）	—	自制
浓硫酸	分析纯	中国宿州化学试剂有限公司
蒸馏水	自制	自制
LHC-8 细胞培养基	—	Invitrogen
RPMI1640 细胞培养基	—	Invitrogen
胎牛血清	—	Invitrogen
胰蛋白酶	优级纯	Sigma
MTT	优级纯	Sigma
十二烷基磺酸钠	优级纯	Sigma
DAPI	优级纯	Sigma
细胞松弛素 B	优级纯	Sigma
环磷酰胺	优级纯	Sigma
甲醇	优级纯	Sigma
L-组氨酸	优级纯	Sigma
D-生物素	优级纯	Sigma
琼脂粉	分析纯	Sigma
辅酶-Ⅱ	氧化型，优级纯	Sigma
葡萄糖-6-磷酸钠盐	优级纯	Sigma
2-氨基芴	优级纯	Sigma
叠氮化钠	优级纯	Sigma
磷酸盐缓冲液	pH 为 7.2	Sigma
二甲基亚砜	细胞培养级	Sigma
BEAS-2B	—	Invitrogen
鼠伤寒沙门氏菌 TA98	—	Invitrogen
鼠伤寒沙门氏菌 TA100	—	Invitrogen
JZ1#	—	自制
JZ2#	—	自制
参比卷烟	—	烟草添加剂安全性评估专用

16.2 适宜用量的确定

针对开发出的 JZ1# 和 JZ2# 2 种复合保润剂，以黄金叶品牌空白卷烟烟丝为载体，分别选定五个梯度用量，开展实验室小样评价，确定其在卷烟中的适宜用量。

16.2.1 实验室实验小样制备

以黄金叶品牌空白卷烟烟丝为载体，按照 0.20‰，0.50‰，0.80‰，1.0‰，1.2‰五个梯度用量，将上述 2 种新型保润剂与正常料液混合均匀后喷加在黄金叶品牌空白卷烟烟丝中，实验室烘箱烘烤后加香，在温度 22℃±1℃、相对湿度 60%±2%平衡后，分别施加，手工卷烟，放置一段时间（须保证样品烟制备完成到作用评价间隔时间至少 7d），在温度为 22℃±1℃、相对湿度为 60%±2%下平衡 3d，然后进行感官评吸。对照样为实验室正常加料加香小样卷烟。

16.2.2 感官评价方法及要求

按照"15.3 成品卷烟实验样品感官作用评价"中所述的评吸方法和要求进行感官评价，选定评价人员均为 15 人。

16.2.3 感官评价结果与分析

在以下感官作用评价结果与分析中，将空白编为 0# ，0.20‰，0.50‰，0.80‰，1.0‰，1.2‰五个梯度用量分别编号为 1# ，2# ，3# ，4# ，5# ，所有表格中最后一行总分均不含劲头分值。除空白分值外，其他数值均为 15 名评价人员评吸分值的平均值，并且均以空白为对照展开叙述。

16.2.3.1 JZ1#感官评价结果与分析

JZ1# 感官作用评价结果见表 16.3，并根据表中的总分进行制图，如图 16.1 所示。由表 16.3 和图 16.1 可以看出，感官作用评价结果总分排序为 3# > 2# > 1# >

4# ＞ 0# ＞ 5# ，3# 卷烟感官内在质量最好。

1# 卷烟：香气质、香气量、透发性均稍有提高，杂气稍减小，细柔程度较大提升，刺激程度和干燥程度稍有降低，回甜有所提高，余味稍有改善。

2# 卷烟：香气质、香气量、透发性均略有提高，杂气减小较为明显，细柔程度、回甜明显提升，刺激程度和干燥程度有略降低，余味有略有改善。

3# 卷烟：香气质、香气量、透发性均有提高，杂气减小较为明显，细柔程度、回甜明显提升，刺激程度和干燥程度明显降低，余味有明显改善。

4# 卷烟：干燥程度明显降低，回甜提高较为明显，刺激程度稍有降低，香气量、透发性稍有降低，杂气稍有增大，余味稍有变差。

5# 卷烟：香气质、香气量、透发性、浓度均降低，刺激程度增大，余味明显变差，只有细柔程度有较大提高，其他变化不明显。

表 16.3 　JZ1# 感官作用评价结果　　　　　　　　　　　　　　　　　单位：分

编号	0#	1#	2#	3#	4#	5#
香气质	4.00	4.08	4.15	4.21	3.98	3.72
香气量	3.50	3.53	3.58	3.62	3.35	3.29
杂气	3.50	3.55	3.66	3.78	3.35	3.12
透发性	3.50	3.55	3.66	3.86	3.27	3.15
劲头	3.00	3.00	3.00	3.07	3.00	3.00
浓度	3.50	3.50	3.50	3.50	3.50	2.93
细柔程度	3.50	3.98	4.27	4.29	4.07	4.00
刺激程度	3.00	3.46	3.69	3.71	3.11	2.87
干燥程度	3.00	3.77	3.93	4.07	4.07	3.57
回甜	3.50	3.75	3.86	3.92	4.07	3.59
余味	3.50	3.55	3.65	3.79	3.36	3.17
总分	34.50	36.72	37.95	38.75	36.13	33.41

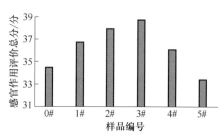

图 16.1 　JZ1# 感官作用评价结果

此外，从不同 JZ1# 用量对表中单项指标的影响进行分析。

（1）在香气特性方面　随着 JZ1# 用量的增加，香气特性指标具有一定规律——先变好、后变差，在喷加量达到 0.80‰ 之前，随着 JZ1# 用量的增加，其品质优于对照样品且越来越好，超过 1.0‰ 之后品质不如对照样品。

（2）在烟气特性方面　劲头基本无变化；施加量达到 1.2‰，浓度明显变小；细柔程度均显著提升，在施加量为 0.20‰～0.80‰时表现最好。

（3）在口感特性方面 随着用量的加大，先变好后变差；刺激程度在用量为 0.20‰～0.80‰时最好，超过 0.80‰后加大；干燥程度和回甜均优于对照样品，当用量为 0.80‰效果最佳；施加量在 0.80‰时余味最好，加大用量后不如对照样品。

从以上分析可以得出结论，按照 0.20‰，0.50‰，0.80‰，1.0‰，1.2‰五个梯度用量，对 JZ1# 在黄金叶品牌卷烟中应用进行实验室小样验证，3# 卷烟感官内在质量最好，即 JZ1# 在"黄金叶品牌卷烟"中的适宜用量为 0.80‰。

16.2.3.2　JZ2#感官作用评价结果与分析

JZ2# 感官作用评价结果见表 16.4，并根据表中的总分做图，如图 16.2 所示。

表 16.4　JZ2#感官作用评价结果

编号	0#	1#	2#	3#	4#	5#
香气质	4.00	4.12	4.21	4.32	4.43	4.07
香气量	3.50	3.56	3.62	3.64	3.86	3.51
杂气	3.50	3.68	3.81	3.75	4.08	3.42
透发性	3.50	3.50	3.56	3.93	3.66	3.44
劲头	3.00	3.00	3.07	3.00	3.00	2.92
浓度	3.50	3.53	3.57	3.50	3.50	3.02
细柔程度	3.50	3.74	3.98	4.29	4.29	4.13
刺激程度	3.00	3.24	3.43	3.45	3.67	3.14
干燥程度	3.00	3.35	3.50	3.71	3.71	3.50
回甜	3.50	3.56	3.72	3.82	4.14	3.77
余味	3.50	3.63	3.85	4.00	4.00	3.64
总分	34.50	35.91	37.32	38.41	39.34	35.56

由表 16.4 和图 16.2 可以看出，感官作用评价结果总分排序为 4# ＞ 3# ＞ 2# ＞ 1# ＞ 5# ＞ 0#，4# 卷烟感官内在质量最好。

1# 卷烟：香气质、香气量、透发性均有所提高，杂气稍有减小，细柔程度稍有提高，刺激程度和干燥程度有稍有降低，回甜有所提高，余味稍有改善。

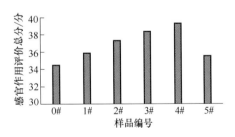

图 16.2　JZ2#感官作用评价结果

2# 卷烟：香气质、香气量有所提高，透发性和细柔程度有较大提高，刺激程度稍有降低，干燥程度明显降低略为明显，回甜有所提高，余味较为明显改善。

3# 卷烟：香气质、香气量有所提高，透发性和细柔程度有较大提高，刺激程度稍有降低，干燥程度较明显降低，回甜有较大提高，余味较为明显改善。

4# 卷烟：香气质、香气量、透发性均有较大提高，杂气减小，细柔程度、回甜明显提高，刺激程度和干燥程度明显降低，余味有明显改善。

5# 卷烟：浓度明显降低，杂气稍有增加，透发性稍有下降，细柔程度有较明显提高，干燥程度有较大改善，其他方面的品质均有提升，但表现都不突出。

此外，从不同 JZ2# 用量对表中单项指标的影响进行分析。

（1）在香气特性方面　各项指标分值均随着 JZ2# 用量的增加先变大而后减小；其中香气质和香气量均有变好的趋势，当用量为 1.0‰时效果最佳；杂气和透发性在用量达到 1.2‰时略有变差。

（2）在烟气特性方面　劲头基本变化不大；而浓度在用量达到 1.0‰之前基本无变化，当达到 1.2‰时明显变小；细腻柔和程度均有显著提升，在喷加 0.50‰ ～ 1.0‰时表现最好。

（3）在口感特性方面　口感特性指标均有显著改善，当用量为 1.0‰时效果最佳。

从以上分析可以得出结论，按照 0.20‰、0.50‰、0.80‰、1.0‰、1.2‰五个梯度用量，对 JZ2# 在黄金叶品牌卷烟中应用进行实验室小样验证，4# 卷烟感官内在质量最好，即 JZ2# 在黄金叶品牌卷烟中的适宜用量为 1.0‰。

16.3　烟丝物理保润性能测试

采用 14.3.2，以黄金叶品牌卷烟成品卷烟烟丝为载体，以丙二醇为对照样，开展 JZ1# 和 JZ2# 的物理保润性能测试，考察其物理保润性能。

16.3.1　测试方法

分别按照 0.80‰和 1.0‰添加比例，将 JZ1# 和 JZ2# 分别与黄金叶品牌卷烟正常料液混合均匀，然后按照该卷烟正常工艺条件进行制丝和卷制，JZ1# 和 JZ2# 随正常料液添加至卷烟中。以添加等量丙二醇的成品卷烟为对照样，考察上述 2 种保润剂对卷烟的物理保润性能。需要强调的是，测试使用的是成品卷烟烟丝，而非烟支。

在相同环境条件下分别取添加 JZ1# 和 JZ2# 的黄金叶品牌卷烟及对照样成品卷烟各 10 支，剥去卷烟纸和滤棒，将烟丝置于温度 22℃ ±1℃，相对湿度 40% ±2%的手套箱中考察其解湿过程，利用手套箱中的电子天平每隔 5min 自动测试一次烟丝重量，并对即时含水率的变化进行分析，考察其物理保润效果，每个样品分别进行三次平行实验。此外，在称取烟丝进行物理保润性能测试的同时，利用传统的烘箱法对四个样品烟丝进行起始含水率测定，确定烟丝的起始含水率及干重。

16.3.2　数据拟合

将实验得到的数据，通过以下公式计算得到不同时刻的烟丝干基含水率，并采用数学分析软件将烟丝干基含水率（X_i）随时间（y）变化数据进行非线性拟合，求出方程 $X_i = - t_1 \times \ln [(y - y_0)/A_1]$ 的三个常数 y_0、A_1 和 t_1，结果见表 16.5。

$$X_i = \frac{(M_i - M_0)}{M_0} \times 100\%$$

式中　　M_i——时间为 i 时的烟丝质量，g

M_0——喷加保润剂后烟丝干基质量，g

X_i——时间为 i 时的钢丝干基含水率，%

表 16.5　拟合方程常数 y_0、A_1 和 t_1 计算结果

样品	平行实验编号	拟合方程常数		
		y_0	A_1	t_1
参比	1#	0.07779	0.06401	863.38524
	2#	0.07806	0.06324	827.94502
	3#	0.07781	0.06256	852.38116
JZ1#	1#	0.09124	0.05126	563.56181
	2#	0.09132	0.04994	548.67103
	3#	0.09128	0.05071	526.12952
JZ2#	1#	0.09039	0.05068	572.11844
	2#	0.09056	0.05154	558.82259
	3#	0.09047	0.05092	565.59716

16.3.3　结果与分析

确定烟丝干基含水率 14% 为起始点，含水率 10% 为终止点，考察干基含水率在该区间内的变化情况。根据拟合方程 $x_i = - t_1 \times \ln [(y - y_0)/A_1]$，分别计算出起始点和终止点的时间，根据两点之间时间差，考察样品烟丝从起始点到终止点的解湿时间，从而对添加 JZ1# 和 JZ2# 的成品卷烟及对照样的烟丝物理保润性能进行考察，结果见表 16.6。

表 16.6 烟丝从干基含水率从 14% 到 10% 的解湿时间

样品	平行实验编号	$y=14\%$	$y=10\%$	时间差/min	时间差平均值/min	SD	RSD
对照	1#	92	909	817	803	12.9	1.61%
	2#	83	875	792			
	3#	79	878	799			
JZ1#	1#	67	967	900	889	13.5	1.51%
	2#	82	975	893			
	3#	75	949	874			
JZ2#	1#	70	976	906	896	12.5	1.39%
	2#	78	978	900			
	3#	72	954	882			

　　3 个样品干基含水率从 14% 降到 10% 所需解湿时间由大到小顺序为 JZ2# >JZ1# >对照样，当烟丝干基含水率由 14% 下降到 10% 时，添加 JZ1# （用量为 0.80‰）的烟丝为 889min，添加 JZ2# （用量为 1.0‰）的烟丝为 896min，而未添加保润剂的成品卷烟烟丝（对照样）所需解湿时间为 803min，二者分别延长了 86min 和 93min，延长幅度分别为 10.7% 和 11.6%。 说明添加 2 种新型保润剂的烟丝与对照样相比，解湿时间明显延长，即添加保润剂后烟丝物理保润性能比未添加的成品卷烟烟丝好。

16.4 成品卷烟实验样品感官作用评价

　　根据实验室小样感官作用评价结果，确定 JZ1# 和 JZ2# 在黄金叶品牌卷烟中的适宜用量分别为 0.80‰和 1.0‰。 按照上述适宜用量，分别进行成品卷烟生产车间过线卷制，然后开展感官作用评价应用研究工作。

16.4.1 成品卷烟实验样品制备

　　按照 0.80‰和 1.0‰的相对烟丝比例用量，将 JZ1# 和 JZ2# 分别与黄金叶品牌卷烟正常料液混合均匀，然后按照该卷烟正常工艺条件进行卷制，JZ1# 和 JZ2# 随正常料液添加至卷烟中。 放置一段时间（须保证从样品烟制备完成到作用评价间隔时间至少 7d），在感官评吸前三天将卷烟在温度 22℃ ± 1℃、相对湿度 60% ± 2% 下平衡，然后进行评吸，分别将施加 JZ1# 和 JZ2# 的卷烟样品编号为 1# 和 2# 。 对照样为黄金叶品牌卷烟正常卷烟，编号为 0# 。

16.4.2　感官评价方法及要求

采用对比评吸和国标卷烟感官评价打分方法相结合的方式，选定评价人员为15人。

16.4.3　感官作用评价结果与分析

成品卷烟实验样品感官作用评价结果见表 16.7。从表 16.7 中可以看出，1# 卷烟与 0# 相比，其卷烟感官内在质量指标在刺激性和余味上有较大提升，尤其刺激性改善较为明显，总分值比 0# 高 0.56 分；2# 卷烟与 0# 相比，其卷烟感官内在质量指标在香气、刺激性和余味上有较大提升，尤其香气和余味改善较为明显，总分值比 0# 高 0.63 分。

表 16.7　成品卷烟感官实验样品作用评价结果　　　　　　　　　　　　　　单位：分

编号	光泽(5)	香气(32)	谐调(6)	杂气(12)	刺激性(20)	余味(25)	合计
0#	5.00	29.00	5.00	11.00	17.50	22.00	89.50
1#	5.00	29.07	5.00	11.00	17.92	22.07	90.06
2#	5.00	29.07	5.00	11.00	17.92	22.14	90.13

16.5　安全性评价

由于复配保润剂 JZ1# 和 JZ2# 尚未列入《烟草添加剂许可使用名录》中，因此需要对其开展卷烟添加剂安全性评价。本实验所开展的安全性评价研究，主要包括烟气危害性指数评价和体外毒理学测试研究，其中体外毒理测试研究包括 MTT 细胞毒性试验、体外微核试验和细菌回复突变试验。

16.5.1　卷烟烟气危害性评价

16.5.1.1　评价方法

按照 3000mg/kg 用量分别将保润剂 JZ1# 和 JZ2# 添加至空白卷烟中制备样品卷

烟，测定 7 种卷烟烟气代表性有害成分{CO、HCN、NNK［4-（N-甲基亚硝胺基）-1-（3-吡啶基）-1-丁酮］、NH₃、B［a］P、苯酚、巴豆醛 }的释放量，并以空白卷烟为对照，根据以下公式进行计算，分别获得卷烟烟气危害性指数 H，考察保润剂 JZ1# 和 JZ2# 对卷烟烟气危害性的影响。

$$H=\left(\frac{X_{CO}}{14.2}+\frac{X_{HCN}}{146.3}+\frac{X_{NNK}}{5.5}+\frac{X_{NH_3}}{8.1}+\frac{X_{B[a]P}}{10.9}+\frac{X_{苯酚}}{17.4}+\frac{X_{巴豆醛}}{18.6}\right)\times10\div7$$

式中　H——烟气危害性评价指数

　　　X_{CO}——卷烟主流烟气中 CO 释放量实测值，mg/支

　　　X_{HCN}——卷烟主流烟气中 HCN 释放量实测值，µg/支

　　　X_{NNK}——卷烟主流烟气中 NNK 释放量实测值，ng/支

　　　X_{NH_3}——卷烟主流烟气中 NH₃ 释放量实测值，µg/支

　　　$X_{B[a]P}$——卷烟主流烟气中 B［a］P 释放量实测值，ng/支

　　　$X_{苯酚}$——卷烟主流烟气中苯酚释放量实测值，µg/支

　　　$X_{巴豆醛}$——卷烟主流烟气中巴豆醛释放量实测值，µg/支

采用国际标准方法测定焦油、烟气中烟碱和 CO 的释放量，采用国家和行业标准方法测定 NNK、B［a］P、巴豆醛、苯酚、NH₃ 和 HCN 的释放量，见表 16.8。

表 16.8 ▶ 分析方法依据

检测项目	分析方法依据
焦油量、烟气中烟碱量、CO 量	GB/T 5606.5—2005
主流烟气中 NH₃ 释放量	YC/T 377—2019
主流烟气中 HCN 释放量	YC/T 253—2019
主流烟气中 NNK 释放量	GB/T 23228—2008
主流烟气中 B［a］P 释放量	GB/T 21130—2007
主流烟气中苯酚释放量	YC/T 255—2008
主流烟气中巴豆醛释放量	YC/T 254—2008

16.5.1.2　分析测试结果

空白样品、添加保润剂 JZ1# 和 JZ2# 的卷烟烟气分析测试结果见表 16.9。

表 16.9 ▶ 烟气分析测试结果

样品	焦油/（mg/支）	烟碱/（mg/支）	CO/（mg/支）	NH₃/（µg/支）	HCN/（µg/支）	NNK/（ng/支）	B［a］P/（ng/支）	苯酚/（µg/支）	巴豆醛/（µg/支）
空白	11.1	0.9	13.2	7.6	125	5.2	9.1	12.9	16.4
JZ1#	11.1	0.9	13.1	7.5	121	5.1	8.8	12.4	15.9
JZ2#	11.0	0.9	13.3	7.5	122	5.1	8.9	12.6	16.1

由表 16.9 可以看出，保润剂 JZ1# 的焦油量、烟气中烟碱量和 NH₃ 释放量同空白样品持平，而其他 6 个危害性指标均略低于空白样品。保润剂 JZ2# 的焦油量、NH₃ 释放量、HCN 释放量、NNK 释放量和苯酚释放量略高于空白样品，而 CO 量、B［a］P 释放量和巴豆醛释放量略低于空白样品。

根据 16.5.1.1 中公式计算获得空白样品、保润剂 JZ1# 和 JZ2# 相应的卷烟烟气危害性指数（H），结果如图 16.3 所示。

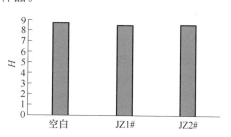

图 16.3 三种样品卷烟烟气危害性指数

由图 16.3 可知，空白样品、JZ1# 和 JZ2# 相应的卷烟烟气危害性指数（H）分别为 8.75，8.54，8.61，说明保润剂 JZ1# 和 JZ2# 对卷烟烟气的危害性无负面影响。

16.5.2 MTT 细胞毒性试验

16.5.2.1 试验方法

根据郑州烟草研究院发布的《烟草添加剂安全性评估 烟气体外毒理学测试操作规程》第一部分，进行 MTT 细胞毒性试验。保润剂 JZ1# 和 JZ2# 在实验卷烟样品中的用量均为 3000mg/kg。

（1）烟气总粒相物提取物（TPM）样品的制备 按照中国烟草总公司企业标准《烟草及烟草制品 烟气安全性生物学评价》的要求制备样品。

（2）受试物处理 以 TPM 样品为母液，用 LHC-8 培养液稀释，分别配制终浓度为 0，5，10，20，30，40，50，60，70μg/mL 工作液。

（3）细胞培养方法及步骤 细胞预孵育一天后，以常规方法消化细胞，制备单细胞悬液，细胞计数后，调细胞浓度为 1.5×10^5 个/mL；将细胞悬液以 100μL/孔种到 96 孔细胞培养板中，将细胞培养板放置于 37℃、5% CO₂、相对湿度 95% 的培养箱内培养 24h；移除细胞培养板内的培养液，在相应的孔内加入配制好的不同浓度的 TPM 工作液，各剂量设 6 个复孔，同时做阳性对照（十二烷基磺酸钠 SDS，200μg/mL）、溶剂对照；将细胞培养板放置于 37℃、5% CO₂、相对湿度 95% 的培养箱内继续培养 24h；然后向细胞培养板每孔加入 5mg/mL 的 MTT 溶液 20μL，将细胞培养板放置于 37℃、5% CO₂、相对湿度 95% 的培养箱内孵育 4h；移除细胞培养板内的培养液，细胞培养板每孔加入分析纯 DMSO 150μL；将细胞培养板放置于微板振荡器内，振荡 10min；用酶标仪在 490nm 波长下检测吸光度。

（4）细胞抑制率的计算

① 细胞抑制率的计算方法：按照以下公式计算细胞抑制率。

$$X = 1 - \frac{OD_n - OD_0}{OD_c - OD_0} \times 100\%$$

式中　X——细胞抑制率，%

OD_n——TPM 组的平均吸光度

OD_0——无细胞对照组的平均吸光度

OD_c——溶剂对照组的平均吸光度

② 统计学处理方法：通过统计学软件 SPSS 19.0，选择双因素重复度量方差分析来检验参比卷烟样品和添加剂卷烟样品的细胞抑制率之间是否有显著性差异。 添加剂卷烟与参比卷烟相比，若细胞抑制率有剂量-反应关系，且有统计学意义上的显著增加，则认为该添加剂未通过细胞毒性测试；若细胞抑制率未有统计学意义上的显著增加，则认为该添加剂通过细胞毒性测试。

16.5.2.2　测试结果与评价结论

保润剂 JZ1# 和 JZ2# 样品及参比卷烟浓度在 0~70μg/mL，对 BEAS-2B 的抑制率见表 16.10；计算细胞平均抑制率，结果见图 16.4。

表 16.10　MTT 细胞毒性试验吸光度结果

样品编号	孔板编号	空白对照	溶剂对照(DMSO)	阳性物(SDS)	0	5	10	20	30	40	50	60	70

样品编号	孔板编号	空白对照	溶剂对照(DMSO)	阳性物(SDS)	0	5	10	20	30	40	50	60	70
参比	1	0.0483	0.5598	0.0558	0.5280	0.5689	0.5076	0.4307	0.3850	0.1989	0.1353	0.1444	0.1381
	2	0.0482	0.5136	0.0549	0.5391	0.5454	0.5659	0.5963	0.4252	0.2485	0.1388	0.1586	0.1573
	3	0.0485	0.4825	0.0544	0.5385	0.4667	0.4891	0.4445	0.4388	0.2917	0.1596	0.1456	0.1537
	4	0.0492	0.5299	0.0565	0.5605	0.5020	0.4170	0.3921	0.3736	0.2253	0.1693	0.1471	0.1612
	5	0.0493	0.5154	0.0547	0.5461	0.4916	0.5204	0.5337	0.4766	0.2550	0.1445	0.1427	0.1499
	6	0.0491	0.5319	0.0546	0.4866	0.4974	0.4709	0.4898	0.3592	0.2252	0.1573	0.1421	0.1687
JZ1#	1	0.0482	0.4948	0.4592	0.0565	0.4841	0.4525	0.4453	0.3554	0.2687	0.1320	0.1427	0.1535
	2	0.0489	0.4685	0.5213	0.0557	0.4879	0.5141	0.4455	0.3748	0.1823	0.1364	0.1515	0.1382
	3	0.0485	0.4605	0.5108	0.0559	0.4615	0.4755	0.4705	0.3590	0.2848	0.1249	0.1318	0.1352
	4	0.0495	0.4684	0.5175	0.0554	0.4840	0.4548	0.3986	0.4347	0.1713	0.1330	0.1365	0.1354
	5	0.0501	0.5026	0.5420	0.0545	0.4604	0.5167	0.4534	0.3310	0.2742	0.1304	0.1318	0.1486
	6	0.0502	0.5007	0.5488	0.0562	0.5272	0.4917	0.4593	0.4113	0.2699	0.2282	0.1382	0.1359

续表

样品编号	孔板编号	空白对照	溶剂对照(DMSO)	阳性物(SDS)	测试样品浓度/(μg/mL)								
					0	5	10	20	30	40	50	60	70
JZ2#	1	0.0483	0.4597	0.5271	0.1511	0.5254	0.4982	0.4735	0.4128	0.1945	0.1451	0.1502	0.1595
	2	0.0482	0.4711	0.5011	0.0526	0.4647	0.4591	0.3886	0.3351	0.2134	0.1522	0.1381	0.1342
	3	0.0481	0.4455	0.5947	0.0520	0.4646	0.4636	0.4215	0.3206	0.2170	0.1471	0.1373	0.1570
	4	0.0493	0.5052	0.5622	0.0531	0.4886	0.4564	0.4712	0.4001	0.2081	0.1580	0.1262	0.1507
	5	0.0481	0.5087	0.5851	0.0531	0.5097	0.4652	0.4721	0.3757	0.2462	0.1511	0.1423	0.1346
	6	0.0490	0.5256	0.5443	0.0532	0.4908	0.4130	0.4377	0.3261	0.2095	0.1485	0.1384	0.1411

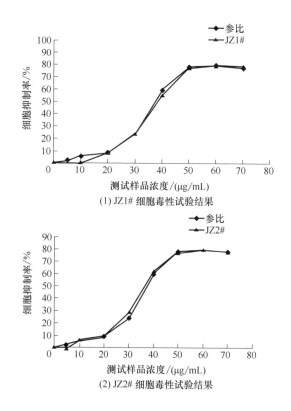

(1) JZ1# 细胞毒性试验结果

(2) JZ2# 细胞毒性试验结果

图 16.4　样品 JZ1♯ 和 JZ2♯ 对 BEAS-2B 细胞生长的影响

　　根据图 16.4 中样品细胞平均抑制率数据，以统计学软件 SPSS19.0 进行处理，选择双因素重复度量方差分析进行统计学检验，考察参比卷烟和添加剂卷烟样品的细胞抑制率之间是否有显著性差异，并进行定性评价。样品的 IC_{50}（半数抑制浓度）计算结果及统计学结果见表 16.11。

表 16.11 MTT 细胞毒性试验统计学及评价结果

样品编号	$IC_{50}/(μg/mL)$	统计学结果	定性评价
参比	36.891	—	—
JZ1#	36.872	$P= 0.563$	阴性
JZ2#	36.165	$P= 0.753$	阴性

从图 16.4 和表 16.11 中可以看出，保润剂 JZ1# 和 JZ2# 样品分别与参比卷烟相比，在 0~70μg/mL 细胞抑制率有剂量-反应关系，但未有统计学意义上的显著增加。此两种添加剂样品可通过细胞毒性测试。

16.5.3　体外微核试验

16.5.3.1　试验方法

按照《烟草添加剂安全性评估　烟气体外毒理学测试操作规程》第二部分，进行体外微核试验。保润剂 JZ1# 和 JZ2# 在试验卷烟样品中的用量均为 3000mg/kg。烟气总粒相物（TPM）提取物样品按照中国烟草总公司企业标准《烟草及烟草制品烟气安全性生物学评价》的要求制备。

细胞孵育 24h 后，用常规方法消化细胞，制备单细胞悬液，以细胞计数仪计数后，BEAS-2B 细胞稀释至 $7.5×10^4$ 个/mL。将单细胞悬液种于直径 35mm 的培养皿中，各 2mL/皿。每批试验设空白对照组、DMSO 溶剂对照组、环磷酰胺阳性对照组、参比卷烟对照组、添加剂卷烟样品组。参比卷烟对照组和添加剂卷烟样品组分别设定 1/2 IC_{50}、1/4 IC_{50}、1/8 IC_{50}、1/16 IC_{50} 4 个浓度，每个试验设三个平行皿，将种好的培养皿放置于 37℃、5% CO_2、相对湿度 95% 的培养箱内培养 48h，移除培养皿内的培养液，分别加入溶剂对照 DMSO、阳性对照环磷酰胺（终浓度为 0.2μg/mL）、各浓度参比卷烟和添加剂卷烟样品 TPM 浓度（使其终浓度为 1/2 IC_{50}，1/4 IC_{50}，1/8 IC_{50}，1/16 IC_{50}，IC_{50} 以 32μg/mL 计），每皿分别加入细胞松弛素 B 溶液（终浓度为 6μg/mL），用 DMSO 补齐各 TPM 浓度组，使其与溶剂对照组一致，用培养液补齐至总体积为 2mL/皿，将培养皿放置于 37℃、5% CO_2、相对湿度 95% 的培养箱内，培养 24h，移除培养皿内的溶液，用 PBS 缓冲液洗培养皿 2 次，弃掉洗液，加入 2mL 纯甲醇，固定 15min，倒掉固定液，倒置晾干，荧光染色：每皿加入 1μg/mL DAPI 1.5mL，避光染色 10min，用蒸馏水清洗 3 次，倒置避光晾干。

16.5.3.2 微核计数

（1）微核的判定及计数 微核观察时采用显微镜直接计数或显微镜照相后图像计数的方式进行。从每个培养皿中选择染色良好且细胞密度适宜的视野，最少观察1000个双核细胞计数微核率。选择观察的双核细胞应细胞质保存完好，细胞膜边界清晰，细胞核相互分开，微核易于分辨。微核大小不应超过主核直径的 1/3，不应与主核重叠，要完全分开。

（2）统计学处理方法 通过统计学软件 SPSS19.0，选择双因素重复度量方差分析来检验参比卷烟样品和添加剂卷烟样品的微核率之间是否有显著性差异。

添加剂卷烟与参比卷烟相比，若微核率有剂量-反应关系，且有统计学意义上的显著增加，则认为该添加剂未通过体外微核测试；若微核率未有统计学意义上的显著增加，则认为该添加剂通过体外微核测试。

16.5.3.3 测试结果及评价结论

溶剂对照组微核率为 34‰，阳性对照组微核率为 97‰，两者比较差别具有显著性（$P < 0.01$），说明此试验系统对染色体损伤物敏感。参比、保润剂 JZ1# 和 JZ2#（粗）样品对 BEAS-2B 细胞诱导微核率见表 16.12 及图 16.5。

表 16.12 体外微核率结果

受试样品	浓度/(μg/mL)	微核率/‰			
		P1	P2	P3	平均值
参比	2	29	28	31	29
	4	42	40	44	42
	8	51	50	49	50
	16	63	65	61	63
JZ1#	2	25	27	30	27
	4	41	38	42	40
	8	50	54	48	51
	16	63	61	62	62
JZ2#	2	34	31	26	30
	4	42	40	38	40
	8	49	54	51	51
	16	66	64	60	63
空白对照	—	26	21	25	24
溶剂对照	—	31	36	34	34
阳性对照	—	103	97	92	97

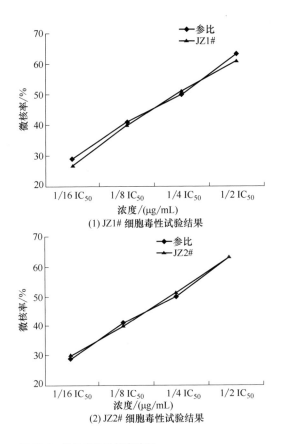

(1) JZ1# 细胞毒性试验结果

(2) JZ2# 细胞毒性试验结果

图 16.5   样品体外微核率结果

根据表 16.12 中样品体外微核率的数据，通过统计学软件 SPSS19.0 进行处理，选择双因素重复度量方差分析进行统计学检验，考察参比卷烟样品和添加剂卷烟样品的微核率之间是否有显著性差异，并进行定性评价，结果见表 16.13。

表 16.13   微核试验的统计学检验及评价结果

样品编号	统计学检验结果	定性评价
参比	—	—
JZ1#	$P = 0.326$	阴性
JZ2#	$P = 0.639$	阴性

从图 16.5 和表 16.12 可以看出，保润剂 JZ1# 和 JZ2# 样品分别与参比卷烟相比，在 TPM 0～70 μg/mL 微核率有剂量-反应关系，但未有统计学意义上的显著增加。因此，此两种添加剂样品可通过体外微核测试。

16.5.4 细菌回复突变试验（Ames 试验）

16.5.4.1 试验方法

按照《烟草添加剂安全性评估 烟气体外毒理学测试操作规程》第三部分进行细菌回复突变试验（Ames 试验）。 C-AMP 及 C-AMP（粗）在卷烟样品中的用量均为3000mg/kg。 烟气总粒相物（TPM）提取物样品按照中国烟草总公司企业标准《烟草及烟草制品 烟气安全性生物学评价》的要求制备。

（1）10% S_9 混合液的配制 移取磷酸缓冲液 6.0mL、氯化钾-氯化镁溶液0.4mL、0.05mol/L 葡萄糖-6-磷酸钠盐溶液 1.0mL、0.025mol/L 辅酶-Ⅱ溶液 1.6mL至烧杯中，用 0.22μm 无菌过滤器过滤除菌后，再加入 S_9 液 1.0mL，置冰浴中待用。 10%（体积分数） S_9 混合液应于使用前临时配制。

（2）TPM 浓度设定 每批添加剂卷烟样品试验均设置参比卷烟对照、自发突变、溶剂对照（20μL/皿）、阳性对照组 2-氨基芴作为 TA98 的阳性物，剂量为 10μg/皿；叠氮钠作为 TA100 的阳性物，剂量为 1.5μg/皿。 每种菌株均做加 10% S_9 混合液和不加 10% S_9 混合液的试验。 添加剂卷烟样品和参比卷烟 TPM 设定 4 个剂量，分别为25μg/皿、50μg/皿、100μg/皿、200μg/皿，每个剂量设 3 皿平行。 用 DMSO 补齐各 TPM 组，使其 DMSO 含量与溶剂对照组一致。

（3）细菌试验步骤 将细菌接种在营养肉汤培养基中，在 37℃ 和水浴振荡（100r/min）条件下连续培养约 14h。 诱变性试验采用平皿掺入法。 于保温（45℃）的顶层培养基中加入测试菌株新鲜菌液 0.1mL、受试物浓度为 0.1mL、10% S_9 混合液 0.5mL，在涡轮混合器上混匀。 将混匀的溶液迅速倒入底层培养基上，转动平皿使上层培养基均匀分布在底层培养基上，平放固化，在培养箱中于 37℃ 条件下培养48h，直接计数培养基上长出的回复突变菌落数。

（4）统计学处理方法 通过统计学软件 SPSS19.0，选择双因素重复度量方差分析来检验参比卷烟样品和添加剂卷烟样品的回复突变菌落数之间是否有显著性差异。

添加剂卷烟与参比卷烟相比，若 TA98（+ S_9）、TA98（- S_9）、TA100（+ S_9）、TA100（- S_9）四组结果中有任意一组及一组以上回复突变菌落数有剂量-反应关系，且回复突变菌落数有统计学意义上的显著增加，则认为该添加剂未通过细菌回复突变试验测试；若回复突变菌落数未有统计学意义上的显著增加，则认为该添加剂通过细菌回复突变试验测试。

16.5.4.2　测试结果与评价结论

保润剂 JZ1# 和 JZ2# 样品对鼠伤寒沙门菌 TA98 和 TA100 的回复突变试验结果见表 16.14。

表 16.14　细菌回复突变试验结果

样品	TPM 剂量 /(μg/皿)	菌落数/个			
		TA98(+S$_9$) (n=3)	TA98(-S9) (n=3)	TA100(+S$_9$) (n=3)	TA100(-S$_9$) (n=3)
参比	25	46±1	24±3	178±9	202±28
	50	71±5	22±2	216±23	215±38
	100	90±5	23±3	188±19	184±12
	200	120±8	24±2	186±10	227±28
JZ1#	25	38±7	26±2	193±4	196±30
	50	68±4	28±6	206±14	184±16
	100	86±2	24±2	205±23	155±30
	200	125±9	33±3	202±21	193±8
JZ2#	25	42±2	30±2	211±14	196±20
	50	76±3	27±5	232±22	201±8
	100	96±3	23±3	203±15	205±17
	200	123±6	32±3	197±8	202±20
自发突变	0	23±2	27±3	195±16	194±18
溶剂对照	20	34±6	32±4	192±17	199±22
2-氨基芴	10	1268±75	—	—	—
叠氮化钠	1.5	—	—	—	576±35

根据表 16.14 中样品回复突变菌落数的数据，通过统计学软件 SPSS19.0 进行处理，选择双因素重复度量方差分析进行统计学检验，考察参比卷烟样品和添加剂卷烟样品的回复突变菌落数之间是否有显著性差异，进行定性评价，结果见表 16.15。

表 16.15　细菌回复突变试验统计学检验及评价结果

样品编号	TA98+S$_9$ 统计学结果	定性评价
参比	—	—
JZ1#	P= 0.322	阴性
JZ2#	P= 0.168	阴性

从表 16.14 和表 16.15 可以看出，保润剂 JZ1# 和 JZ2# 两种样品分别与参比卷烟相比，TPM 在 0~200μg/皿 TA98(-S$_9$)、TA100(+S$_9$)、TA100(-S$_9$)体系中与回复突变菌落数未有明显剂量-反应关系，TA98(+S$_9$)体系回复突变菌落数有剂量-反应关系但未有统计学意义上的显著增加。该两种添加剂样品可通过细菌回复

突变试验测试。

16.6 小结

　　将保润性能较好的 C-AMP（粗）和 C-GLP（粗）与前期研究相结合，开展保润剂复配，开发出了 JZ1# 和 JZ2# 两种新型烟草保润剂。以黄金叶品牌成品卷烟为载体，利用物理保润性能测试和感官作用评价方法，进行卷烟产品适用性研究；并采用烟气危害性评价及体外毒理学测试评价了卷烟保润剂的安全性。

　　（1）开展保润剂实验室小样感官评价，结果表明，JZ1# 和 JZ2# 在卷烟中的适宜用量分别为 0.80‰和 1.0‰。

　　（2）按照上述适宜用量，开展成品卷烟感官作用评价，结果表明，添加 JZ1# 和 JZ2# 后，卷烟感官质量均有所提升，刺激性、余味等感官舒适性指标改善尤为突出，总分值比对照样分别提高 0.56 分和 0.63 分；物理保润性能测试结果表明，添加了 JZ1# 和 JZ2# 后，烟丝物理保润性能明显改善，当烟丝干基含水率由 14% 下降到 10% 时，解湿时间分别为 889min 和 896min，比对照样分别延长了 86min 和 93min，延长幅度分别为 10.7% 和 11.6%。

　　（3）添加适宜用量的 JZ1# 和 JZ2# 复合烟草保润剂，不论是在感官舒适性方面，还是在物理保润性能方面，对卷烟均具有显著的提升，二者均为性能优越的烟草保润剂。

　　（4）烟气危害性评价试验证明，添加保润剂 JZ1# 和 JZ2# 对卷烟烟气的危害性无负面影响；体外毒理学测试研究表明，JZ1# 和 JZ2# 样品均通过 MTT 细胞毒性试验、体外微核试验和细菌回复突变试验测试。

17

不同碳源马勃状硬皮马勃胞外多糖抗氧化性能比较及卷烟应用评价

17.1 实验方法
17.2 结果与讨论
17.3 小结

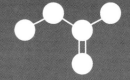

卷烟燃吸过程中产生许多自由基，这些自由基可能会引发氧化损伤而导致衰老加速及多种疾病。 为了清除卷烟烟气自由基，近年来科研工作者围绕自由基清除剂开展了许多研究工作。 胡启秀等将葡萄籽提取物等抗氧化剂添加至烟丝和滤棒中，降低了卷烟烟气自由基释放量；Zhang 等利用壳聚糖亚铁配合物和微量元素，清除了主流烟气中部分自由基，降低了烟气危害性；吴军等发现天然矿物质复合滤嘴可选择性清除烟气自由基；刘少民等利用无机微孔和介孔材料实现了对烟气自由基的选择性吸附及催化。 尽管以上研究在烟气自由基清除方面取得了较好成效，但开发更高效的自由基清除剂仍是行业重要的研究课题。

马勃状硬皮马勃（*Scleroderma areolatum Ehrenb*）又名马皮泡、灰包，属于担子菌门、硬皮马勃目、硬皮马勃科、硬皮马勃属。 该菌属可药食两用，药用价值极高，具有抑菌、抗炎、止咳、止血、抗溃疡等功效，目前研究主要集中于其子实体功效及活性成分分析等方面，但关于马勃状硬皮马勃胞外多糖（EPS）的研究鲜有报道。 本课题组前期以果糖为碳源发酵制备了马勃状硬皮马勃 EPS，并初步考察了其抗氧化活性，结果显示其具有较强的清除·OH 和·DPPH 的能力，是一种潜在的高效自由基清除剂。 然而，前期研究尚未全方位考察其清除自由基及抑制自由基引发的脱氧核糖核酸氧化反应性能，更未系统探究不同碳源对其抗氧化性能的影响。

鉴于此，以蔗糖、葡萄糖、麦芽糖、乳糖和果糖为碳源，发酵制备 5 种马勃状硬皮马勃 EPS，利用自由基氧化脱氧核糖核酸反应体系、淬灭 2,2-联氮-双-（3-乙基苯并噻唑啉-6-磺酸）二铵盐自由基(ABTS$^+$·)和 2,6-二叔丁基-（3,5-二叔丁基-4-氧代-2,5-环己二烯）-对-甲苯氧自由基（Galvinoxyl·）体系系统考察其抗氧化活性，探究不同碳源对其抗氧化性能的影响，并进行卷烟减害性能评价，旨在为多糖抗氧化剂开发及其在卷烟减害中的应用提供参考。

17.1　实验方法

17.1.1　主要仪器、材料与试剂

黄金叶品牌参比卷烟，由河南中烟工业有限责任公司提供。

蔗糖、葡萄糖、麦芽糖、乳糖、果糖、半乳糖、尿素、（NH$_4$）$_2$SO$_4$、NaNO$_3$、FeSO$_4$、CuSO$_4$、MgSO$_4$、CaCl$_2$、K$_2$HPO$_4$、NaCl、HCl、NaOH、乙醇、浓硫酸、

苯酚（分析纯，天津市科密欧化学试剂有限公司）；2-硫代巴比妥酸（TBA）（分析纯，国药集团化学试剂有限公司）；还原型谷胱甘肽（GSH）、四氯氢醌（TCHQ）、2,4-二硝基苯肼（分析纯，上海源叶生物科技有限公司）；三氯乙酸（TCA）、乙二胺四乙酸二钠、正丁醇、二甲基亚砜（分析纯，上海达瑞精细化学品有限公司）；脱氧核糖核酸、2,2-偶氮二异丁基脒二盐酸盐（AAPH）（标准品，比利时 Acros Organics 公司）；苯酚、苯并 [a] 芘、2,2-联氮-双-（3-乙基苯并噻唑啉-6-磺酸）二铵盐自由基（ABTS⁺·）、2,6-二叔丁基-（3,5-二叔丁基-4-氧代-2,5-环己二烯)-对-甲苯氧自由基（Galvinoxyl·）（优级纯，美国 Sigma-Aldrich 公司）；牛肉膏、蛋白胨、多价胨、胰蛋白胨、酵母粉（生物试剂，北京奥博星生物技术有限公司）；NNK、NNK-D4（> 98%，加拿大 TRC 公司）；巴豆醛的 2,4-二硝基苯腙标准品（纯度> 99%，美国 Chem Service Incorporated 公司）。

1XS-225A 标准电子天平（感量 0.0001g，瑞士 Sartorius 公司）；RV10 数显型旋转蒸发仪（德国 IKA 集团）；SW-CJ-2F 超净工作台（苏州安泰空气技术有限公司）；UV-5800PC 紫外可见分光光度计（上海元析仪器有限公司）；FLY-200B 台式小容量摇床（上海申贤恒温设备厂）；DHP-9012 电热恒温培养箱（上海一恒科学仪器有限公司）；CR21GIII 高速离心机（日本日立公司）；SHB-Ⅲ 循环水多用真空泵（北京成萌伟业有限公司）；78-1SA 磁力搅拌器（上海企戈实业有限公司）；QL-866 型涡旋震荡器（常州杰博森仪器有限公司）；Nikon E-100 显微镜（尼康仪器有限公司）；NDJ-1 旋转式黏度计（上海横平科学仪器有限公司）；MP511 pH 计（上海三信仪表厂）；RM200A 转盘式吸烟机、DT 综合测试台（德国 Borgwaldt-KC 公司）；7000B 型三重四级杆串联质谱仪、7890A 型气相色谱仪、Aglient6460 液相色谱-质谱联用仪、Agilent1100 高效液相色谱仪（美国 Agilent 公司）；HY-5A 回旋振荡器（江苏讯生仪器厂）。

17.1.2　实验步骤

17.1.2.1　马勃状硬皮马勃 EPS 的制备

以蔗糖、葡萄糖、麦芽糖、乳糖和果糖为碳源，制备得到 5 种马勃状硬皮马勃 EPS，按以上 5 种碳源分别标记为 1#、2#、3#、4# 和 5#。

17.1.2.2　抑制 AAPH 引发的脱氧核糖核酸氧化反应活性测试

对 5 种 EPS 抑制 AAPH 引发的脱氧核糖核酸氧化反应活性进行测试，具体如下：在含有 2.0g/L 脱氧核糖核酸和 40.0mmol/L AAPH 体系中，加入待测 EPS，使待测 EPS 终浓度为 40mg/L，充分混匀后取 2mL 加入试管中，放入 37℃ 恒温水浴槽中，共计 3 组，2h 后取出，冷却至室温，依次加入 1.0mL TBA 溶液和 1.0mL TCA 溶液，振荡混匀后，在 100℃ 水浴中加热 15min，速冷至室温，加入 1.5mL 正丁醇充分振荡萃取硫代巴比妥酸活性物质（TBARS），离心后测定 535nm 波长处正丁醇层的吸光度。

17.1.2.3　抑制·OH 引发的脱氧核糖核酸氧化反应活性测试

对 5 种待测 EPS 抑制·OH 引发的脱氧核糖核酸氧化反应活性进行测试，考察待测 EPS 浓度为 40mg/L 时的抗氧化效果。

17.1.2.4　抑制 GS·引发的脱氧核糖核酸氧化反应活性测试

对 5 种待测 EPS 抑制 GS·引发的脱氧核糖核酸氧化反应活性进行测试，考察待测 EPS 浓度为 40mg/L 时的抗氧化效果。

17.1.2.5　清除 ABTS$^+$·性能测试

对 5 种待测 EPS 清除 ABTS$^+$·性能进行测试，考察待测 EPS 浓度为 5mg/L 时 ABTS$^+$·吸光度随时间的变化曲线。

17.1.2.6　清除 Galvinoxyl·性能测试

对 5 种待测 EPS 清除 Galvinoxyl·性能进行测试，考察待测 EPS 浓度为 50mg/L 时 Galvinoxyl·吸光度随时间的变化曲线。

17.1.2.7　卷烟烟气危害性指数（H）测定

按照烟丝质量的 1‰ 将 5 种待测 EPS 添加至参比卷烟滤嘴中，制备测试卷烟样品，分别记作 1#、2#、3#、4# 和 5#；对照样为参比卷烟。采用国家标准或行业标准方法，测定卷烟主流烟气中 7 种有害成分释放量及焦油释放量，并采用以下公式计算烟气危害性指数（H）：

$$H = \left(\frac{X_{CO}}{14.2} + \frac{X_{HCN}}{146.3} + \frac{X_{NNK}}{5.5} + \frac{X_{NH_3}}{8.1} + \frac{X_{B[a]P}}{10.9} + \frac{X_{苯酚}}{17.4} + \frac{X_{巴豆醛}}{18.6} \right) \times 10 \div 7$$

式中　H——烟气危害性评价指数

X_{CO}——卷烟主流烟气中 CO 释放量实测值，mg/支

X_{HCN}——卷烟主流烟气中 HCN 释放量实测值，μg/支

X_{NNK}——卷烟主流烟气中 NNK 释放量实测值，ng/支

X_{NH_3}——卷烟主流烟气中 NH_3 释放量实测值，μg/支

$X_{B[a]P}$——卷烟主流烟气中 B［a］P 释放量实测值，ng/支

$X_{苯酚}$——卷烟主流烟气中苯酚释放量实测值，μg/支

$X_{巴豆醛}$——卷烟主流烟气中巴豆醛释放量实测值，μg/支

17.1.2.8　数据统计与分析

采用 Origin 8.0 软件对清除 $ABTS^+$·和 Galvinoxyl·所得数据进行 ANOVA 方差分析，显著性检验方法为 Duncan 多重检验，显著水平为 0.05。

17.2　结果与讨论

17.2.1　抗氧化性能分析

AAPH 可在 37℃ 下分解，并与氧气结合生成过氧自由基（ROO·），GSH 与 Cu^{2+} 反应生成 GS·，H_2O_2 与 TCHQ 混合产生羟基自由基（·OH），这些自由基能够破坏脱氧核糖核酸，产生丙二醛等小分子羰基化合物，并与 TBA 在酸性条件下反应，生成有色物质——硫代巴比妥酸活性物质（TBARS），具体反应路线如图 17.1 所示。TBARS 最大吸光波长在 535nm 处，可通过可见光谱加以检测。因此，通过检测脱氧核糖核酸氧化反应过程中 TBARS 产生量，可判断脱氧核糖核酸氧化反应程度。利用该方法，可评估待测物质抗氧化性能。

17.2.1.1　抑制 AAPH 引发的脱氧核糖核酸氧化反应活性

测定空白样品和 5 种不同碳源 EPS 的测试样品的 TBARS 吸光度，并分别记为 A_{blank} 和 A_{detect}。空白 TBARS 百分数为 100%，EPS 的 TBARS 比例按 $A_{detect}/A_{blank} \times 100\%$ 计算获得，结果如图 17.2 所示。

由图 17.2 可知，5 种 EPS 的 TBARS 比例为 65.4%～80.8%，低于空白组，表明 5 种 EPS 均具备抑制 AAPH 引发脱氧核糖核酸氧化反应的能力，其抗氧化活性大小排序为 5# > 4# > 1# > 3# > 2#，其中，5# 抑制 AAPH 引发脱氧核糖核酸氧化反应活

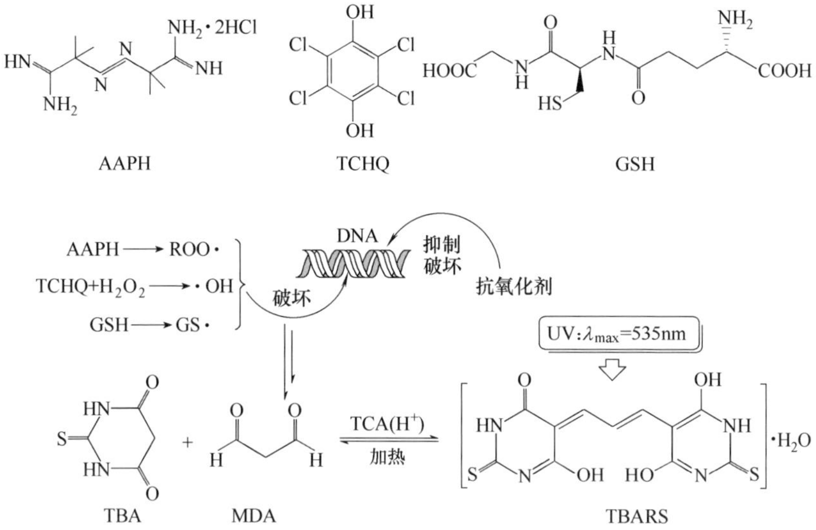

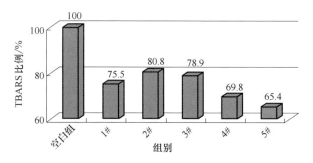

图 17.1 自由基引发脱氧核糖核酸氧化反应路线

图 17.2 EPS 抑制 AAPH 引发的脱氧核糖核酸氧化反应 TBARS 的
比例

性明显优于其他 4 种 EPS，而 2# 抑制 AAPH 引发脱氧核糖核酸氧化反应活性较差。

17.2.1.2 抑制·OH 引发的脱氧核糖核酸氧化反应活性

经实验获得抑制·OH 引发的脱氧核糖核酸氧化反应体系中空白组和 5 种 EPS 的 TBARS 比例，结果如图 17.3 所示。

由图 17.3 可知，5 种 EPS 的 TBARS 比例在 52.3% ~ 77.5%，均低于空白组，表明 5 种 EPS 均具备抑制·OH 引发脱氧核糖核酸氧化反应的能力，其抗氧化活性大小排序为 5# > 4# > 1# > 3# > 2# ，与抑制 AAPH 引发脱氧核糖核酸氧化反应活性结果一致。

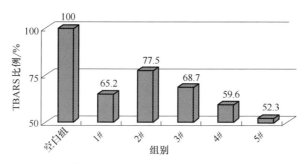

图 17.3   EPS 抑制·OH 引发的脱氧核糖核酸氧化反应的 TBARS
比例

17.2.1.3   抑制 GS·引发的脱氧核糖核酸氧化反应活性

经实验获得抑制 GS·引发的脱氧核糖核酸氧化反应体系中空白组和 5 种 EPS 的
TBARS 比例，并作柱状图，如图 17.4 所示。

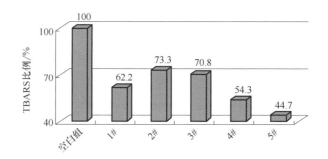

图 17.4   EPS 抑制 GS·引发的脱氧核糖核酸氧化反应的 TBARS
比例

由图 17.4 可知，5 种 EPS 的 TBARS 比例介于 44.7%～73.3%，均低于空白
组，表明 5 种 EPS 均具备抑制 GS·引发脱氧核糖核酸氧化反应的能力，其抗氧化活
性大小排序为 5# ＞ 4# ＞ 1# ＞ 3# ＞ 2#，与抑制 AAPH 和·OH 引发脱氧核糖核酸
氧化反应活性结果一致。

综上所述，在 3 种自由基引发的脱氧核糖核酸氧化反应体系中，5 种不同碳源获
得的马勃状硬皮马勃 EPS 均可抑制脱氧核糖核酸氧化反应，且其性能均遵循 5#（果
糖）＞ 4#（乳糖）＞ 1#（蔗糖）＞ 3#（麦芽糖）＞ 2#（葡萄糖）的规律，以果糖
为碳源的 EPS 效果最佳，说明马勃状硬皮马勃 EPS 抑制自由基引发的脱氧核糖核酸
氧化反应活性具有较好的普适性和规律性。 5 种 EPS 之间抗氧化性能存在的差异与

其相对分子质量大小、单糖组成直接相关，同时，5 种 EPS 在水溶液中均以球形构象存在，但以果糖为碳源的 EPS 水力半径较小，更有利于高度分支的多糖表面活性基团与自由基的充分结合。

17.2.2　清除自由基性能分析

ABTS$^+$·和 Galvinoxyl·在乙醇溶液中分别显现紫红色和黄色，并在 734nm 和 428nm 波长处有特征吸收峰，当二者与抗氧化试剂反应时，其孤对电子被配对并产生无色产物，导致溶液该处的吸收峰下降，吸光度值变小，根据朗伯比尔定律可求得各时刻自由基的浓度，故可利用分光光度法定量分析。

17.2.2.1　清除 ABTS$^+$·结果分析

以 ABTS$^+$·自由基浓度为纵坐标，反应时间为横坐标，作浓度随时间的衰减曲线，如图 17.5 所示。

抗氧化剂对自由基的清除能力直接决定了其抗氧化活性，一般清除自由基的能力越强，其抗氧化性能也就越强。由图 17.5 可知，在空白实验中，随着反应时间增长，ABTS$^+$·浓度始终不变，当加入浓度为 5mg/L EPS 后，ABTS$^+$·浓度均随反应时间增长逐渐减小，说明 5 种 EPS 均能够提供电子与 ABTS$^+$·孤对电子配对，从而展现清除 ABTS$^+$·的能

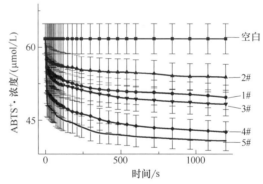

图 17.5　在 5 种 EPS 存在下 ABTS$^+$·浓度随时间的衰减曲线

力，其原因是 5 种 EPS 具有丰富的羟基，可以给出氢原子淬灭 ABTS$^+$·,5 种 EPS 清除 ABTS$^+$·的能力大小排序为 5# > 4# > 3# > 1# > 2#，结果与抑制 AAPH、·OH 和 GS·引发的脱氧核糖核酸氧化反应测试结果基本一致。

17.2.2.2　清除 Galvinoxyl·结果分析

以 Galvinoxyl·浓度为纵坐标，反应时间为横坐标，做浓度随时间的衰减曲线，如图 17.6 所示。

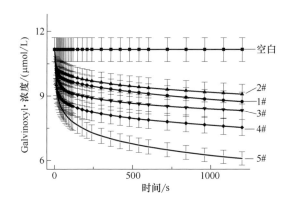

图 17.6   在 5 种 EPS 存在下 Galvinoxyl·浓度随时间的衰减
曲线

由图 17.6 可知，加入浓度为 50mg/L EPS 后，Galvinoxyl·浓度均随反应时间增长逐渐降低，说明 5 种 EPS 均能提供电子与 Galvinoxyl·孤对电子配对，展现出清除 Galvinoxyl·的能力。 5 种 EPS 清除 Galvinoxyl·的能力大小排序为 5# ＞ 4# ＞ 3# ＞ 1# ＞ 2#，与清除 $ABTS^+$·结果一致。

综上所述，在淬灭 $ABTS^+$·和 Galvinoxyl·体系中，5 种 EPS 均可清除此两种自由基，且其性能均遵循 5#（果糖）＞ 4#（乳糖）＞ 3#（麦芽糖）＞ 1#（蔗糖）＞ 2#（葡萄糖）的规律，结果与抑制 AAPH、·OH 和 GS·引发的脱氧核糖核酸氧化反应测试结果基本一致，而导致 5 种 EPS 之间抗氧化性能不同的原因同样在于其相对分子质量大小、单糖组成和化学结构等存在差异。

17.2.3   卷烟烟气危害性指数（H）测定结果

参比卷烟和添加 5 种 EPS 卷烟主流烟气中焦油及 7 种有害成分释放量结果见表 17.1。

表 17.1   卷烟主流烟气焦油和 7 种有害成分的释放量

样品	焦油/(mg/支)	CO/(mg/支)	NH₃/(μg/支)	HCN/(μg/支)	NNK/(ng/支)	B[a]P/(ng/支)	苯酚/(μg/支)	巴豆醛/(μg/支)	H
参比	11.14	13.21	7.58	125.08	5.23	9.12	12.89	16.37	8.76
1#	9.32	10.89	6.22	106.25	4.62	7.83	10.8	15.18	7.51
2#	9.89	11.32	6.47	111.32	4.48	7.58	11.65	14.55	7.60
3#	8.88	10.39	6.51	99.87	4.36	7.73	10.5	15.37	7.36
4#	7.96	10.17	6.12	106.65	3.99	7.42	9.87	14.61	7.09
5#	7.77	9.52	5.78	92.79	3.68	7.07	9.55	13.98	6.62

从表 17.1 中可以看出，与空白参比卷烟相比，添加 5 种 EPS 的卷烟主流烟气中焦油及 7 种有害成分释放量均明显降低，说明 5 种 EPS 均能有效降低卷烟主流烟气中焦油及 7 种有害成分，是一类卷烟减害的高效清除剂。

根据卷烟主流烟气中焦油及 7 种有害成分释放量，计算获得卷烟烟气危害性指数（H），结果见表 17.1。从表 17.1 中可以看出，空白参比卷烟烟气 H 为 8.76，而添加 5 种 EPS 卷烟烟气 H 分别为 7.51，7.60，7.36，7.09，6.62，与空白参比卷烟相比，卷烟烟气 H 分别降低了 14.27%，13.24%，15.98%，19.06%，24.43%，其中，5# 降低的最多，其卷烟烟气 H 远低于其他 4 种多糖，与抗氧化测试结果一致，说明以果糖为碳源的 EPS 抗氧化性能最佳，是一种可用于卷烟减害的高效自由基清除剂。

17.3　小结

以蔗糖、葡萄糖、麦芽糖、乳糖和果糖为碳源，发酵制备了 5 种马勃状硬皮马勃 EPS，系统考察了 5 种 EPS 抗氧化性能，探究了不同碳源对其抗氧化性能的影响，并进行了卷烟减害性指数评价。

（1）在 AAPH、·OH 和 GSH 引发的脱氧核糖核酸氧化反应体系中，5 种 EPS 相对空白 TBARS 比例分别达 65.4%～80.8%、52.3%～77.5% 和 44.7%～73.3%，均能有效抑制自由基引发的脱氧核糖核酸氧化反应，且其性能均遵循 5#（果糖）> 4#（乳糖）> 1#（蔗糖）> 3#（麦芽糖）> 2#（葡萄糖），以果糖为碳源的 EPS 抑制自由基引发的脱氧核糖核酸氧化反应活性最强。

（2）5 种 EPS 均可清除 ABTS$^+$·和 Galvinoxyl·，以果糖为碳源的 EPS 清除自由基能力明显优于其他 4 种 EPS。

（3）添加 5 种 EPS 的卷烟烟气 H 值分别为 7.51，7.60，7.36，7.09，6.62 均明显低于对照卷烟（8.76），其中以果糖为碳源的 EPS 效果最佳，H 值降低了 24.43%。

（4）5 种 EPS 均具有抗自由基氧化能力，其中，以果糖为碳源的 EPS 抗氧化性能最佳，是一种可用于卷烟减害的高效自由基清除剂。

肉色迷孔菌发酵胞外多糖的结构分析及在烟草中的应用

18.1 实验方法
18.2 结果与讨论
18.3 小结

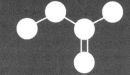

肉色迷孔菌 [Daedalea dickinsii (Berk. ex Cke.) Yacuda] 中文别名：迪金斯栓菌、扁疣菌、肉色栓菌，属于非褶菌目、多孔菌科、迷孔菌属，会引起多种阔叶树的木材及枕木等形成片状或块状褐色腐朽，此菌子实体的热水提取物对小鼠肉瘤细胞 S-180 的抑制率达到 80%，氨水提取物的抑制率为 41%，另报道对艾氏癌的抑制率 100%。

真菌多糖具有降血压、降血糖、抗肿瘤、提高免疫力和抗氧化的作用，在国际上，真菌多糖被称为"生物反应调节物（Biological response modifier）"，简称 BRM。食（药）用真菌多糖因其独特的分子结构和生物活性，成为国内国际众多学科领域研究的热点之一，真菌多糖的结构和生物活性密切相关，有相关研究表明，它们的一级结构及高级结构都会对其生物活性产生影响，当前，真菌多糖的构效关系已经成为糖化学和糖生物学研究关注的焦点之一。真菌胞外多糖是真菌在液态发酵过程中分泌到细胞外的多糖，属于真菌的次级代谢产物。由于无需进行细胞破碎处理，提取工艺简单，目前对真菌胞外多糖提取和活性的研究日益受到研究者的重视，尤其是对其抗氧化研究更为广泛。

真菌胞外多糖是目前最具有开发前景的保健食品和药物新资源，现已作为很多保健食品的功能添加剂。发酵真菌胞外多糖作为一种烟草添加剂，经过美拉德反应或热裂解会产生一定的香气，具有很好的增香保润作用，使烟草具有更好的品质。目前已经有一些食用和药用真菌作为烟草添加剂的研究，但是作者还没有发现有肉色迷孔菌应用于烟草的研究，因此，本实验为真菌胞外多糖应用于烟草提供了一定的理论依据。

18.1　实验方法

18.1.1　材料

菌种：肉色迷孔菌为实验室保藏菌种；脱蛋白液与氯仿-正丁醇，体积比为 3：1（天津市富宇精细化工有限公司）；Sepharose CL-6B 凝胶柱；1,10-二氮杂菲（上海华美化学试剂有限公司）；DPPH（上海舟叶生物科技有限公司）；ABTS 试剂盒（碧云天生物技术研究所）；剑桥滤片（广州虹骅生物有限公司）；无水乙醇（天津市富宇精细化工有限公司）；苯酚（天津市风船化学试剂有限公司）；浓硫酸（烟台市双双化工有限公司）；单料烟丝：云南宣威 HC1F；散花成品烟：质量为 0.83g，滤嘴长 30mm，烟支规格 84mm×24.5mm，烟支吸阻 1050Pa。

18.1.2 仪器

5L 搅拌式真菌发酵罐（上海百伦科技有限公司）；METTLER 4E200 电子分析天平（上海沛欧分析仪器有限公司）；RE-52AA 旋转蒸发器（上海亚荣生化仪器厂）；CF16RXⅡ日立离心机（日本 HITACHI）；CXG-1 电脑恒温层析柜（上海青浦泸西仪器厂）；Waters 2487 紫外检测器（美国 water）；UV1700PC 紫外可见分光光度计（中国 Phenix）；Bruker TENSOR 27 红外光谱仪（德国 FT-ⅠR）；LM5+ 吸烟机（德国 Borgwaldt）。

18.1.3 实验步骤

18.1.3.1 肉色迷孔菌胞外多糖的发酵

培养基：麦芽糖（5%），大豆粉（0.5%）。
发酵条件：pH= 6，温度为 28℃，转速为 160r/min。
用装液量为 3L 的 5L 搅拌式发酵罐发酵 13d，接种量为 4%。

18.1.3.2 肉色迷孔菌发酵胞外多糖的分离提取

利用真空泵抽滤法分离菌丝和发酵液，将发酵液浓缩至 200mL，用醇提法提取出肉色迷孔菌胞外多糖，通过 Sevag 法除去蛋白质，然后真空冷冻干燥。

称量 50mg 肉色迷孔菌粗胞外多糖溶于 4mL 0.2mol/L 的 NaCl 溶液中，溶液用孔径为 0.45μm 的微孔滤膜过滤后用 Sepharose CL-6B 凝胶柱层析，洗脱液为 0.2mol/L NaCl 溶液，流速为 0.9mL/min，利用自动收集器收集，5min/管，即每管 4.5mL；用苯酚-硫酸法对收集到的溶液中的多糖进行检测，结果只检测到一种多糖组分，重复过层析柱 8 次，每次都用苯酚硫酸法收集多糖组分，将收集得到的组分用旋转蒸发仪浓缩至 10mL，再用分子质量为 8000~14000u 的透析袋透析 72h 除去多糖溶液中的 NaCl，每隔 8h 换一次蒸馏水，最后将透析过的精制肉色迷孔菌胞外多糖真空冷冻干燥以备后续实验使用。

18.1.3.3 精制肉色迷孔菌胞外多糖的结构分析

取 1~2mg 精制多糖，用适量溴化钾（KBr）压片，在 400~4000cm⁻¹用傅立叶变换红外光谱仪扫描 IR 吸收。

18.1.3.4 精制肉色迷孔菌胞外多糖的抗氧化性的测定

采取 ABTS 法对精制胞外多糖总抗氧化性进行测定（以维生素 E-Trolox 浓度当量表示抗氧化能力），临二氮菲法对精制胞外多糖对·OH 的清除作用进行测定，DPPH 法对精制胞外多糖对·DPPH 的清除作用的进行测定。

18.1.3.5 精制肉色迷孔菌胞外多糖在烟气中转移率的测定

将不同浓度的肉色迷孔菌胞外多糖溶液用微量注射器注射到卷烟中 0.5mL，使添加到卷烟中的多糖分别为 0.15，0.30，0.45，0.60，0.75mg/支，即添加的多糖分别达到烟丝质量的 0.02%，0.04%，0.06%，0.08%，0.10%，每组注射十支，空白对照组为每支烟注射 0.5mL 蒸馏水。然后将各组卷烟放入恒温恒湿箱中（温度 22℃，相对湿度 60%）内平衡 48h，同时剑桥滤片也在相同的条件下平衡 24h，然后用吸烟机抽吸处理好的卷烟，将经过抽吸处理过的剑桥滤片放入装有 50mL 无水乙醇的 250mL 三角瓶中超声 1h，弃去乙醇，再加入 50mL 无水乙醇超声 0.5h 弃去乙醇，然后加入 50mL 蒸馏水超声 1h 重复 2 次，并将 2 次收集的滤液合并，根据苯酚硫酸法测其多糖含量，再通过以下公式得出肉色迷孔菌胞外多糖在烟气中的转移率：

转移率=（实验组剑桥滤片上多糖量− 对照组剑桥滤片上多糖量）/多糖添加量

18.1.3.6 卷烟添加精制肉色迷孔菌胞外多糖后的感官评吸

称取 5 份云南宣威 HC1F 单料烟丝，10g/份；取不同浓度的多糖溶液 0.5mL，用微型喷雾器均匀喷洒在各组单料烟丝中，使烟丝中的胞外多糖含量分别达到烟丝质量的 0%，0.02%，0.04%，0.06%，0.08%，再把这五组经过处理的烟丝分别制备成卷烟，标准为每支 0.83g；放入恒温（温度 22℃）恒湿（相对湿度 60%）箱平衡 48h，然后进行评吸实验。评吸通过香气、杂气、刺激性及余味等各个指标，判断添加肉色迷孔菌胞外多糖后的吸食效果。

18.2 结果与讨论

18.2.1 肉色迷孔菌发酵胞外多糖的分离提取

将肉色迷孔菌粗胞外多糖通过 Sepharose CL-6B 凝胶柱层析，共收集 80 管，用苯酚硫酸法检测这 80 管中的多糖含量，用 sigmaplot 软件做图，横坐标为管号，纵坐标为多糖在 490nm 处的吸光度，结果如图 18.1 所示，只检测到一种多糖组分，即从 28 管到 68 管，将这 40 管收集浓缩后经过透析除去 NaCl，经冷冻干燥得到精制肉色迷孔菌胞外多糖。

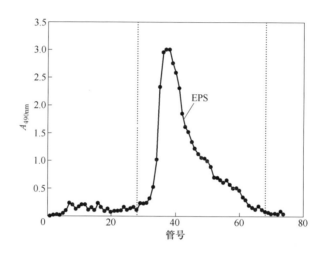

图 18.1　精制肉色迷孔菌发酵胞外多糖层析结果

18.2.2　精制肉色迷孔菌胞外多糖的结构分析

将精制胞外多糖用溴化钾（KBr）压片后用红外光谱仪检测得到红外光谱图，如图 18.2 所示。

由图谱分析结果如下：在 3280cm^{-1} 有一特征峰，有 O—H 的伸缩振动，在该糖中应存在—OH；在波数 2929cm^{-1} 处有一特征峰，是 C—H 键的伸缩振动，是糖类的特征吸收；多糖在 1646cm^{-1} 为 C=O 非对称伸缩振动，在 1646cm^{-1} 存在吸收峰，说明有羧酸存在，为酸性多糖，在 962cm^{-1} 处有吸收峰，说明有 β-葡萄糖醛酸苷结构；在 801.5cm^{-1} 处有吸收峰，说明有甘露糖的结构。

18.2.3　精制肉色迷孔菌胞外多糖的抗氧化性测定

精制肉色迷孔菌胞外多糖总抗氧化性、对·OH 和·DPPH 的清除作用的实验结果如图 18.3 所示。

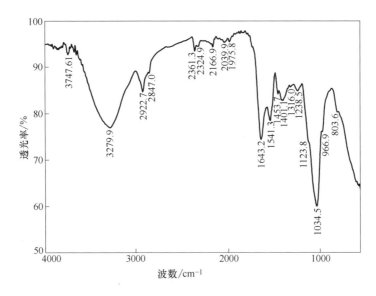

图 18.2   精制肉色迷孔菌胞外多糖组分红外光谱图

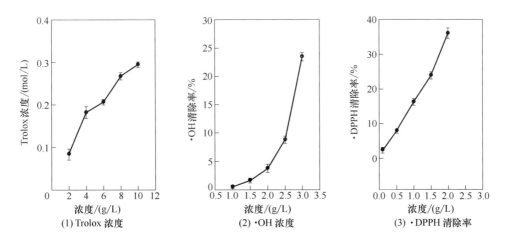

(1) Trolox 浓度   (2) ·OH 浓度   (3) ·DPPH 清除率

图 18.3   精制肉色迷孔菌胞外多糖抗氧化效果图

　　由图 18.3 可知，精制肉色迷孔菌胞外多糖溶液浓度达到 10g/L，其清除 ABTS$^+$·
的能力和 0.295mmol/L Trolox 相等［图 18.3（1）］。 随着肉色迷孔菌胞外多糖溶
液中多糖浓度的增加，其清除羟基自由基的能力逐渐增强，尤其是浓度由 2.5g/L 增
加到 3g/L 时，清除自由基能力大幅度增加到 23.43%，而肉色迷孔菌胞外多糖 0~
2.0g/L 的浓度范围内随着浓度的增大其清除·DPPH 的能力均匀增加，直到 2.0g/L
时， ·DPPH 清除率达到 36.06%。

18.2.4   精制肉色迷孔菌胞外多糖在烟气中转移率的测定

用苯酚硫酸法测定经过抽吸处理的剑桥滤片中的多糖含量，计算出肉色迷孔菌胞外多糖在烟气中的转移率，结果如图 18.4 所示。

在本实验测定的浓度范围内，肉色迷孔多糖在烟气中的转移率为 1.36% ~ 1.95%，但多糖的转移率并没有和多糖添加量呈线性增加。该测定结果为肉色迷孔多糖对卷烟的"增益"效果提供了具体的数据依据。

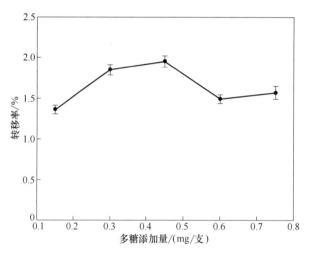

图 18.4   精制肉色迷孔菌胞外多糖在烟气中的转移率

18.2.5   卷烟添加精制肉色迷孔菌胞外多糖后的感官评吸结果

根据评吸小组的评吸结果，如表 18.1 所示。

表 18.1 精制肉色迷孔菌胞外多糖在卷烟中的感官评吸结果

代号	用量/(mg/支)	香气	刺激性	杂气	余味
1	0	香气量较充足，香气质较好	刺激略明显，有炙舌感觉，喉部略不舒适	略有杂气	余味舒适、余味尚干净
2	0.02	香气较细腻	刺激略减小，炙舌感明显减少，喉部舒适度增加明显	杂气略减轻	余味尚舒适

续表

代号	用量/(mg/支)	香气	刺激性	杂气	余味
3	0.04	烟气状态、圆润感较好，香气的协调性好	刺激明显减小，辛辣炙舌感明显减少	杂气明显减轻	余味舒适，有回甜感
4	0.06	烟气状态、圆润感较好	刺激明显减小，基本没有刺激	杂气基本消失	余味舒适，回甜感较强
5	0.08	烟气状态、圆润感较好	减少明显，炙舌感明显减少	杂气略减轻	比较舒适，回甜感较强

　　如表 18.1 所示，精制肉色迷孔菌胞外多糖在添加浓度为 0.02%～0.08%时改善了卷烟的吸食品质，当烟丝中的精制肉色迷孔菌胞外多糖含量达到烟丝质量的 0.06%时，烟气状态及圆润度都比较好，基本上没有刺激和杂气，余味舒适度和回甜感都较强，吸食品质最好。

18.3　小结

　　本实验用 5L 搅拌式发酵罐培养肉色迷孔菌，培养结束后用醇沉法将发酵液中的多糖提取出来，经过提纯后得到精制肉色色迷孔菌胞外多糖，然后对精制肉色迷孔菌胞外多糖的结构、抗氧化性及在烟草中的应用进行研究，结果表明：粗制肉色迷孔菌胞外多糖只含有一种多糖组分，根据红外图谱分析结果可知该多糖组分是含有甘露糖结构的酸性多糖；精制肉色迷孔菌胞外多糖能够有效清除·OH 和·DPPH，当其浓度达到 10mg/L 时与 0.295mmol/L Trolox 清除 ATBS$^+$·的能力相同；将不同浓度的精制肉色迷孔菌胞外多糖添加到卷烟中，该多糖在烟气中的转移率并没有随着多糖浓度的增加而呈现线性增加；以同样的方法将不同浓度的精制肉色迷孔菌胞外多糖添加到卷烟中进行感官评吸的结果表明其较好地提高了卷烟的吸食品质。

　　上述实验结果表明：精制肉色迷孔菌胞外多糖可以作为天然抗氧化物质用于功能性保健食品的开发，并且为真菌多糖在卷烟中的应用提供了一定的理论依据。

19

发酵产云芝胞外多糖的分析及其在卷烟中的应用

19.1 实验方法
19.2 结果与讨论
19.3 小结

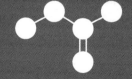

云芝（Coriolus versicolor）是彩绒革盖菌的干燥子实体，是常见且应用最为广泛的中草药之一。云芝中含有云芝糖肽、云芝多糖等多种有效药用成分，其中云芝多糖是国际公认的高效免疫促进剂。据报道，云芝多糖是一种口服有效的多糖，临床可用于治疗慢性乙型肝炎、酒精肝，加强消化系统、肺及宫颈、乳腺等部位的癌症放化疗作用，可明显提高患者的细胞免疫功能和体液免疫功能，增强机体对化学治疗的耐受性，减少感染与出血，提高患者生命质量。还有研究表明，含有云芝等类中草药有效成分的卷烟在燃吸时，其有效成分被蒸馏、气化、挥发和升华形成微粒相和气相，可捕获烟气中的自由基，阻断或降低有害物质的生成，减轻卷烟烟气对的心血管和微循环系统的危害。因此，烟用中草药的研究目前已成为各烟草企业和科研院所研究的热点之一，但目前还未见发酵产云芝胞外多糖用于卷烟中的相关报道。本实验对发酵产云芝胞外多糖进行了提取分离和结构分析，并对其在卷烟中的应用效果进行初步研究，为进一步研究中草药在卷烟中的应用提供理论基础。

19.1 实验方法

19.1.1 材料与设备

云芝菌株为本实验室保藏；精制胞外多糖贮备液：10mg/mL，溶剂为蒸馏水；散花成品烟：质量为 0.83g，烟支吸阻 1050Pa，烟支规格 84mm×24.5mm，滤嘴长30mm；单料烟丝：云南宣威 HC1F。

Bruker TENSOR 27 红外光谱仪（FT-ⅠR，德国）；CXG-1 电脑恒温层析柜（上海青浦泸西仪器厂）；Waters 2487 紫外检测器（美国 water 公司）；UV1700PC 紫外可见分光光度计（Phenix 公司）；METTLER 4E200 电子分析天平（上海沛欧分析仪器有限公司）；RE-52AA 旋转蒸发器（上海亚荣生化仪器厂）；LM5+ 吸烟机（德国 Borgwaldt）。

19.1.2 实验步骤

19.1.2.1 发酵产云芝胞外多糖组分分析

云芝发酵结束后，通过真空抽滤法分离菌丝与发酵液，用醇提法从发酵液中提取得胞外粗多糖，然后用 Sevag 法脱除蛋白质，经真空冷冻干燥得精制胞外多糖。 称取 80mg 云芝精制胞外多糖溶于 4mL 0.2mol/L 的 NaCl 缓冲液中溶解，离心，上清液过 0.45μm 的滤膜；取 2mL 上 Sepharose CL-6B 凝胶柱，以 0.2mol/L NaCl 缓冲液洗脱，流速为 0.6mL/min，利用分步收集器收集，5mL/管；用硫酸-苯酚法对胞外多糖进行检测。 分离出的胞外多糖组分用旋转蒸发仪浓缩至 10mL，透析（透析袋分子质量 8000~14000u）除去 NaCl，真空冷冻干燥保存。

19.1.2.2   云芝胞外多糖组分红外光谱分析（IR）

称取云芝胞外多糖组分 1mg，用溴化钾（KBr）压片后进行红外光谱（IR）分析。

19.1.2.3   精制云芝胞外多糖在烟气中转移率的测定

取不同体积精制云芝胞外多糖贮备液并加蒸馏水补充到 0.5mL；注射进散花成品烟中，使烟支中云芝胞外多糖含量分别达到烟支质量的 0.02%，0.04%，0.06%，0.08%，0.1%，并做注射 0.5mL 蒸馏水的空白对照，每组 10 支；放入恒温恒湿箱（温度 22℃，湿度 60%）平衡 48h；然后用吸烟机对烟支进行抽吸；将抽吸后的剑桥滤片放入 150mL 三角瓶中，加入 50mL 无水乙醇超声 1h，倒掉乙醇，再加入 50mL 无水乙醇超声 0.5h，倒掉乙醇，再加入 50mL 蒸馏水超声两次，每次 1h，合并滤液，用硫酸-苯酚法测定其多糖含量，计算其在烟气中的转移率：

转移率＝（实验组剑桥滤片上多糖量－对照组剑桥滤片上多糖量）/多糖添加量

19.1.2.4   精制云芝胞外多糖在卷烟中的感官评价

称取云南宣威 HC1F 单料烟丝 4 份，10g/份；取不同体积精制云芝胞外多糖贮备液并加蒸馏水补充到 0.5mL，用微型喷雾器均匀喷洒在各组烟丝中，使精制云芝胞外多糖含量分别达到烟丝质量的 0%，0.01%，0.04%，0.08%，按照每支 0.83g 的标准制备卷烟；然后放入恒温恒湿箱（温度 22℃，相对湿度 60%）平衡 48h。 待平衡好后请郑州轻工业大学食品与生物工程学院的卷烟感官评吸小组进行评吸，从卷烟的香气质、香气量、浓度、细腻、杂气、刺激、余味等方面筛选出感官质量较好的样品，确定发酵产云芝胞外多糖在卷烟中的添加量及其应用效果。

19.2 结果与讨论

19.2.1 发酵产云芝胞外多糖组分分析

　　将精制云芝胞外多糖样品过 Sepharose CL-6B 柱，用硫酸-苯酚法测定其多糖含量，以管号为横坐标，以吸光度为纵坐标用 SigmaPlot 软件做图，结果如图 19.1 所示。

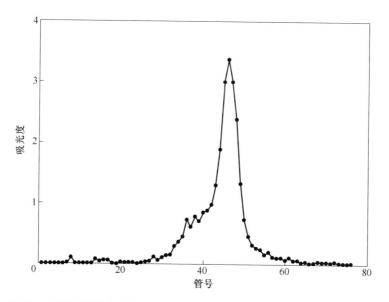

图 19.1　精制云芝胞外多糖过 Sepharose CL-6B 层析柱结果

　　从图 19.1 可以看出，精制云芝胞外多糖经过 Sepharose CL-6B 柱分离出了一种主要多糖组分，重复过柱 5 次，每次都对过柱后的溶液进行检测，检测结果相同，将 5 次所得到的组分收集起来进行浓缩、透析、冷冻干燥得到一个多糖组分。

19.2.2 过柱云芝胞外多糖组分红外光谱分析

　　对过柱云芝胞外多糖组分进行红外光谱监测得红外光谱图，结果见图 19.2。

　　从图谱中特征吸收波峰分析可知，在 3421.4cm^{-1} 有一特征宽峰，属于 O—H 的

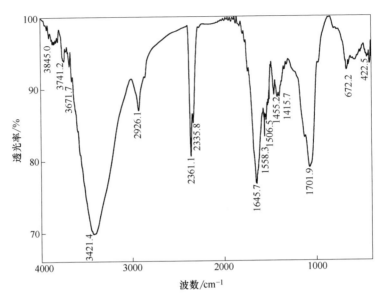

图 19.2 过柱得云芝胞外多糖组分的红外光谱图

伸缩振动，表明在该糖中应存在 O—H；在 2926.1cm^{-1} 处有吸收峰，应为 C—H 伸缩振动，是糖类的特征吸收峰，在 2361cm^{-1}、2335.8cm^{-1} 处有吸收峰，应为 C≡N 或 C≡C 伸缩振动，发生费米共振；在 1645.7cm^{-1}、1071.9cm^{-1} 处有吸收峰，说明该组分中有羧酸存在，推知该胞外多糖组分为酸性多糖。

19.2.3 精制云芝胞外多糖在烟气转移率的测定

将精制云芝胞外多糖溶液以不同的浓度注入卷烟中，经吸烟机抽吸后，利用硫酸-苯酚法测定卷烟烟气中的多糖含量，并扣除空白对照卷烟烟气中多糖含量，计算精制云芝胞外多糖在烟气中的转移率，结果见图 19.3。

由图 19.3 可知，精制云芝胞外多糖在烟气中的转移率随其在卷烟中的浓度出现了先增加后减少的变化趋势，在多糖添加量为 0.02% 时，转移率为 2.76%，在多糖添加量为 0.06% 时，转移率为 4.78%，而多糖添加量超过 0.06% 达到 0.1% 时，多糖在烟气中的转移率为 3.82%。

19.2.4 精制云芝胞外多糖在卷烟中的感官评价

组织郑州轻工业大学食品与生物工程学院的卷烟感官评吸小组进行评吸实验，精

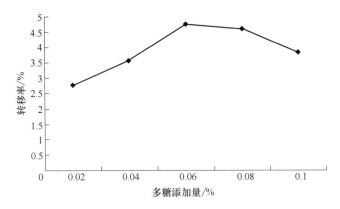

图 19.3 精制云芝胞外多糖在卷烟烟气中的转移率

制云芝胞外多糖在卷烟中的加香实验评吸结果见表 19.1，结果表明：在添加浓度为 0.04% 时，精制云芝胞外多糖在卷烟中能有效地起到掩盖杂气，去除刺激，改善余味的作用，使香气细腻程度有所提升，烟气状态、圆润感较好，香气的协调性好，具有明显的中草药特征香，有助于提高卷烟的吸食品质。

表 19.1 精制云芝胞外多糖在卷烟中的感官评价结果

代号	用量/%	香气	刺激性	杂气	余味
1	0	香气量较充足，香气质较好	刺激略明显，有炙舌感觉，喉部略不舒适	略有杂气	余味舒适、余味尚干净
2	0.01	略有发酵多糖特征香，香气较细腻	刺激略减小，炙舌感明显减少，喉部舒适度增加	杂气明显减轻	余味虽有所改善，但仍略有苦味
3	0.04	有发酵多糖特征香，香气自然，烟气状态、圆润感较好	刺激明显减小，炙舌感明显减少，喉部舒适度增加明显	杂气明显减轻	余味舒适，回甜感较强
4	0.08	虫草特征香略显露，香气欠自然，润感尚好	减少明显，基本没有刺激	杂气略有增加	比较舒适，出现甜味

19.3 小结

云芝发酵液经醇提、Sevag 法脱除蛋白质并经 Sepharose CL-6B 凝胶柱分离得到一个多糖组分，通过红外光谱分析得出该糖为酸性多糖；转移率测定的结果表明云芝胞外多糖在烟气中具有较好的转移率，为云芝胞外多糖可在卷烟中添加提供了理论支持，同时加香实验证明了发酵产云芝胞外多糖可起到烘托香气风格的作用，改善了卷烟的吸食品质，为云芝胞外多糖在卷烟中的添加提供了可行性证据。 总之，该研究结果为云芝胞外多糖及其他药用真菌在中式卷烟中的应用提供了一定的理论和技术支撑。

蕈菌多糖在鲜橙汁中的抗酸化性能及应用研究

20.1　酸值和过氧化值测试

20.2　自由基强度测试

20.3　口感适用性测试

20.4　蕈菌多糖在橙汁产品中的复配应用研究

20.5　小结

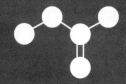

光照引起的自由基氧化是食品变质的一种重要因素，自由基氧化往往会造成食品酸化，食品中过氧化物增多、营养成分变质、口感变差等不良结果。为了考察几种药食用蕈菌胞外多糖在鲜橙汁的抗酸化中的应用，根据蕈菌多糖的抗氧化实验和体外抑菌实验结果，优选大球盖菇多糖、血红密孔菌多糖、硬皮马勃多糖、秀珍菇多糖硫酸酯、杏鲍菇多糖硫酸酯、硬粗毛孔菌多糖硫酸酯以及大球盖菇多糖硫酸酯进行抗酸化性能研究，旨在开发具有良好应用效果的食品抗氧化剂。

20.1 酸值和过氧化值测试

20.1.1 样品制备

无菌鲜橙汁制备：取新鲜甜橙 10 个，去皮后用榨汁机粉碎，经冷冻离心，取清液经高温灭菌，即得无菌鲜橙汁。

20.1.2 模拟光氧化实验

各取 50mL 无菌鲜橙汁，将待测蕈菌多糖及对照抗氧化剂 BHA 分别在无菌环境下添加至鲜橙汁中，添加量为 1，2，5，10，15mg/mL（编号分别为：Ⅰ，Ⅱ，Ⅲ，Ⅳ，Ⅴ），然后密闭放置在 35W 氙灯照射下，照射强度为 10W/m²，光照时间为 30d。照射结束后，立即进行酸值和过氧化值测定。

20.1.3 酸值测试

酸值测试采用滴定法：准确称取 5g 样品，加入 50mL 蒸馏水，室温条件下滴加一滴酚酞指示剂，然后用 0.05mol/L 的氢氧化钾滴定至滴定终点，记录所消耗的氢氧化钾溶液的体积（V）。

酸值计算公式如下：

$$X = \frac{c \times V \times 56.1}{m}$$

式中　X——样品的酸值，mg/g

c——氢氧化钾标准溶液的浓度，mol/L

V——样品所消耗的氢氧化钾标准溶液的体积，mL

m——试样质量，g

测试结果见表 20.1，7 种蕈菌多糖均具有较强的抗酸化性能，高剂量的蕈菌多糖及硫酸酯明显优于低剂量的抗酸性。其中，秀珍菇、杏鲍菇、硬粗毛孔菌、大球盖菇的 4 种多糖硫酸酯的抗酸化幅度要强于其他蕈菌多糖。但由于 4 种多糖硫酸酯本身具有一定的酸性，其在高剂量时的酸值仍然较大。相比于对照抗酸剂 BHA，7 种蕈菌类抗氧化剂的抗酸化性能均明显优于 BHA。随着添加浓度的增大，蕈菌多糖类抗氧化剂橙汁的酸值随抗氧化剂浓度的降幅明显大于 BHA。

表 20.1 ▶ 橙汁溶液的酸值变化　　　　　　　　　　　　　　　　单位：mg/g

样　品	酸值				
	I	II	III	IV	V
大球盖菇多糖	9.28	8.94	8.28	7.93	7.32
血红密孔菌多糖	9.31	9.19	8.86	8.52	8.17
硬皮马勃多糖	9.97	9.75	9.37	8.92	8.70
秀珍菇多糖硫酸酯	10.39	10.02	9.43	8.87	8.18
杏鲍菇多糖硫酸酯	10.17	9.92	9.55	8.67	8.07
硬粗毛孔菌多糖硫酸酯	10.25	10.05	9.62	8.91	8.14
大球盖菇多糖硫酸酯	10.23	10.01	9.59	8.83	8.01
BHA	9.88	9.75	9.37	9.22	9.03

20.1.4　过氧化值测试

过氧化值的测试参考 GB/T 33918—2017《香料　过氧化值的测定》，测试方法如下：称取 2.0~3.0g 样品，置于 250mL 碘量瓶中，加 30mL 三氯甲烷-乙酸（体积比为 2:3）混合液，轻轻振摇至样品完全溶解，然后加入 1.00mL 饱和碘化钾溶液，紧密塞好瓶塞，并轻轻振摇 1.0min，在暗处放置 5min，取出加 100mL 水，摇匀，立即用硫代硫酸钠标准溶液（0.01mol/L）滴定，至淡黄色时，加 1mL 淀粉指示剂（10g/L），继续滴定至蓝色消失为终点。同时做空白实验。样品过氧化值 P 按以下公式计算：

$$P = \frac{(V-V_0) \times c \times 0.1269}{m} \times 10^5$$

式中　P——过氧化值，即每 100g 样品中含有过氧化物的质量，mg/100g

V——样品测定所用的硫代硫酸钠标准溶液的体积，mL

V_0——空白实验所用的硫代硫酸钠标准溶液的体积，mL

c——硫代硫酸钠标准溶液的浓度，mol/L

m——样品的质量，g

过氧化测试结束后，计算得出不同光照时间下各样品的过氧化值，计算结果如表20.2所示。

食品变质过程往往伴随着过氧化物含量增多。过氧化物通常是来自光照引发的自由基反应。过氧化物含量通常由过氧化值来衡量。一般过氧化值越高，则说明食品酸败越严重。为了考察蕈菌过多糖及硫酸酯的抗氧化性能，通过模拟光氧化实验，测定不同样品的过氧化值。由表20.2可知，7种蕈菌多糖均具有一定的抗过氧化性能，其抗过氧化性能均优于市场化的抗过氧化剂BHA。大球盖菇多糖、杏鲍菇多糖硫酸酯和大球盖菇多糖硫酸酯在低剂量（1~2mg/mL）时即表现出较强的抗过氧化性；当剂量达到5mg/mL时，过氧化值的降低幅度较为显著；超过5mg/mL时，过氧化值的降低幅度明显降低。说明这3种蕈菌多糖及硫酸酯在5mg/mL时具有较理想的抗过氧化性能。

表20.2 不同添加量的抗氧化剂橙汁溶液的过氧化值变化   单位：mg/100g

样　品	过氧化值				
	I	II	III	IV	V
大球盖菇多糖	3.17	2.85	0.81	0.43	0.03
血红密孔菌多糖	3.36	1.79	1.49	0.88	0.08
硬皮马勃多糖	3.52	1.92	1.32	0.97	0.35
秀珍菇多糖硫酸酯	4.79	3.15	2.25	1.96	1.36
杏鲍菇多糖硫酸酯	2.21	1.55	0.71	0.23	0.13
硬粗毛孔菌多糖硫酸酯	3.57	1.89	1.55	1.18	0.98
大球盖菇多糖硫酸酯	3.14	1.85	1.21	0.79	0.19
BHA	4.17	3.85	3.31	2.75	1.83

20.2 自由基强度测试

自由基氧化是引起食品氧化变质的一个重要原因，通过分析光照引起的自由基浓度变化则可直观地判断抗氧化剂抑制自由基的性能。为此，通过电子自旋共振波谱法（ESR），可测试得到自由基信号强度，测试方法如下。

分别取0.5mL添加蕈菌多糖的鲜橙汁溶液（添加量为1，2，5，10，15mg/mL，编号分别为：Ⅰ，Ⅱ，Ⅲ，Ⅳ，Ⅴ）置于石英样品管中，样品管用 35 W 氙灯垂直照射 15min（10lx），然后用布鲁克 A200 ESR 波谱仪检测自由基信号强度，数据按照最高谱峰强度取值，测试结果如图 20.1 所示。

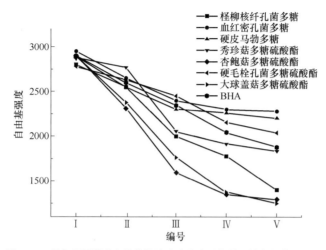

图 20.1　添加不同蕈菌多糖的橙汁溶液在光照条件下的自由基信号强度

由图 20.1 可知，7 种抗氧化剂均具有一定的抑制自由基浓度的性能。随着抗氧化剂添加量的增加，橙汁溶液的自由基强度信号明显降低。对比 BHA 的抑制自由基性能，在低剂量时 7 种蕈菌多糖的抑制自由基效果差异不显著；但随着剂量的增加，蕈菌多糖和硫酸酯的抑制自由基能力明显增强。其中，大球盖菇多糖、秀珍菇多糖硫酸酯、杏鲍菇多糖硫酸酯和大球盖菇多糖硫酸酯的抑制能力明显优于其他抗氧化剂。

20.3　口感适用性测试

为了确定 3 种蕈菌多糖和 4 种硫酸酯添加至鲜橙汁中不影响橙汁原有口感，通过添加不同剂量的抗氧化剂，开展口感适用性研究。

取新鲜甜橙 10 个，去皮后用榨汁机粉碎，然后经冷冻离心，取清液备用。将蕈菌多糖及硫酸酯添加至鲜橙汁中，添加量为 1，2，5，10，15mg/mL（编号分别为：Ⅰ，Ⅱ，Ⅲ，Ⅳ，Ⅴ），制备完成后与空白样品进行口感对比评价。

口感品评采用打分加描述方式进行，主要从甜度、酸度、香味和色泽角度进行打分评价。品尝人员为 15 人，随机发放样品进行品尝，然后对所评价样品进行打分，打分结果取平均值。口感品评结果如表 20.3 所示。

表 20.3 不同橙汁溶液的口感品评结果

评价指标	抗酸剂	得分				
		I	II	III	IV	V
甜度	大球盖菇多糖	5.0	5	5	5	5
	血红密孔菌多糖	5.0	5.0	5.0	5.0	5.0
	硬皮马勃多糖	5.0	5.0	5.0	4.5	5.0
	秀珍菇多糖硫酸酯	5.0	5.0	5.0	5.0	5.0
	杏鲍菇多糖硫酸酯	5.0	5.0	5.0	5.0	5.0
	硬粗毛孔菌多糖硫酸酯	5.0	5.0	5.0	5.0	4.5
酸度	大球盖菇多糖硫酸酯	5.0	5.0	5.0	5.0	5.0
	大球盖菇多糖	5.0	5.0	5.0	5.0	5.0
	血红密孔菌多糖	5.0	5.0	5.0	5.0	5.0
	硬皮马勃多糖	5.0	5.0	5.0	5.0	5.0
	秀珍菇多糖硫酸酯	5.0	5.0	4.0	3.5	3.0
	杏鲍菇多糖硫酸酯	5.0	5.0	4.0	3.5	3.0
	硬粗毛孔菌多糖硫酸酯	5.0	5.0	4.0	3.5	2.6
	大球盖菇多糖硫酸酯	5.0	5.0	4.0	3.5	3.0
香味	大球盖菇多糖	5.0	5.0	5.0	5.0	5.0
	血红密孔菌多糖	5.0	5.0	5.0	5.0	5.0
	硬皮马勃多糖	5.0	5.0	5.0	5.0	5.0
	秀珍菇多糖硫酸酯	5.0	5.0	5.0	5.0	5.0
	杏鲍菇多糖硫酸酯	5.0	5.0	5.0	5.0	5.0
	硬粗毛孔菌多糖硫酸酯	5.0	5.0	5.0	5.0	5.0
	大球盖菇多糖硫酸酯	5.0	5.0	5.0	5.0	5.0
色泽	大球盖菇多糖	5.0	5.0	5.0	5.0	5.0
	血红密孔菌多糖	5.0	5.0	5.0	5.0	4.5
	硬皮马勃多糖	5.0	5.0	5.0	5.0	5.0
	秀珍菇多糖硫酸酯	5.0	5.0	5.0	5.0	5.0
	杏鲍菇多糖硫酸酯	5.0	5.0	5.0	5.0	5.0
	硬粗毛孔菌多糖硫酸酯	5.0	5.0	5.0	5.0	5.0
	大球盖菇多糖硫酸酯	5.0	5.0	5.0	5.0	5.0

注：得分≥4.0 为合格无差异；4.0＞得分≥3.0 为合格有差异；3.0＞得分≥0 为不合格。

由表 20.3 可知，添加抗氧化剂后橙汁在甜度、香味和色泽三个指标上均无明显变化，只有秀珍菇、杏鲍菇、硬粗毛孔菌、大球盖菇的 4 种多糖硫酸酯对橙汁酸度指标有一定影响，表现为高剂量时橙汁酸度与空白差异较大，口感偏酸。这主要是因为 4 种蕈菌多糖硫酸酯具有明显的酸性，高剂量会增加橙汁的酸度。

通过对比酸值、过氧化值、自由基强度和口感适用性测试结果发现，抗氧化剂添加量过低则抗酸化效果不理想，添加量过高则对口感有一定影响且不经济。因此，抗氧化剂的添加量在 5~10mg/mL 较为合适。另外，对比 7 种抗氧化剂的抗酸化效果，以大球盖菇多糖、杏鲍菇多糖硫酸酯和大球盖菇多糖硫酸酯的抗酸化性能较为理想。

20.4　蕈菌多糖在橙汁产品中的复配应用研究

为了考察大球盖菇多糖、杏鲍菇多糖硫酸酯和大球盖菇多糖硫酸酯在鲜橙汁中的
抗酸性应用效果，将 3 种蕈菌胞外多糖及硫酸酯进行复配后添加至鲜橙汁饮料中，形
成配方 1# 、2# 和 3# 。 然后以橙汁饮料的酸值、过氧化值和口感为指标，考察橙汁
保质期变化，从而确定蕈菌胞外多糖在鲜橙汁饮料中的应用配方。

20.4.1　配方样品制备

鲜橙汁饮料来源于河南中大恒源生物科技股份，经巴氏杀菌后添加大球盖菇多
糖、杏鲍菇多糖硫酸酯和大球盖菇多糖硫酸酯的复配物，形成配方 1# 、2# 和 3# ；
对照样品中添加 BHA，记为 0# 。 然后在室内光照环境、20℃ 条件下密封放置 0~
90d，每隔 10d 取样分析。

20.4.2　酸值和过氧化值测试

（1）酸值测试结果见图 20.2　在 90d 的测试周期内，鲜橙汁配方 1# 、2# 和

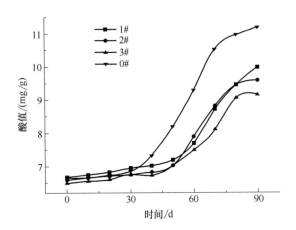

图 20.2　不同蕈菌多糖的橙汁配方在保质期测试中的酸值变化

3# 在前 50d 内的酸值变化较不明显，超过 50d 后酸值显著增大。 这主要是由于前 50d 蕈菌多糖浓度较高，抗酸性较强，但随着蕈菌多糖的过度消耗，自由基氧化反应会加速酸值的增大。 与传统的抗自由基氧化剂 BHA 相比，添加了 BHA 的鲜橙汁的酸值在前 30d 变化不明显，与蕈菌多糖抗酸化性能相当，但超过 30d 后，其酸值出现明显增大，该时间点相比于添加了蕈菌多糖的橙汁样品提前了 20d 左右。 而超过 70d 后，三种配方样品的酸值变化趋于缓和，这可能是体系内氧气浓度被消耗降低造成的。

（2）过氧化值测试结果见图 20.3 3 种添加蕈菌多糖及硫酸酯的鲜橙汁配方的过氧化值变化趋势相近，均表现为前 45d 过氧化值变化缓慢，45d 之后出现明显增长。 这说明在前 45d 内，3 种蕈菌多糖均能够很好地抑制体系内过氧化物的生成。 而随着蕈菌多糖的消耗，过氧化物含量显著增长。 而添加了传统抗氧化剂 BHA 的配方样品，其过氧化值在前 30d 内保持稳定，30d 之后则出现明显增长趋势。 相较于蕈菌多糖的抗氧化性，其过氧化值提前 15d 左右出现显著增长，说明蕈菌多糖的抗过氧化物生成效果比 BHA 有明显提升。

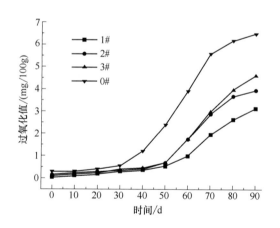

图 20.3　不同蕈菌多糖的橙汁配方在保质期测试中的过
氧化值变化

20.4.3　口感测试

口感测试采用打分制，抽取 15 位专业品尝人员，随机发放样品进行品尝，然后对所评价样品进行打分，打分结果取平均值。 口感测试结果如表 20.4 所示。

表 20.4 不同时间下橙汁溶液的口感得分变化

编号	口感得分									
	0d	10d	20d	30d	40d	50d	60d	70d	80d	90d
1#	5.0	5.0	4.8	4.2	4.0	3.2	3.0	2.5	2.2	1.8
2#	5.0	5.0	4.8	4.3	4.0	3.5	3.0	2.8	2.3	2.0
3#	5.0	5.0	4.8	4.2	4.0	3.7	3.0	2.8	2.3	2.0
0#	5.0	5.0	4.0	3.5	2.8	2.6	2.5	2.5	2.0	1.0

注: 得分≥4.0 为合格无差异; 4.0> 得分≥3.0 为合格有差异; 3.0> 得分≥0 为不合格。

　　由表 20.4 可知, 3 种鲜橙汁配方的口感得分在前 40d 内均大于等于 4.0, 说明橙汁口感合格且无明显差异。 50~60d 内, 口感仍然合格, 但已经出现一定程度差异, 主要表现为舌面刺激略微凸显, 橙汁特征风味变弱, 酸甜感中酸味过量显现。 60d 之后, 口感得分已低于合格线, 口味明显变差, 橙汁外观颜色变浅, 酸腐味逐渐增强。 而在 BHA 配方中, 前 30d 内橙汁口感仍属合格, 但在 30d 之后, 其口感得分开始逐渐降低, 40d 之后已变质为不合格。

20.5 小结

　　综合橙汁配方的酸值、过氧化值和口感测试发现, 在添加了蕈菌多糖的橙汁配方中, 口感合格天数较原有 BHA 配方延长了 15d 左右, 保质期得到明显提升 (提升 50%), 这对于进一步拓展蕈菌多糖在食品抗酸化领域的应用具有重要的研究价值。

21

5种多孔菌发酵胞外多糖抗氧化性能研究

21.1 实验方法
21.2 结果与讨论
21.3 小结

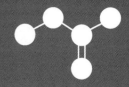

真菌多糖（Fungal polysaccharides）是从真菌的子实体、菌丝体或者发酵液中分离提取出来的具有广泛生物活性的大分子碳水化合物。多孔菌（Polyporales）又称多变拟多孔菌，是最为常见的可食用真菌科目之一，广泛分布于世界各地。绝大多数种类木生，少数地生，依据子实体的外部特征，如子实体的形状、柄的有无、菌肉的颜色与质地、菌管与管口形状等，和内部结构，本科下分约 105 属，本科真菌如灵芝（图 21.1）、茯苓、猪苓、云芝等是常用的中草药；灰树花、硫黄菌等可供食用，有些种类如松根病菌可引起松树立木的严重病害；也有些种类可引起木材的白色腐朽和褐色腐朽。

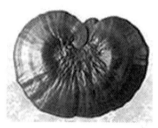

图 21.1　灵芝

由多孔菌发酵制备的胞外多糖具有排毒护肝、抗癌、降糖降血脂等生理和药理活性，是一类人体免疫非特异性促进剂。前期研究表明，不同多孔菌发酵制备的胞外多糖所含糖类种类和含量存在较大差异，表现出的生物活性也有很大不同，如银杏多孔菌对人肺癌细胞株 NCI-H460 的增殖具有抑制作用；桦褐孔菌菌丝粗多糖具有显著增强小鼠免疫能力的作用。

自由基引发的氧化损伤是导致衰老加速及多种疾病的直接原因，而真菌 EPS 抗氧化活性的发现，为人类氧化性疾病的治疗带来了新的途径。在先前研究基础上，作者分别以最佳条件制备了小孔硬孔菌（*Rigidoporus microporus*）、硬毛栓孔菌（*Funalia trogii*）、粉残孔菌［*Abortiporus biennis*（Bull. :Fr.）Sing.］、银杏多孔菌（*Fomitopsis sp.*）和血红密孔菌（*Pycnoporus sangwineus*）5 种多孔菌 EPS，采用自由基氧化脱氧核糖核酸反应检测其抗氧化活性，并通过淬灭自由基实验考察其还原自由基能力，进而探究了不同多孔菌 EPS 的抗氧化性能差异与构效关系，旨在为多孔胞外多糖作为抗氧化剂应用提供理论参考。

21.1　实验方法

21.1.1　仪器与试剂

（1）药品　氯仿、正丁醇、磷酸、无水乙醇（天津市科密欧化学试剂有限公司）；叔丁基异腈、四氯氢醌（TCHQ），三氯乙酸（TCA）（上海达瑞精细化学品有限公司）；AAPH，ABTS⁺·，·DPPH，Galvinoxyl·，GSH，TBA 等均来自美国 Sigma-Aldrich 公司；牛肉膏、蛋白胨、多价胨、胰蛋白胨、酵母粉（北京奥博星生物技术有限公司）。

（2）多孔菌　菌种由野生子实体经组织分离获得。

（3）仪器　HZT-A1000 电子天平（上海嘉展仪器设备有限公司）；SW-CJ-2F 超净工作台（苏净安泰空气技术有限公司）；紫外可见分光光度计 UV7（上海梅特勒-托利多有限公司）；FLY-200B 摇床，DHP-9012 培养箱（上海申贤恒温设备厂）；CR21GⅢ高速离心机（上海日立电器有限公司）；SHB-Ⅲ真空泵（北京成萌伟业有限公司）；78-1SA 磁力搅拌器（上海企戈实业有限公司）；Nikon E-100 显微镜（尼康仪器有限公司）；NDJ-1 旋转式黏度计，MP511 pH 计（上海三信仪表有限公司）。

21.1.2　多孔菌胞外多糖的制备

根据前期研究基础，制备小孔硬孔菌胞外多糖（Ⅰ）、硬毛栓孔菌胞外多糖（Ⅱ）、粉残孔菌胞外多糖（Ⅲ）、银杏多孔菌胞外多糖（Ⅳ）和血红密孔菌胞外多糖（Ⅴ）胞外粗多糖，然后用 Sevag 法脱除蛋白质，真空冷冻干燥得精制胞外多糖（EPS Ⅰ~Ⅴ）。

21.1.3　抑制自由基氧化脱氧核糖核酸反应研究

（1）抑制·OH 氧化脱氧核糖核酸反应体系　参考 Chihawa G. 的实验方法对 EPS Ⅰ~Ⅴ抑制·OH 氧化脱氧核糖核酸反应进行测试。

（2）抑制 GS·氧化脱氧核糖核酸反应体系　采取王米等的实验方法对 EPS Ⅰ~Ⅴ抑制 GS·氧化脱氧核糖核酸反应进行测试。

（3）抑制 AAPH 氧化脱氧核糖核酸反应体系　采用宋文华等的实验方法对 EPS Ⅰ~Ⅴ抑制 AAPH 氧化脱氧核糖核酸反应进行测试。

21.1.4　捕获自由基性能研究

（1）捕获 ABTS⁺·性能研究　采取初云海和刘雨的实验方法对 EPS Ⅰ~Ⅴ捕获 ABTS⁺·性能进行测试。

（2）捕获·DPPH 自由基性能的研究　按照孟庆龙等的实验方法对 EPS Ⅰ~Ⅴ捕

获 · DPPH 性能进行测试。

（3）捕获 Galvinoxyl · 性能的研究　按照吴旋等的实验方法对 EPS Ⅰ～Ⅴ捕获 Galvinoxyl · 性能进行测试。

21.1.5　数据统计与分析

采用 Origin 8.0 软件对所得数据进行 ANOVA 方差分析，显著性检验方法为 Duncan 多重检验，显著水平为 0.05。

21.2　结果与讨论

21.2.1　抑制自由基氧化脱氧核糖核酸反应测试结果

21.2.1.1　抑制 · OH 氧化脱氧核糖核酸反应体系结果分析

空白实验和 EPS Ⅰ～Ⅴ实验 TBARS 吸光度值分别为 A_0 和 $A_Ⅰ$～$A_Ⅴ$，以 EPS Ⅰ～Ⅴ的 TBARS 比例（％）作柱状图，如图 21.2 所示。EPS Ⅰ～Ⅴ的 TBARS 比例均低于空白（100％），表明 EPS Ⅰ～Ⅴ均具备抑制 · OH 氧化脱氧核糖核酸反应的能力，EPS Ⅰ～Ⅴ的 TBARS 比例大小关系为 EPS Ⅲ＞EPS Ⅰ＞EPS Ⅱ＞EPS Ⅴ＞EPS Ⅳ。

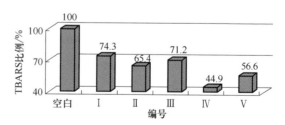

图 21.2　在抑制 · OH 氧化脱氧核糖核酸反应体系中 EPS Ⅰ～Ⅴ的 TBARS 比例

其中，EPS Ⅳ的 TBARS 比例为 44.9％，明显低于 EPS Ⅰ 和 EPS Ⅲ 的 TBARS 比例 74.3％和 71.2％，是 5 个胞外多糖中最小的，说明 EPS Ⅳ抑制 · OH 氧化脱氧核糖核酸反应的能力大大优于另外 4 种多孔菌 EPS，主要是由于银杏多孔菌 EPS 是酸性多糖，且其主要单糖成分为吡喃甘露糖和吡喃半乳糖，EPS Ⅱ 和 EPS Ⅴ 为酸性多糖，但其单糖在溶液中的构型不是吡喃构型，因此其 TBARS 比例低于 EPS Ⅰ 和 EPS Ⅲ，却高于 EPS Ⅳ。 EPS Ⅰ 和 EPS Ⅲ 为非酸性多糖，其主要单糖成分为葡萄糖和半乳糖，因此其 TBARS 比例最高，抑制·OH 氧化脱氧核糖核酸反应的能力最弱。

21.2.1.2　抑制 GS·氧化脱氧核糖核酸反应体系结果分析

以 EPS Ⅰ ~ Ⅴ 在抑制 GS·氧化脱氧核糖核酸反应体系中的 TBARS 比例作柱状图，如图 21.3 所示。

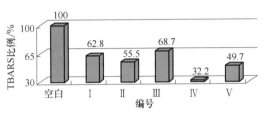

图 21.3　在抑制 GS·氧化脱氧核糖核酸反应体系中 EPS Ⅰ ~ Ⅴ 的 TBARS 比例

如图 21.3 所示，EPS Ⅰ ~ Ⅴ 的 TBARS 比例均低于空白（100%），表明 EPS Ⅰ ~ Ⅴ 具备抑制 GS·氧化脱氧核糖核酸反应的能力。 EPS Ⅰ ~ Ⅴ 的 TBARS 比例排列顺序为 EPS Ⅲ ＞ EPS Ⅰ ＞ EPS Ⅱ ＞ EPS Ⅴ ＞ EPS Ⅳ，所得实验结果与抑制·OH 氧化脱氧核糖核酸反应体系基本一致，说明 EPS Ⅰ ~ Ⅴ 抑制 GS·氧化脱氧核糖核酸反应的能力与 5 种多糖的构型密切相关。 另外，EPS Ⅰ ~ Ⅴ 抑制 GS·氧化脱氧核糖核酸反应的 TBARS 比例均小于抑制·OH 氧化脱氧核糖核酸反应体系，说明 5 种多孔菌 EPS 抑制 GS·氧化脱氧核糖核酸反应的能力更强。

21.2.1.3　抑制 AAPH 氧化脱氧核糖核酸反应体系结果分析

以 EPS Ⅰ ~ Ⅴ 在抑制 AAPH 氧化脱氧核糖核酸反应体系中的 TBARS 比例作柱状图，如图 21.4 所示。 EPS Ⅰ ~ Ⅴ 的 TBARS 比例均低于空白（100%），表明 EPS Ⅰ ~ Ⅴ 同样具备抑制 AAPH 氧化脱氧核糖核酸反应的能力。 EPS Ⅰ ~ Ⅴ 的 TBARS 比例排列顺序为 EPS Ⅲ ＞ EPS Ⅰ ＞ EPS Ⅱ ＞ EPS Ⅴ ＞ EPS Ⅳ，该顺序与抑制·OH 和 GS·氧化脱氧核糖核酸反应体系结果相同，但 TBARS 比例明显高于另外两个体系，说明 EPS Ⅰ ~ Ⅴ 抑制 AAPH 氧化脱氧核糖核酸反应的能力弱于抑制 GS· 和·OH 氧化脱氧核糖

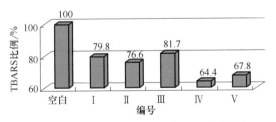

图 21.4　在抑制 AAPH 氧化脱氧核糖核酸反应体系中
EPS Ⅰ ~ Ⅴ 的 TBARS 比例

核酸反应能力。

21.2.2　捕获自由基性能分析

21.2.2.1　捕获 ABTS⁺ · 结果分析

基于捕获 ABTS⁺ · 不同时刻的吸光度值，根据朗伯比尔定律可求得各时刻 ABTS⁺

· 浓度，以 ABTS⁺ · 浓度为纵坐标，反应时间为横坐标，做浓度随时间的衰减曲线，如图 21.5 所示。

如图 21.5 所示，随着反应时间的增加，空白实验的 ABTS⁺ · 浓度始终不变，在含有 5mg/L 的 EPS Ⅰ~Ⅴ体系中，在 0~2min ABTS⁺ · 浓度快速下降，后随反应时间的增长趋势逐渐平缓，说明 5 种多孔菌 EPS 均能够提供电子与 ABTS⁺ · 孤对电子配对，进而捕获 ABTS⁺ · 。

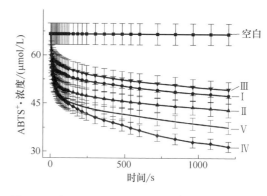

图 21.5　在 EPS Ⅰ~Ⅴ 存在下 ABTS⁺ · 浓度随时间的衰减曲线

捕获能力强弱排序为 EPS Ⅳ＞EPS Ⅴ＞EPS Ⅱ＞EPS Ⅰ＞EPS Ⅲ，与 EPS Ⅰ~Ⅴ抑制自由基氧化脱氧核糖核酸反应的测试结果一致，主要原因是 EPS Ⅳ中大量的吡喃甘露糖和吡喃半乳糖具有给电子能力淬灭 ABTS⁺ · ，同时含有的羧基也具有优异的淬灭 ABTS⁺ · 能力，因此其清除 ABTS⁺ · 比例达到了 52.7%，EPS Ⅴ和 EPS Ⅱ是含有羧酸的酸性多糖，因此其淬灭自由基能力优于 EPS Ⅰ和 EPS Ⅲ，弱于 EPS Ⅳ。

21.2.2.2　捕获 · DPPH 结果分析

以 · DPPH 浓度为纵坐标，反应时间为横坐标，做浓度随时间的衰减曲线，如图 21.6 所示。

如图 21.6 所示，随着反应时间的增加，空白实验的 · DPPH 浓度始终不变，当体系中含有 10mg/L 的 EPS Ⅰ~Ⅴ时，在 0~2min · DPPH 浓度快速下降，后随反应时间的增长趋势逐渐平缓，说明 5 个多孔菌 EPS 均能够提供电子与 · DPPH 孤对电子配对，进而捕获 Galvinoxyl · 。捕获能力强弱排序为 EPS Ⅳ＞EPS Ⅴ＞EPS Ⅱ＞EPS Ⅰ

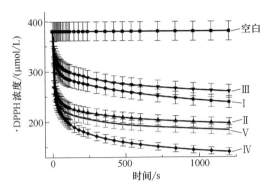

图 21.6　在 EPS Ⅰ～Ⅴ存在下·DPPH 浓度随时间的衰减
　　　　曲线

＞EPS Ⅲ，与捕获 ABTS$^+$·结果一致，EPS Ⅳ清除·DPPH 比例达到了 63.2％。

21.2.2.3　捕获 Galvinoxyl·结果分析

以 Galvinoxyl·浓度为纵坐标，反应时间为横坐标，做浓度随时间的衰减曲线，如图 21.7 所示。

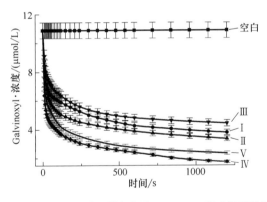

图 21.7　在 EPS Ⅰ～Ⅴ存在下 Galvinoxyl·浓度随时间的
　　　　衰减曲线

如图 21.7 所示，随着反应时间的增加，空白实验的 Galvinoxyl·浓度始终不变，当加入 50mg/L 的 EPS Ⅰ～Ⅴ后，Galvinoxyl·浓度随反应时间的增加逐渐降低，后随反应时间的增长减少趋势逐渐平缓，说明 5 个多孔菌 EPS 均能够提供电子与 Galvinoxyl·孤对电子配对，进而捕获 Galvinoxyl·。捕获能力强弱排序为 EPS Ⅳ＞EPS Ⅴ＞EPS Ⅱ＞EPS Ⅰ＞EPS Ⅲ，与捕获 ABTS$^+$·和·DPPH 结果一致，其中 EPS Ⅳ的自由基捕获率达到了 83.9%。

21.3　小结

　　本实验以血红密孔菌、粉残孔菌、硬毛栓孔菌、银杏多孔菌和小孔硬孔菌为研究对象，发酵法制得 5 种多孔菌胞外多糖（EPS）并进行分离纯化。 在抑制·OH、GS·和 AAPH 氧化脱氧核糖核酸反应体系中，5 种多孔菌 EPS 均表现出抗氧化活性，其中银杏多孔菌 EPS 抑制自由基氧化脱氧核糖核酸反应性能明显优于其他 4 种多孔菌 EPS，原因是银杏多孔菌 EPS 含带有羧基的酸性多糖，同时其单糖体系含有大量的吡喃型单糖，更容易给出电子淬灭自由基，因而针对 3 种自由基氧化脱氧核糖核酸反应表现出更为优异的抑制能力。 在捕获 ABTS$^+$·、·DPPH 和 Galvinoxyl· 3 种自由基实验中，5 种多孔菌 EPS 均表现出一定的自由基捕获能力，其捕获能力同样与 5 种 EPS 的构型相关，捕获能力强弱排序为 EPS Ⅳ＞EPS Ⅴ＞EPS Ⅱ＞EPS Ⅰ＞EPS Ⅲ。 研究结果表明 5 种多孔菌 EPS 的抗氧化性能与其分子结构和单糖构型息息相关，羧基和吡喃型单糖的存在可以有效提升多孔菌 EPS 的自由基清除能力和自由基还原能力，该类胞外多糖是一类新型的抗氧化剂，具有一定的应用前景，也为今后继续从事真菌多糖类抗氧化剂的开发和应用提供了理论参考。

多糖基纳米抗菌材料的制备及应用

22.1 银纳米粒子的制备

22.2 Ag-AuNPs/r-LNT 的形成

22.3 Ag-AuNPs/r-LNT 的抗真菌活性

22.4 小结

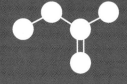

在过去的几十年里，抗生素有效地对抗了致病微生物，挽救了无数人的生命。 然而，常规抗生素的频繁和过度使用导致了真菌和细菌的耐药性。 某些真菌，如白色念珠菌，可以形成生物被膜，加剧临床感染。 来自生物被膜的细胞可以作为种子继续传播到血液中，导致组织和器官的侵袭性全身感染。 因此，迫切需要开发安全有效的抗菌药物。

近年来，具有纳米尺寸的功能性的纳米粒子与聚合物组装体在构建纳米材料方面拥有显著的功效，得到人们的广泛关注。 其中，银纳米粒子的抗菌活性较好，并且具有广谱性，对不同菌种都有良好的抑制效果。 银纳米粒子属于非抗生素类杀菌剂，不会产生耐药性，因此银纳米粒子广泛应用于临床抗菌领域。 金属纳米粒子的合成通常采用小分子还原剂和包覆剂，比如肼、硼氢化钠（$NaBH_4$）、二甲基甲酰胺（DMF）和十六烷基三甲基溴化铵（CTAB），这些都具有潜在的生物风险。 为了使 AgNPs 的合成更加高效和安全，人们致力于开发绿色合成方法和表面化学修饰。 生物相容性良好的生物材料常用于包覆修饰纳米银，包括蛋白质、多肽、植物提取物、葡萄糖、纤维素、壳聚糖、淀粉等。 特别地，利用多糖的特殊结构及性质合成纳米材料已成为纳米材料制备领域的新兴研究课题，引起了研究者广泛关注。 多糖在纳米材料合成过程中可以起还原剂和稳定剂的作用，且反应完成后易于降解、无环境污染。 因此，多糖已成为纳米合成过程中理想的绿色原料。 目前，环糊精、壳聚糖、纤维素、普鲁兰多糖、葡聚糖、海藻酸钠及其衍生物已作为还原剂和稳定剂在水溶液中绿色合成金纳米粒子，但是利用葡聚糖等不易还原硝酸银制备银纳米粒子，比如常见的银镜反应需要在偏碱性的条件下进行，利用葡聚糖直接还原硝酸银反应速度较慢，而且需要高温条件。

抗真菌药物特别是低毒、高效、广谱抗真菌药物的开发仍有广阔的市场。 在本书中，借由微波辅助辐射下的 LNT 还原制备金纳米团簇（AuNCs），再沉积银以制备金-银纳米合金。 AuNCs 可以大大加快 Ag-AuNPs 的合成反应，在不添加其他还原剂或稳定剂的情况下，得到更规则的纳米合金。 制备了一系列不同初始 Ag 与 Au 的物质的量的比的金银纳米合金，并用 UV-vis 和 TEM 对其进行了表征。 通过 TEM、ICP-MS、XRD 和 zeta 电位实验研究了纳米合金/LNT 复合材料的形成过程。 此外，还测试了纳米复合材料的抗真菌活性和体外细胞毒性。

22.1 银纳米粒子的制备

从香菇子实体中分离得到三螺旋葡聚糖香菇多糖（ t-LNT ）。 用 GPC-MALLS-RI 测定 t-LNT 的重均分子质量为 7.5×10^5 g/mol。 将 t-LNT 溶于去离子水中，然后在 140℃ 下加热 0.5h（以打破分子内和分子间的氢键），形成单链多糖（标为 s-LNT）。 s-LNT （8mg/mL）与等体积的 HAuCl₄·4H₂O 溶液（412μg/mL）在 25℃ 下混合，然后在微波（高功率，1800W，温度最终达到近 120℃）下加热 30s，得到金纳米簇（AuNCs）。 以 AuNCs 溶液为种子，加入不同浓度的 AgNO₃ 溶液和适量的 s-LNT 溶液。 通过固定最终金属离子的浓度和 s-LNT 浓度（表 22.1）和改变初始 Ag 与 Au 的物质的量的比 [（1∶1），（5∶1），（10∶1）] 来合成各种不同金银比例的纳米合金颗粒（Ag-AuNPs）。 在 100℃ 下将混合物搅拌 20min，以获得一系列的 Ag-AuNPs（Ag1-Au1NPs、Ag5-Au1NPs、Ag10-Au1NPs），随后用去离子水透析两天（于 4L 烧杯中，在室温下使用截留相对分子质量 8000 的再生纤维素半透膜，每 8h 换水一次），透析过程中单链多糖 s-LNT 复性为三螺旋多糖（r-LNT），冷冻干燥得到一系列 Ag-AuNPs/r-LNT 体系 [n_{Ag}∶n_{Au} 为（1∶1），（5∶1），（10∶1）]。 同样，通过透析法从 AuNCs/s-LNT 中得到 AuNPs/r-LNT。 作为对比样品，在没有 AuNCs 种子的情况下直接合成了银纳米粒子（AgNPs），但反应时间需要延长到 1h，同时反应温度需升温至 110℃，透析、冷冻干燥后得到 AgNPs/r-LNT。

表 22.1 不同纳米粒子的原料比、平均粒径及其对白色念珠菌 SC5314 的抗真菌活性

样品	AgNO₃ 浓度 /(μg/mL)	HAuCl₄·4H₂O 浓度/(μg/mL)	n_{Ag}∶n_{Au}	s-LNT 浓度 /(mg/mL)	平均粒径 /nm	MIC* /(μg/mL)
Ag1-Au1NPs	42.5	103.0	1∶1	2	10	16
Ag5-Au1NPs	70.8	34.3	5∶1	2	10	8
Ag10-Au1NPs	77.3	18.7	10∶1	2	15	32
AgNPsNPs	85.0	0	—	2	18	128

* MIC——最小抑菌浓度，定义为样品中的含银量（μg/mL）。

在高功率微波辅助下，用 s-LNT 还原氯金酸，首先合成金纳米团簇（AuNCs）。 辐照 30s 后，取一滴反应溶液加入铜网中干燥并进行透射电镜（TEM）分析，以确认 AuNCs 的存在。 如图 22.1（1）和图 22.1（2）所示，成功地合成了球形 AuNCs。 AuNCs 的平均直径（计算 100 个粒子）估计约为 3.3nm [图 22.1（3）]。 在高倍透射电镜 [HRTEM，图 22.1（2）] 下，AuNCs 清楚地显示了 Au 晶格条纹和条纹间距。 随后，以 AuNCs 为晶种，用 LNT 还原硝酸银，制备了纳米合金。 随着反应的进行，得到了一系列不同初始 Ag 和 Au 的物质的量的比的不同颜色的纳米合金粒子。

图 22.2（2）显示了不同初始 Ag 与 Au 的物质的量的比的纳米合金颗粒以及 Ag-NPs 和 AuNPs 的紫外-可见吸收光谱。 随着 Au 摩尔分数的增加，吸收光谱的最大波长从 420nm（纯 AgNPs）红移到 525nm（纯 AuNPs）。 这些结果表明，我们反应合

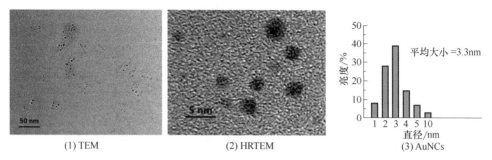

(1) TEM　　　　　(2) HRTEM　　　　　(3) AuNCs

图 22.1　水溶液中 AuNCs 的 TEM 和 HRTEM 图像，AuNCs 的尺寸分布（统计 100 个纳米粒子）

成的是纳米合金颗粒，而不是核壳型纳米粒子（如具有单一金属外壳，紫外表面共振吸收光谱吸收应位于 AuNPs 或 AgNPs 的位置），或者是 AgNPs 和 AuNPs 的混合物（形成两个峰值）。图 22.2（1）为反应 20min 后，AuNPs、AgNPs 和所得 Ag-Au 纳米合金胶体溶液。随着初始的银物质的量的比的增加，生成的溶液（没有任何沉淀）呈现出从酒红色到黄色的颜色变化。随着反应时间的延长，颜色没有继续变化，这表明反应在 20min 左右已经基本结束。所得各种纳米颗粒分散良好，形成了的稳定纳米颗粒胶体溶液。

　　图 22.3（1）~图 22.3（3）为三种 Ag-Au 纳米合金颗粒在水溶液中的 TEM 图像。单分散性良好，Ag1-Au1NPs、Ag5-Au1NPs 和 Ag10-Au1NPs 的平均直径分别为 10，10，15nm。平均粒径随银元素物质的量的比的增加而增大。本研究采用种子诱导生长法，种子的生长速度与反应速度成正比。金纳米簇种子浓度越高，每个种子分配的银原子数量会越少，合金生长速度相对越快，得到的纳米颗粒尺寸越小。

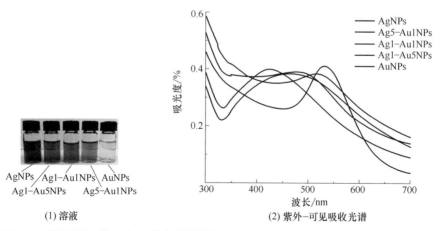

(1) 溶液　　　　　(2) 紫外-可见吸收光谱

图 22.2　具有不同初始 Ag 与 Au 的物质的量的比 [（1∶5），（1∶1），（5∶1）] 的 Ag-AuNPs 和 AuNPs 的溶液及紫外-可见吸收光谱

相反，较低浓度的金纳米簇种子会产生更大尺寸的纳米合金粒子。

图 22.3（4）为合成的 AgNPs，由图中可见 AgNPs 的粒径均匀性明显差于 Ag-Au 纳米合金，平均粒径也增加到大约 18nm。本研究中，利用相同浓度的多糖（2mg/mL）还原 $HAuCl_4$ 和 $AgNO_3$ 溶液，金溶液的颜色在几分钟内发生变化（反应温度为 100℃），银溶液则需要大约 1h（反应温度为 110℃），这表明 AuNPs 的形成速度比 AgNPs 快得多。AuNPs 的晶体生长速度较快，是各向同性的，易于生成球形纳米粒子。相比之下，银纳米粒子的生长速度较慢，AgNPs 只能向相对活跃的晶面方向生长，这会导致 AgNPs 晶体生长更加不规则，且粒径分布相对较广。

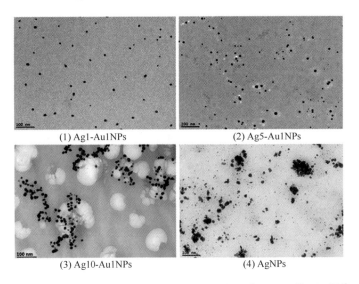

(1) Ag1-Au1NPs　　　　(2) Ag5-Au1NPs

(3) Ag10-Au1NPs　　　　(4) AgNPs

图 22.3　Ag1-Au1NPs、Ag5-Au1NPs、Ag10-Au1NPs 和 AgNPs 的 TEM 图像
（放大 250000 倍）

22.2　Ag-AuNPs/r-LNT 的形成

以样品 Ag5-Au1NPs（初始 n_{Ag}：n_{Au} = 5：1）的制备为例，研究了 Ag-AuNPs 的形成过程。图 22.4 示出了在将 AuNCs 种子液添加到预热至 100℃ 的 $AgNO_3$ 水溶液后，继续加热反应，分别在反应进行 1，3，10，20min 后取样，采用 TEM 观察所合成的纳米粒子。反应进行 1min 后，AuNCs 核周围沉积了一些粒径较大、形状不规则的纳米颗粒（应为多糖还原并沉积下来的银纳米粒子）。随着时间的推移，合金变

得越来越规则。 此外，利用 ICP-MS 测定了纳米合金生长过程中不同时间合金中金和银元素的比例。 将不同反应时间后（初始 $n_{Ag} : n_{Au}$ = 5∶1）的溶液淬冷中止反应，在 4℃下离心（15000g，15min）得到 Ag-AuNPs，用王水消化后用于 ICP-MS 检测。 结果如图 22.5 所示。 纳米合金制备 3min 后，合金中的 Ag-Au 比值接近初始比值。 LNT 在反应初期迅速将 Ag^+ 还原成以 AuNCs 为核的 AgNPs，随着反应时间的延长，逐渐形成较为规则的纳米合金。

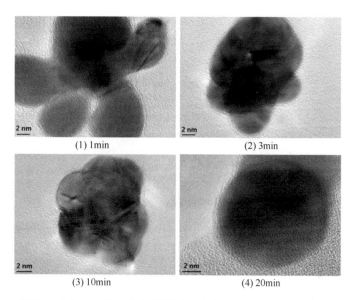

(1) 1min　　　　　　　　　　(2) 3min

(3) 10min　　　　　　　　　　(4) 20min

图 22.4　Ag5 - Au1NPs 合金纳米粒子（初始 $n_{Ag} : n_{Au}$ = 5∶1）在不同反
应时间下的透射电镜图像（放大 400000 倍）

在我们之前的研究中，在 LNT 复性成三螺旋的过程中，AuNPs 和 SeNPs 可能被包裹到 r-LNT 的疏水腔中。 在这项工作中，s-LNT 的浓度为 2mg/mL，因此 s-LNT 可以复性为 r-LNT，从而形成有序的三螺旋结构。 Ag-AuNPs 的分散机理可能与之前的工作相似。 也就是说，在透析过程中，生成的 Ag-AuNPs 被包裹到 r-LNT 复性形成的三螺旋疏水腔中。 为了证实这一点，对 Ag-AuNPs（$n_{Ag} : n_{Au}$ = 5∶1）进行了 XRD 和 zeta 电位实验。 图 22.6（1）示出了包括 Ag-AuNPs、t-LNT、Ag-AuNPs/r-LNT 和 Ag-AuNPs/t-LNT 四种样品的 XRD 图。 四个样品中制备分别为二甲基亚砜破坏 Ag-AuNPs/r-LNT 中多糖的三重螺旋结构，沉淀并收集 Ag-AuNPs 进行 XRD 表征；t-LNT 为直接使用；按照实验段制备 Ag-AuNPs/r-LNT；Ag-AuNPs/t-LNT 与 Ag-AuNPs/r-LNT 类似，唯一的区别是 t-LNT 直接应用于纳米颗粒的合成，而没有经过变性的第一步。 实验采用 X 射线衍射仪（德国布鲁克 D8 Advance），扫描范围为

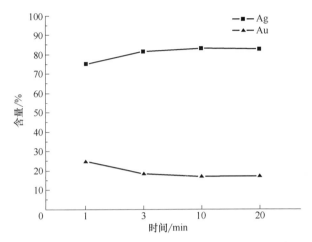

图 22.5　反应过程中不同时间形成的 Ag5-Au1 合金中金银元素的比例

2 θ 从 5°~70°。 由于 Au 和 Ag 晶格常数的微小差异（$\alpha_{Au}= 0.408nm$，$\alpha_{Ag}= 0.409nm$），AuNPs、AgNPs 和合金 Au‐AgNPs 采用了相同的衍射峰。 如图 22.6（1）所示，Ag-AuNPs 的反射峰与文献报道的类似，与（111）、（200）和（220）晶面衍射峰匹配。 38.2° 处的强衍生峰值对应于（111）面，t-LNT 的衍射图样证明它是一种无定形大分子。 直接将 t-LNT 引入反应后，仍出现（111）的反射峰，表明复合材料 Ag-AuNPs/t-LNT 表面还存在晶态 Ag-AuNPs。 未经变性的 t-LNT 疏水腔直径小于 1nm，远小于纳米颗粒，因此纳米粒子只能沉积在 t-LNT 链外。 然而，Ag-AuNPs/r-LNT 的典型峰（111）完全消失，并显示出与 t-LNT 相同的图案，证实 Ag-AuNPs 被 s-LNT 复性的三螺旋 r-LNT 包覆，导致 Ag-AuNPs 吸收峰消失。 r-LNT 经

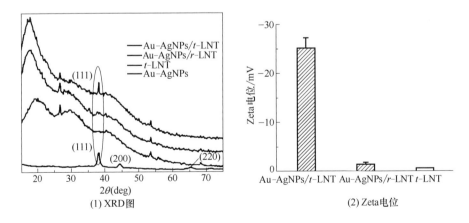

(1) XRD图　　　　　　　　　　(2) Zeta电位

图 22.6　Au-AgNPs、LNT 及其纳米复合材料的 XRD 图和 Zeta 电位

过变性-复性过程，可以再生出具有客体粒子大小的螺旋腔，能够更好地包裹和分散客体粒子。

以上结论也可以通过 Zeta 电位测量得到证实。 图 22.6（2）显示出了用不同方法制备的 Ag-AuNPs 的 zeta 电位。 两种 Ag-AuNPs 复合材料相对于中性 LNT 均表现出负的 zeta 电位，其中 Ag-AuNPs/r-LNT 的负电位最小（接近于零）。 AuNPs 在水溶液中具有双电子层，表面通常具有负电位。 如果 r-LNT 包覆 Ag-AuNPs 则可大大降低颗粒的 zeta 负电位，表明在 Ag-AuNPs/r-LNT 复合材料中，Ag-AuNPs 被包覆到复性三螺旋多糖链的空腔中。

在此基础上，我们提出了 Au-AgNPs/r-LNT 的合成与分散机理。 将 $HAuCl_4$ 水溶液添加到 s-LNT 水溶液中，在微波辅助快速加热下，$AuCl_4^-$ 离子被 LNT 迅速还原为 Au 原子，然后聚集形成 AuNCs。 然后将 Ag^+ 加入沸腾溶液中，s-LNT 还原 Ag^+ 并沉积在 AuNCs 核表面（AuNCs 具有负电位，Ag^+ 很容易吸附在 AuNCs 表面）。 金的电负性比银大，电荷从弱电负性的元素银转移到强电负性的元素金，进而导致银-金合金的产生，直到它们的费米能级达到平衡，形成的纳米合金变得越来越规则。 在这一过程中，溶液中没有观察到明显的 AgCl 沉积。 最后，在透析过程中，合成的 Ag-AuNPs 被包埋与复性三螺旋香菇多糖（r-LNT）的疏水腔中形成 Au-AgNPs/r-LNT 纳米复合物。

22.3　Ag-AuNPs/r-LNT 的抗真菌活性

白色念珠菌标准菌株 SC5314 购自美国 ATCC，采用摇瓶培养法，在 30℃ 下 YPD 液体培养基（1% 酵母抽提物、2% 蛋白胨和 2% 葡萄糖）中培养。 根据标准方法 CLSI-M27-A3，采用 96 孔板检测 Ag-AuNPs/r-LNT、AgNPs/r-LNT 和 LNT 的抗真菌活性。 用 RPMI1640 培养基（中国，Solarbio）将真菌悬浮液调整为 10^3 CFU/mL，每孔接种 150μL。 加入不同浓度样品（样品用液体培养基稀释），使最终每孔银含量为 1～256μg/mL，然后在 37℃ 下培养 24h。 通过分光光度计测定真菌生长情况。 酶标仪（型号 550，Bio-Rad，China）测量 540nm（OD540s）下的光密度。 实验重复三次。 LNT 和 AuNPs 对 SC5314 的生长没有任何抑制作用（数据未示出）。 一般来说，金在纳米合金中相对稳定，较难解离，因此 Ag-AuNPs/r-LNT 的抗菌活性主要由银离子引起。 因此，MIC 的浓度定义为样品中的银含量（μg/mL）。 Ag1-

Au1NPs/r-LNT、 Ag5-Au1NPs/r-LNT、 Ag10-Au1NPs/r-LNT 和 AgNPs/r-LNT 对 SC5314 菌株的 MIC 分别为 16，8，32，128μg/mL（表 22.1）。 与纯银纳米复合材料相比，所有纳米合金复合材料的抗真菌活性都有所提高，其中 Ag5-Au1NPs/r-LNT 的抗真菌活性最好。 Ag10-Au1NPs 和 Ag5-Au1NPs 的粒径大于 Ag1-Au1NPs 和 Ag5-Au1NPs，尤其是它们的粒径均匀性也相对较差，可能导致生物利用度和抗真菌活性降低。

AgNPs 的抗真菌活性相关的研究较少，大多数研究集中在抗菌活性上，因此，需要进一步研究 AgNPs 的抗真菌机制。 本研究针对 Ag5-Au1NPs/r-LNT 对白色念珠菌生物被膜形成的影响以及对成熟被膜的清除效果进行探讨。 白念珠菌生物被膜的形成是造成进一步感染的重要因素。 生物被膜的形成增加了白念珠菌的耐药性和致病性。 这里，采用 XTT 方法来表征样品 Ag5-Au1NPs/r-LNT 对生物被膜形成的影响。 将 SC5314 细胞（1×10^6 个/mL）接种于 96 孔培养板（RPMI 1640 培养基，每孔 100μL）中，在 37℃ 下预培养 2h。 用新鲜的 RPMI 1640 培养基替换后，加入不同浓度的 Ag-AuNPs/r-LNT，培养 24h。 为检测 Ag-AuNPs/r-LNT 对成熟生物被膜上的清除效果，先将 SC5314 细胞（1×10^6 个/mL）预培养 24h 形成生物被膜，然后用不同浓度的 Ag-AuNPs/r-LNT 处理，培养 24h。 弃去上清液，每个孔中加入 200μL XTT 溶液。 37℃ 下避光孵育 2h。 每孔取 50μL 上清液转移到新的平板上，利用酶标仪检测 490nm 处吸光度（型号 550，Bio-Rad，中国）。

如图 22.7（1）所示，结果表明纳米材料浓度为 8μg/mL（以 Ag5-Au1NPs/r-LNT 复合物中含 Ag 量计算）可显著抑制生物被膜的形成，并在 16μg/mL 及以上剂量下完全抑制生物被膜的形成（仅极少量菌丝残留在 96 孔板底部）。 与悬浮细胞相比，成熟的生物被膜会使真菌的耐药性更强，并具有免疫逃逸效应。 如图 22.7（2）所示，Ag5-Au1NPs/r-LNT 可显著清除成熟生物被膜，呈剂量依赖性。 与对照组相比，含银量为 16μg/mL 时能显著减少成熟生物被膜中的活细胞数，具有明显的清除作用。 当剂量增加到 32μg/mL 时，Ag5-Au1NPs/r-LNT 对生物被膜的清除作用大于 80%。 荧光显微镜也证实了这一结果。 利用 24 孔板进行碘化吡啶（PI）染色检测。

按照上述方法培养生物被膜并模拟清除效果，避光条件下与 5μg/mL PI 混合 30min，如细胞死亡则细胞膜不完整，PI 可以进入破碎的细胞并与脱氧核糖核酸结合产生红色荧光。 用荧光显微镜（NI-E，Nikon，日本）观察。 如图 22.8 所示，不用纳米粒子处理的时候，可以看出成熟被膜菌丝体非常密集，且基本没有破损死亡的菌丝，几乎无荧光。 用最终含银量 16μg/mL 处理成熟被膜时，菌丝体密度已大幅下降，且出现大量死亡的菌丝体；当剂量增加到 32μg/mL 时，生物被膜中几乎没有活

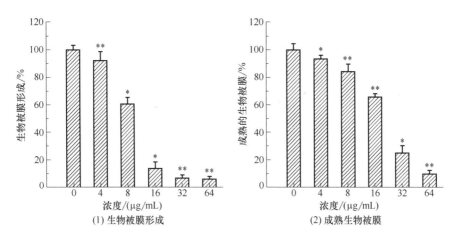

图 22.7 纳米复合材料 Ag5-Au1NPs/r-LNT 对生物被膜形成和成熟生物被膜的影响

注：实验均三次重复取标准偏差 ± SD；与未经处理的对照组细胞相比，* P< 0.05，
** P< 0.01。

菌丝，只有少量孢子残留；浓度为 64μg/mL 时，生物被膜中只残留少量死菌丝（无
孢子存活）。

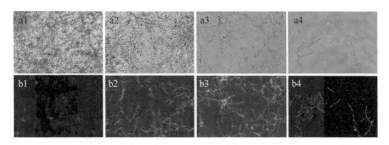

图 22.8 荧光显微镜观察 SC5314 成熟生物被膜与最终含银量分别为 0 (a1, b1)，16
(a2, b2)，32 (a3, b3)，64μg/mL (a4, b4) 的 Ag5-Au1NPs/r-LNT 共孵育
后的荧光显微镜结果

注：编号为 a 的图为普通视野下照片，编号为 b 的图暗场为 PI 染色死细
胞，显示红色荧光。

最后，以 RAW264.7、Hela 和 LO2 细胞为材料，采用 MTT 法评价 Ag5-
Au1NPs/r-LNT 的体外生物安全性。将 RAW264.7、Hela 和 LO2 细胞以每孔 6000
个细胞的密度接种于 96 孔板中，用含有 10%FBS 的 200μL DMEM 培养基预孵育
24h。更换新的培养基后，用不同浓度的 Ag5-Au1NPs/r-LNT 处理并继续孵育 48h，空
白组不给药作为参照。用新鲜培养基替换，并在每个孔中添加 20μL MTT（5mg/mL）

试剂。 培养 4h 后，用 150μL 二甲基亚砜替换。 在 570nm 波长下，用酶标仪（型号
550，Bio-Rad，中国）测量吸光度，最终与空白组对照以确定细胞存活率。 同样的
以 Ag5-Au1NPs/r-LNT 复合物中最终含银量高达 128μg/mL 时，仍未观察到复合物
对 RAW264. 7、Hela 和 LO2 细胞有明显毒性（如图 22. 9 所示，细胞存活率均大于
90%），这表明在本研究中测试的浓度下，Ag5-Au1NPs/r-LNT 是无细胞毒性的。
Ag5-Au1NPs/r-LNT 对真菌和实验中使用的几种细胞的毒性有很大不同，其原因较为
复杂。 一般来说，由于微生物缺乏内吞机制，纳米粒子穿透微生物细胞膜的现象并
不常见。 一般认为，纳米粒子通过直接接触或释放 Ag⁺ 杀死细菌或真菌细胞。 细菌
的硫化作用可以产生环境惰性的 Ag_2S，降低银离子带来的毒性。 过量的 AgNPs 直
接接触并负载到细胞表面也可能杀死真菌或细菌，导致细胞溶解；而胞外多糖或某些
黏附蛋白（鞭毛蛋白）可以诱导 AgNPs 聚集，降低其毒性。 在本研究中，多糖 LNT
用于包覆 AgNPs，或可以减少或对抗细菌或真菌对 AgNPs 的硫化或聚集效果，使得
多糖纳米复合物具有较好的抗菌活性。 今后我们将进一步研究 Ag-AuNPs 的抗真菌
和低细胞毒性机制。

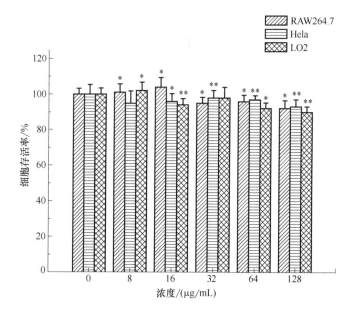

图 22. 9　Ag5-Au1NPs/r-LNT 复合物对 RAW264. 7、Hela 和 LO2 细胞株生
长的影响（浓度为最终含银量）

注：实验均三次重复取标准偏差 ± SD；与未经处理的对照组细
胞相比，* $P< 0. 05$，** $P< 0. 01$。

22.4　小结

　　本研究探讨了一种在水溶液中制备 AgNPs 的环境友好的方法。 在微波辅助下，利用具有疏水空腔的三螺旋葡聚糖还原氯金酸制备了 AuNCs，并将其作为种子进一步制备 Ag-AuNPs。 AuNCs 可以大大加快 Ag-AuNPs 的合成反应。 另外，利用三螺旋多糖的变性和复性过程，通过疏水空腔与纳米颗粒之间的疏水作用，及时避免 Ag-AuNPs 的聚集。 通过控制金、银物质的量的比，可以制备出不同粒径的 Au-AgNPs。 纳米合金复合材料具有良好的抗真菌活性，其中 Ag5-Au1NPs/r-LNT 的抗菌活性最好，它对成熟的真菌被膜也具有良好的清除效果。 另外，纳米材料对 RAW264. 7、Hela 和 LO2 细胞无明显的细胞毒性。 这种多糖基纳米合金可以作为药物载体或抗菌药物等应用于生物医药领域，我们将进一步研究 Ag-AuNPs 的抗真菌和低细胞毒性机制。

23

蕈菌多糖基纳米氧化锌材料的合成与应用

23.1 多糖基纳米氧化锌材料的制备及表征
23.2 多糖基纳米氧化锌材料的抗菌活性研究
23.3 多糖基纳米氧化锌材料的细胞毒性研究
23.4 小结

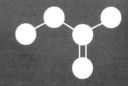

　　近年来，具有纳米尺寸的功能性的纳米粒子与聚合物组装体在构建纳米材料方面拥有显著的功效，得到人们的广泛关注。其中，无机纳米粒子的抗菌活性较好，并且具有广谱性，对不同菌种都有良好的抑制效果，而且无机纳米粒子属于非抗生素类杀菌剂，不会产生耐药性。特别地，利用多糖的特殊结构及性质合成纳米材料已成为纳米材料制备领域的新兴研究课题，引起了研究者广泛的关注。多糖在纳米材料合成过程中可以起还原剂和稳定剂的作用，且反应完成后易于降解、无环境污染。因此，多糖已成为纳米合成中理想的绿色原料。目前，环糊精、壳聚糖、纤维素、普鲁兰多糖、葡聚糖、海藻酸钠及其衍生物已作为还原剂和稳定剂在水溶液中绿色合成了纳米粒子。本研究拟采用球磨法合成抗菌纳米粒子，而且蕈菌多糖具有良好的生物安全性，整个合成过程是非常绿色安全的，具有良好的应用前景。

23.1 ▶ 多糖基纳米氧化锌材料的制备及表征

　　本研究采用的多糖为几种药用食用真菌的胞外多糖：粉残孔菌胞外多糖（PS1），虎皮香菇胞外多糖（PS2），小孔硬孔菌胞外多糖（PS5）和银杏多孔菌胞外多糖（PS10），提取纯化方法同"21.1.2　多孔菌胞外多糖的制备"。纳米材料合成采取球磨法，合成纳米材料前体为 $Zn(NO_3)_2 \cdot 6H_2O$，多糖和前体质量比为 2:1，混合均匀加入 125mL 球磨机不锈钢容器中，采用 18 个直径为 1cm 的不锈钢球，在 350r/min 下球磨 30min。球磨后干燥 24h，转移至陶瓷容器，在空气中于

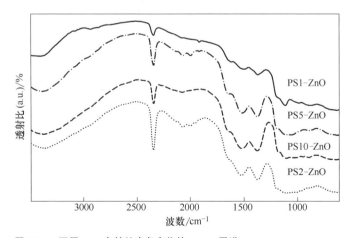

图 23.1　不同 ZnO-多糖纳米复合物的 DRIFT 图谱

600℃下煅烧 3h 去除未结合的多糖。 所得复合材料根据所用多糖的类型标记为 PS1-ZnO，PS2-ZnO，PS5-ZnO 和 PS10-ZnO。

　　样品通过 Siemens D-5000（40kV，30mA）测定 XRD 图，光源为 Cu Kα（λ = 0.15418nm），扫描范围为 2θ 角从 10°~80°，步长为 0.018°。 每步计时 20s。

　　纳米材料的尺寸和形态用电子显微镜研究。 扫描电子显微镜（SEM）和元素分析采用 JEOL 173 JSM-6300 扫描显微镜，具有 X 射线能谱（EDX），加速电压为 20 kV。 样品用 Au / Pd 涂覆，涂层厚度达 7~177nm。 透射电子显微镜（TEM）利用 JEOL JEM-2010HR 分析，加速电压为 300 kV。 样品悬浮在乙醇中，直接沉积在铜网上。 红外漫反射（DRIFT）采用 FTS 6000 Bio-Rad 分析仪，分辨率高达 0.15cm^{-1}。 扫描范围为 650~4000cm^{-1}，扫描速度为 0.20cm^{-1}/s。

　　如图 23.1 所示，ZnO-多糖纳米复合物的散射反射傅立叶变换红外光谱（DRIFT）吸收谱表明即便在煅烧之后还有部分多糖结合在纳米材料表面。 图中明显存在多糖的特征吸收峰—OH（3500cm^{-1} 左右）和 C=C（2300cm^{-1} 左右），说明部分多糖络合了 Zn 粒子，形成强烈的配位共价键，在加热煅烧的过程中未被除去。 元素分析结果也表明纳米复合材料中的 C 含量略低于 10%，证明了纳米材料中仍有部分多糖。 这些结果与报道结果一致，多糖可以和锌前体发生化学反应。 另外图谱中还包括 C—O 和 C=O 吸收峰，说明氧化物可能是在球磨期间或在加热期煅烧期间形成。

　　如图 23.2 所示为不同多糖参与合成的纳米材料的 SEM 显微照片。 样品之间形

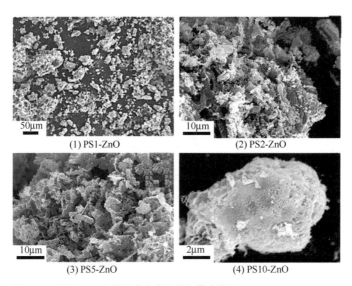

(1) PS1-ZnO　　　　　　　　(2) PS2-ZnO

(3) PS5-ZnO　　　　　　　　(4) PS10-ZnO

图 23.2　不同 ZnO-多糖纳米复合物的扫描电镜图

貌差异不大，这些纳米复合材料均表现出一种多孔聚集体结构［10～50μm，图23.2（4）］，其形貌与之前报道的海藻酸和淀粉合成的 ZnO 纳米粒子结构类似。

利用 X 射线衍射（XRD）检测了 ZnO-多糖纳米复合物的晶体结构。如图 23.3 所示为不同纳米复合物的衍射图谱。所有图案都为纤锌矿晶体结构的特征衍射峰，证明所有 ZnO-多糖纳米材料具有极其相似的结晶结构。有趣的是，与典型的纤锌矿 ZnO 相比（$a = 3.24$; $c = 5.20A$）纳米复合材料的晶格间距（$a = 2.79$; $c = 4.48A$）明显变小，也说明了多糖参与了纳米晶体的合成，导致其结构发生变化。另外图中可看出其他衍射吸收峰（例如 $2\theta = 32°$ 和 $47°$），对应于存在的其他元素也就是来自多糖中的杂质，包括 Ca、Si 和 Al 等。

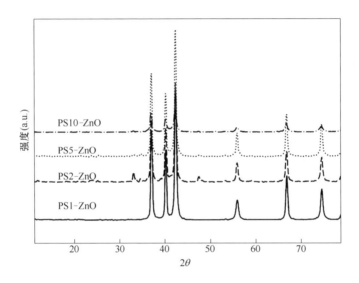

图 23.3　不同 ZnO-多糖纳米复合物的 XRD 图

如图 23.4 所示为纳米复合材料的透射电镜图，证明所有纳米复合材料均具有均匀的粒径，直径在 20～40nm［图 23.4（2）和图 23.4（3）］。EDX 分析结果表明不同纳米复合材料中的含碳量有所区别，其中 PS1-ZnO 含碳量最低，约为 5%，PS10-ZnO 含碳量最高，约为 9.8%，另外两种介于二者之间，加上其他元素如 Ca、Si、Al 和 Cl 等，我们合成的 ZnO 纳米粒子的纯度为 88%～94%，比市售纯的 ZnO 纳米粒子纯度低 5%～10%。

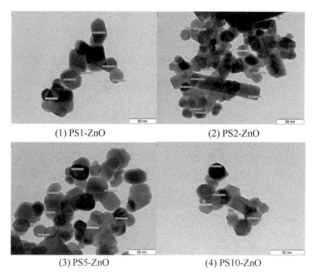

(1) PS1-ZnO　　　　　　　　　(2) PS2-ZnO

(3) PS5-ZnO　　　　　　　　　(4) PS10-ZnO

图 23.4　不同 ZnO-多糖纳米复合物的透射电镜图

23.2 多糖基纳米氧化锌材料的抗菌活性研究

测试 PS1-ZnO，PS2-ZnO，PS5-ZnO 和 PS10-ZnO 四种多糖基氧化锌纳米粒子对枯草芽孢杆菌和大肠杆菌的 MIC 值。具体的测试方法如下：将测量样品和实验所需的各种玻璃器皿进行无菌处理。将保存的菌种以划线法接种到 LB 培养基（大肠杆菌，枯草芽孢杆菌，在 37℃ 下培养 24h，取典型的菌落接种到装有液体培养基的锥形瓶中，在 37℃ 下培养 24h，通过稀释，使菌悬液中细菌浓度在（1~2）× 10^5 CFU/mL 备用。氧化锌纳米复合物初始浓度为 256μg/mL，采用梯度稀释法制备一系列不同浓度（1，2，4，8，16，32，64，128μg/mL）的待测样品。取上述各浓度样品及空白样品 1mL，分别与 1mL 菌悬液混合，测量浊度并记录。将各样品置于 37℃ 下培养 24h，再次测量浊度，如果某浓度下样品浊度未变化而比其低一浓度级别样品浊度发生变化，则该浓度为该样品的 MIC 值。结果如表 23.1 所示，MIC 浓度为样品中氧化锌含量。可以看出不同胞外多糖合成制备的氧化锌纳米粒子抗菌活性对大肠杆菌效果大多好于对枯草芽孢杆菌的抑菌活性，其中 PS5-ZnO 抗菌活性最好。

表 23.1 不同多糖基氧化锌纳米粒子对不同细菌的 MIC

样品	PS1-ZnO	PS2-ZnO	PS5-ZnO	PS10-ZnO
对大肠杆菌 MIC/（μg/mL）	16	32	8	32
对枯草芽孢杆菌 MIC/（μg/mL）	32	32	16	32

23.3　多糖基纳米氧化锌材料的细胞毒性研究

我们采取 MTT 法初步考量了不同 ZnO-多糖纳米复合物和多糖基金-银纳米合金的细胞毒性。采用 MTT 法测定细胞存活率（图 23.5）。用胰酶消化贴壁细胞 3min，重悬后以每孔 10000 个细胞接种于 96 孔培养板，置于培养箱中（37℃，5% CO_2）。孵育 24h 后，用 PBS 清洗两次再每孔加入 200μL 新鲜培养基，实验组每孔加 20μL 不同浓度的试样孵育 24，48，72h 后，每孔加入 20μL MTT（5mg/mL）溶液，继续放于培养箱中孵育 4h，弃上清液，每孔加入 200μL DMSO，振荡混匀，待紫色结晶充分溶解后，用自动酶标仪（FLUOstar OPTIMA，BMG，Germany）检测 490nm 处比色检测每孔光强度（OD）值。细胞的存活率以（$OD_{490, sample}/OD_{490, control}$）×

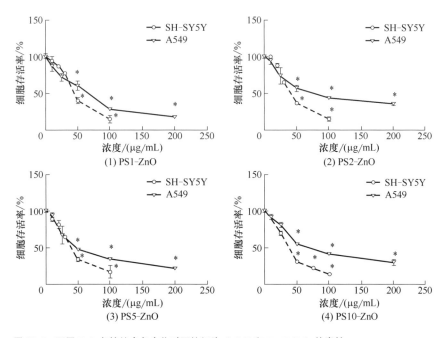

图 23.5　不同 ZnO-多糖纳米复合物对两株细胞（A549 和 SH-SY5Y）的毒性

100%计算，$OD_{490, sample}$ 为加入试样的各实验组的光强度，$OD_{490, control}$ 为对照组（PBS）的光强度。 EC_{50}（50% 有效浓度）采用 GraphPad Prism v4.0 软件计算得出。

　　我们采用 MTT 法测定不同 ZnO-多糖纳米复合物的细胞毒性。 加样处理 24h，不同的纳米复合物（10~200μg/mL）的细胞毒性示于图 23.5 中。 有趣的是，PS-ZnO 材料诱导的对 SH-SY5Y 和 A549 细胞毒性剂量依赖性在浓度高于 50μg/mL 后才具有统计学意义（$P < 0.001$），低于 50μg/mL 均未显示明显细胞毒性。 半抑制浓度 EC_{50} 值之间没有显著差异，均大于文献报道的氧化锌纳米粒子，说明我们合成的 ZnO-多糖纳米复合物具有较好的生物相容性。

23.4　小结

　　本研究采用球磨法合成抗菌纳米粒子，不但可以克服多糖还原性低，反应困难的问题，而且多糖具有良好的生物安全性，整个合成过程是非常绿色安全的，具有良好的应用前景。 用扫描电镜、红外漫反射、X 射线衍射仪以及透射电镜等方法表征了其结构。 初步研究了他们的抗菌活性，不同多糖合成制备的氧化锌纳米粒子抗菌活性对大肠杆菌效果大多好于对枯草芽孢杆菌的抑菌活性，其中 PS5-ZnO 抗菌活性最好。

参考文献

［1］ 阿燕．真菌多糖抗氧化活性的研究进展［J］．微生物学杂志，2012，32（4）：83-86．

［2］ 白岚．真菌多糖的研究进展——真菌多糖的结构、提纯和应用［J］．河北林果研究，2009，24（4）：445-448．

［3］ 蔡建秀，葛清秀，黄淑琼．两种基质桦褐孔菌菌丝多糖免疫功能研究［J］．中国食品学报，2012，12（2）：35-40．

［4］ 曹健，张惠杰，许春平．二年残孔菌胞外多糖组分分析及其在卷烟中的应用［J］．浙江农业学报，2014，26（2）：279-284．

［5］ 陈卫国，肖细林，高劲松，等．松生拟层孔菌子实体乙醇提取物体外抑瘤作用初探［J］．湖北中医药大学学报，2011，13（3）：16-17．

［6］ 陈彦，潘见，周丽伟，等．羊肚菌胞外多糖抗肿瘤作用的研究［J］．食品科学，2008，29（9）：553-556．

［7］ 初云海，刘雨．猴头菌多糖对小鼠中性粒细胞吞噬和杀菌功能的影响［J］．现代中西医结合杂志，2010，19（13）：1575-1577．

［8］ 杜庆．（药）用真菌多糖的研究进展［J］．中国食物与营养，2011，17（5）：75-77．

［9］ 高莉，崔艳莉．阿魏菇多糖药理作用研究进展［J］．农产品加工（学刊），2014，（9）：71-72．

［10］ 高应瑞，何玉慧，樊爱丽，等．灰树花胞外多糖发酵液的抗病毒作用研究［J］．天津农业科学，2015，21（1）：34-36，40．

［11］ 葛淑敏，于源华，张艳飞．蒙古口蘑多糖的提取及体外抗肿瘤活性研究［J］．现代预防医学，2009（19）：3708-3711．

［12］ 侯爱萍，张树梅．香菇多糖抗菌抗病毒普适性研究［J］．药学研究，2015，34（4）：199-201．

［13］ 胡文祥，王来曦，恽榴红，等．多糖及其衍生物的医药学研究［J］．科学（中文版），1994，187（3）：4-8．

［14］ 李通，李俊凝，魏玉莲．我国温带次生林生态系统中木腐真菌群落组成特征［J］．生态学杂志，2017，36（11）：3199-3208．

［15］ 刘建福，尹大锋，谭新良，等．低焦油、低自由基、富硒烤烟型卷烟的研制［J］．中国烟草学报，2001，7（3）：11-14．

［16］ 孟庆龙，陈丽，潘景芝，等．桑黄胞内及胞外多糖抗炎作用的研究［J］．时珍国医国药，2011，22（5）：1130-1132．

［17］ 齐慧玲，魏绍云，王继伦等．Sevag-法去除蛋白及多糖中蛋白的研究［J］．天津化工，2000，（3）：20-21．

［18］ 秦俊哲，陈明，陈合，等．食药用真菌多糖的研究现状与展望［J］．中国食用菌．2004，23（2）：6-9.

［19］ 库守权，刘刚，都晓媛，等．假松茸多糖的提取及抗氧化活性研究［J］．延边大学医学学报，2014，37（2）：117-119.

［20］ 申进文，史超文，许春平．肉色迷孔菌胞外多糖的结构分析与抗氧化活性研究［J］．河南农业大学学报，2013，47（05）：596-599.

［21］ 宋文华，于翔，富丽静，等．黄芪多糖和香菇多糖对草鱼非特异性免疫功能的影响［J］．安徽农业科学，2011，39（24）：14893-14895.

［22］ 王米，胡元亮，孟新宇，等．蛹虫草多糖对免疫抑制小鼠免疫功能的影响［J］．中国畜牧兽医，2014，41（2）：135-138.

［23］ 王顺春，方积年．X-射线纤维衍射在多糖构型分析中应用的研究进展［J］．天然产物研究与开发，2000，12（2）：75-80.

［24］ 王永敏，祝文兴，安利国，等．蛹虫草胞外多糖的提取纯化及免疫活性研究［J］．食品与药品，2009，11（3）：8-11.

［25］ 王兆梅，李琳，郭祀远，等．活性多糖构效关系研究评述［J］．现代化工，2002，22（8）：18-21，23.

［26］ 吴旋，白东清，杨广，等．灵芝多糖对黄颡鱼免疫细胞活性的影响［J］．华北农学报，2011，26（3）：195-198.

［27］ 席高磊，许克静，王宏伟，等．4-甲基-7-羟基香豆素及其衍生物的抗氧化性能［J］．精细化工，2019，36（6）：1159-1165.

［28］ 许春平，耿卢婧，何培新，王吉中．真菌多糖的发酵优化，分子表征，生物活性及其在烟草中的应用［A］．中国菌物学会．中国菌物学会第五届会员代表大会暨 2011 年学术年会论文摘要集［C］．中国菌物学会，2011：2.

［29］ 张俐娜，薛奇，莫志深，金熹高．高分子物理近代研究方法［M］．武汉：武汉大学出版社，2003.

［30］ 张维杰．糖复合物生化研究技术（第二版）［M］．杭州：浙江大学出版社，1999.

［31］ 张文，陈建伟，李祥，等．猴头菌粉多糖对糖尿病小鼠血糖血脂的影响［J］．药学与临床研究，2012，20（1）：24-26.

［32］ Adaehi Y, Ohno N, Ohawa M, et al. Change of biological activity of（1-3）-beta-D-glucan from *Grifola fmndom* upon molecular weight reduction by heat treatment［J］. Chem Pharm Bull, 1990, 38（2）：447-481.

［33］ Beer M, Wood P and Weisz J. A simple and rapid method for evaluation of Mark-Houwink-Sakurada constants of linear random coil polysaccharides using molecular weight and intrinsic viscosity determined by high performance size exclusion chromatography: application to guar galactomannan［J］. Carbohydr. Polym, 1999, 39:377-380.

［34］ Bluhm T L, Sarko A. The triple helical structure of lentinan, a linear β-(1→3)-D-glucan［J］. Can. J. Chem, 1977, 55：293-299.

［35］ Chihara G, Maeda Y, Hamuro J, et al. Inhibition of Mouse Sarcoma 180 by Polysaccharides from Lentinus edodes (Berk.) [J] . Nature,1969, 222: 687-688.

[36] Chihara G. Immunopharmacology of lentinan, a polysaccharide isolated from Lentinus edodes: Its application as a host defense potentiator [J] . Int. J. Ori. Med, 1992, 17: 57-77.

[37] Cui J, Chisti Y. Polysaccharopeptides of Coriolus versicolor: physiological activity, uses, and production [J] . Biotechnol. Adv, 2003, 21: 109-122.

[38] Debye P J. Molecular-weight determination by light scattering [J] . J Phys Colloid Chem, 1947, 51: 18-32.

[39] Egge H, Peter-Katalinic J. Fast atom bombardment mass spectrometry for structural elucidation of glycoconjugates [J] . Mass Spectrometry Reviews, 1987, 6 (3): 331-393.

[40] Fuoss R and Strauss U. Polyelectrolytes. II. Poly-4-vinylpyridonium chloride and poly-4-vinyl-Nn-butylpyridonium bromide [J] . J. Polym. Sci, 1948, 3:246-263.

[41] Gong X R, Xi G L, Liu Z Q. Activity of coumarin oxadiazole appended phenol in inhibiting DNA oxidation and scavenging radical [J] . Tetrahedron Lett. , 2015, 56 (45): 6257-6261.

[42] Hikino H, Konno C, Mirin Y, et al. Isolation and hypoglycemic activity of Ganoderarks A and B. Glycans of Ganoderma lucidum fruitbodies [J] . Planta Medica, 1985, 5l (4): 339-340.

[43] Huggins M, The viscosity of dilute solutions of long-chain molecules. IV. Dependence on concentration [J] . J. Am. Chem. Soc, 1942, 64: 2716-2718.

[44] HWAN M K, JONG S K, JEE Y K, et al. Evaluation of an antidiabetic activity of polysaccharide isolated from Phellinus linteus in non-obese diabetic mouse [J] . Int Immunopharmacol, 2010, 10 (1): 72-78.

[45] Kobayashi T, Takiguchi Y, Yazawa Y. Structural analysis of an extracellular polysaccharide bioflocculant of Klebsiella pneumoniae [J] . Biosci. Biotechnol. Biochem, 2002, 66 (7): 1524-1530.

[46] Kojima E. Molecular weight dependence of the antitumor activity of schizophyllan [J] . Agric Biol Chem, 1986, 50 (1): 231-232.

[47] Lederer D J, Enright P L, Kawut S M, et al. Cigarette smoking is associated with subclinical parenchymal lung disease: the multi-ethnic study of atherosclerosis (MESA) -lung study [J] . American Journal of Respiratory & Critical Care Medicine, 2009, 180 (5): 407-414.

[48] Li M X, Wu J, Parus S, Lubman D M. Development of a three-dimensional topographic map display for capillary electrophoresis/mass spectrometry with an Ion trap/reflectron time-of-flight mass spectrometer detector: Applications to tryptic digests of isoforms of myelin basic protein. [J] . Journal of the American Society for Mass Spectrometry, 1998, 9 (7): 701-709.

[49] LI P Z, LIU Z Q. Ferrocenyl-contained dendritic-like antioxidants with dihydropyrazole and pyrazole as the core: Investigations into the role of ferrocenyl group and structure-activity relationship on scavenging radical and protecting DNA [J] . Tetrahedron, 2013, 69 (46): 9898-9905.

[50] Mathlouthi M, Koenig J L. Vibrational spectra of carbohydrates [J] . Carbohydr. Chem. Biochem,

1986, 44: 7-89.

[51] McIntire T M, Brant D A. Observation of the (1→3)-β-D-glucanlinear triple helix to macrocycle interconversion using noncontact atomatic force microscopy [J]. J. Am. Chem. Soc, 1998, 120:6909-6919.

[52] Misaki A, Kakuta M, Sasaki T, et al. Studies on interrelation of structure and antitumor effects of Polysaeeharides: antitumor action of Periodate-modified, branch -ed (l-3)-beta-D-glucan of Auricularia auricula-judae, and other polysaecharides containing (1-3)-glycosidic linkages [J]. Carbohydr. Res., 1981, 92: 115-129.

[53] Murphy R. Static and dynamic light scattering of biological macromolecules: what can we learn? [J]. Curr. Opin. Biotechnol, 1997, 8: 25-30.

[54] NABI G, LIU Z Q. Ferrocenyl chalcones: antioxidants or prooxidants in radical-induced oxidation of DNA [J]. Medicinal Chemistry Research, 2012, 21: 3015-3020.

[55] Ogawa K. Progress in structure analyses on carbohydrates and polysaccharides [J].Carbohydr. Res, 1997, 300: 17.

[56] Ooi V, Liu F. Immunomodulation and anti-cancer activity of polysaccharide-protein complexes [J]. Curr. Med. Chem, 2000, 7: 715-729.

[57] Oosterveld A, Beldman G, Voragen A G J. Enzymatic modification of pectic polysaccharides obtained from sugar beet pulp [J]. Carbohydr. Polym, 2002, 48: 73-81.

[58] Oosterveld A, Beldman G, Voragen A G J. Enzymatic modification of pectic polysaccharides obtained from sugar beet pulp [J]. Carbohydr. Polym, 2002, 48: 73-81.

[59] Patel R R, Ryu J H, Vassallo D R. Cigarette smoking and diffuse lung disease [J]. Drugs, 2008, 68 (11): 1511- 1527.

[60] Quaglia M G,Donati E, Fanali S, Bossu E, Montinaro A, Buiarelli F. Analysis of diltiazem and its related substances by HPLC and HPLC/MS [J]. Journal of Pharmaceutical and Biomedical Analysis, 2005, 37: 695-701.

[61] Reshetnikov S, Wasser S, Tan K. Higher basidiomycota as a source of Antitumour and immunostimulating polysaccharides [J]. Inter J Med Mushrooms, 2001, 3: 361-394.

[62] Sasaki T, Takasuka N, Chihara G, et al. Antitumor activity of degraded products of lentinan: its correlation with molecular weight [J]. J. ap. J. Cancer. Res, 1976, 67: 191-195.

[63] Shon Y H, Nam K S. Inhibition ofcytochrome P450 isozymesin ratlivermicresomes by polysaccharides derived from Phelinus linteus [J]. Biotechnology Letters, 2003, 5: 167-172.

[64] Stokke B T, Elgsaeter A. Conformation, order-disorder conformational transitions and gelation of non-crystalline polysaccharides studied using electron microscopy [J]. Micron, 1994, 25: 469-491.

[65] Stroop C J, Xu Q, Retzlaff M, et al. Structural analysis and chemical depolymerization of the capsular polysaccharide of Streptococcus pneumoniae type I [J]. Carbohydr. Res, 2002, 337 (4): 335-344.

［66］ Tikhomirov M M, Khorlin A Y, Voelter W, et al. High performance liquid chromatography in-
vestigation of the amino acid, amino sugar and neutral sugar content in glycoproteins［J］.
Chromatography, 1978, 167: 197-203.

［67］ Toukach F V, Arbatsky N P, Shashkov A S, et al. Structure of the O-specific polysaccharide
of proteus mirabilis016 containing ethanolamine phosphate and ribital phosphate［J］.Carbo-
hydr. Res, 2001, 331: 213-218.

［68］ Tsumuraya Y, Hashimoto Y, Yamamoto S. An L-arabino-D-galactan and an L-arabino-D-ga-
lactan-containing proteoglycan from radish（Raphanus sativus）seeds［J］. Carbohydr. Res,
1987, 161: 113-126.

［69］ Vorndran A E. Capillary zone electrophoresis of aldroses, ketoses and uronic acids derivat-
ized with ethyl P-aminobenzoate［J］. Chromatographia, 1992, 34: 109-114.

［70］ Wang X, Xu X and Zhang L. Thermally induced conformation transition of triple-helical lentinan
in NaCl aqueous solution［J］. J. Phys. Chem. B, 2008, 112: 10343-10351.

［71］ Wassim Nashabeh, Ziad El Rassi. Capillary zone electrophoresis of pyridylamino derivatives
of maltooligosaccharides［J］. Chromatography, 1990, 514: 57-64.

［72］ XI G L, LIU Z Q. Antioxidant effectiveness generated by one or two phenolic hydroxyl groups in
coumarin-substituted dihydropyrazoles［J］. Eur. J. Med. Chem., 2013, 68（12）: 385-393.

［73］ XI G L, WANG Z W, MA F, et al. Synthesis and antioxidant properties of ferrocenyl imid-azo
［1, 2-a］pyridine compounds［J］. Fine Chemicals, 2019, 37（2）: 332-338, 377.

［74］ Zalyalieva S V,Kabulov B D,Akhundzhanov K A,Rashidova S S. Liquid chromatography of poly-
saccharides［J］. Chem. Natural Comp, 1999, 35（1）: 1-13.

［75］ Zhang X, Xu J, Zhang L. Effects of excluded volume and polydispersity on solution properties
of lentinan in 0. 1 M NaOH solution［J］. Biopolymers, 2005, 78: 187-196.

［76］ ZHAO C, LIU Z Q. Diaryl-1, 2, 4-oxadiazole antioxidants: synthesis and properties of inhibi-
ting the oxidation of DNA and scavenging radicals［J］. Biochimie, 2013, 95（4）: 842-849.